Lazy

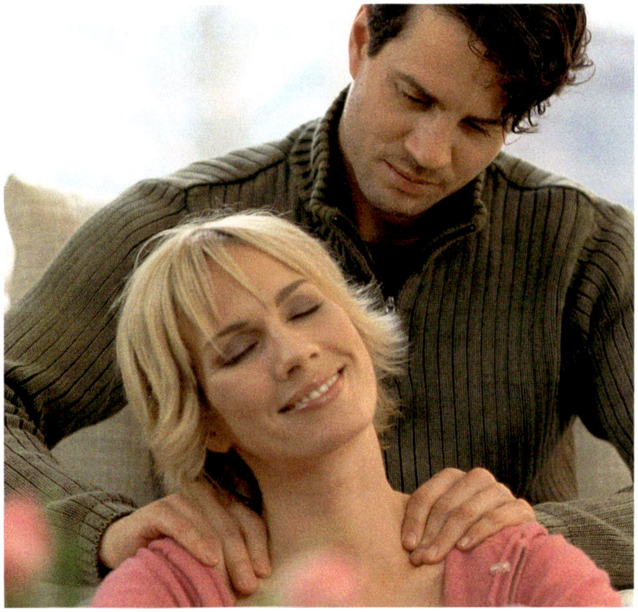

Fitness

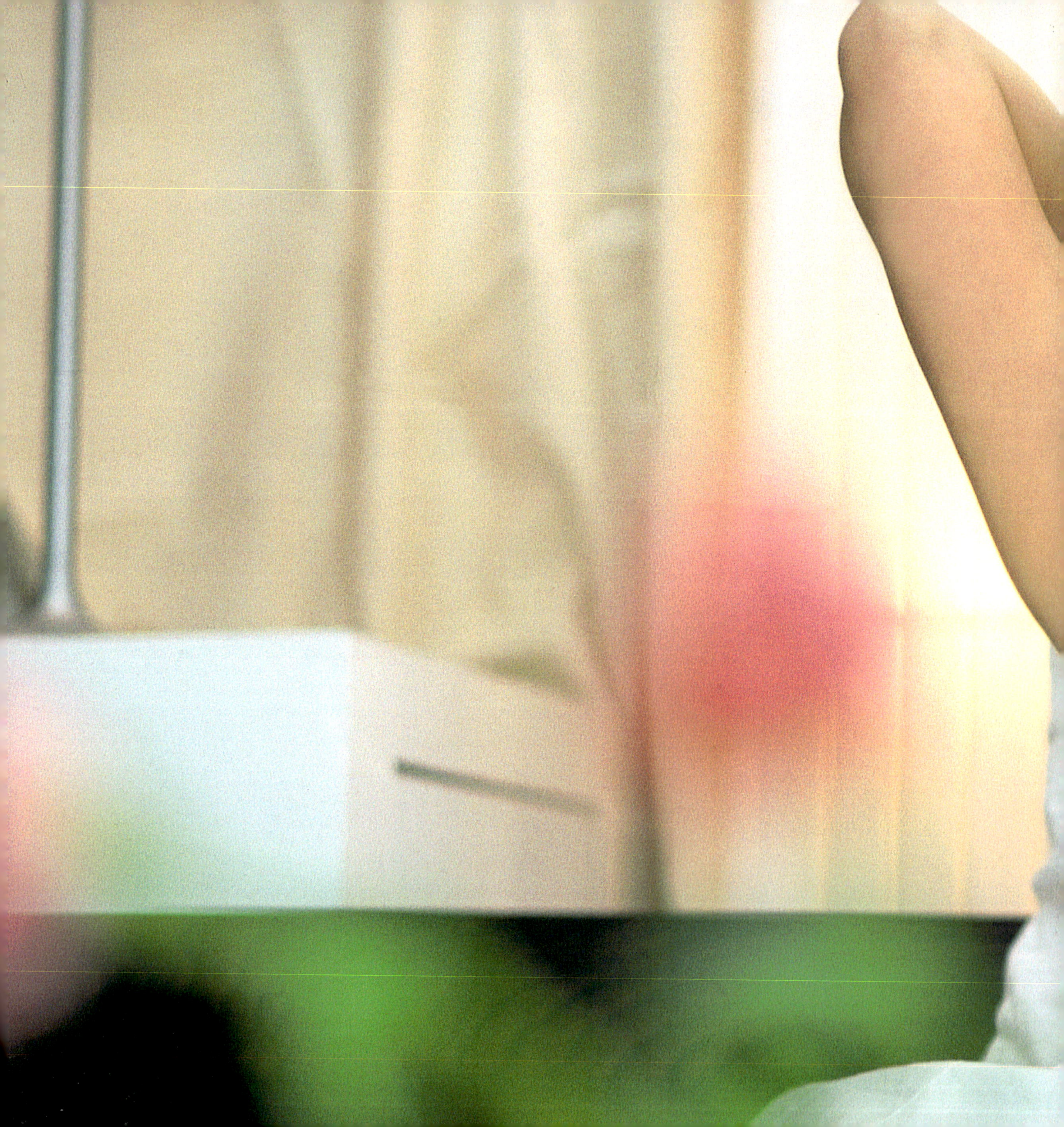

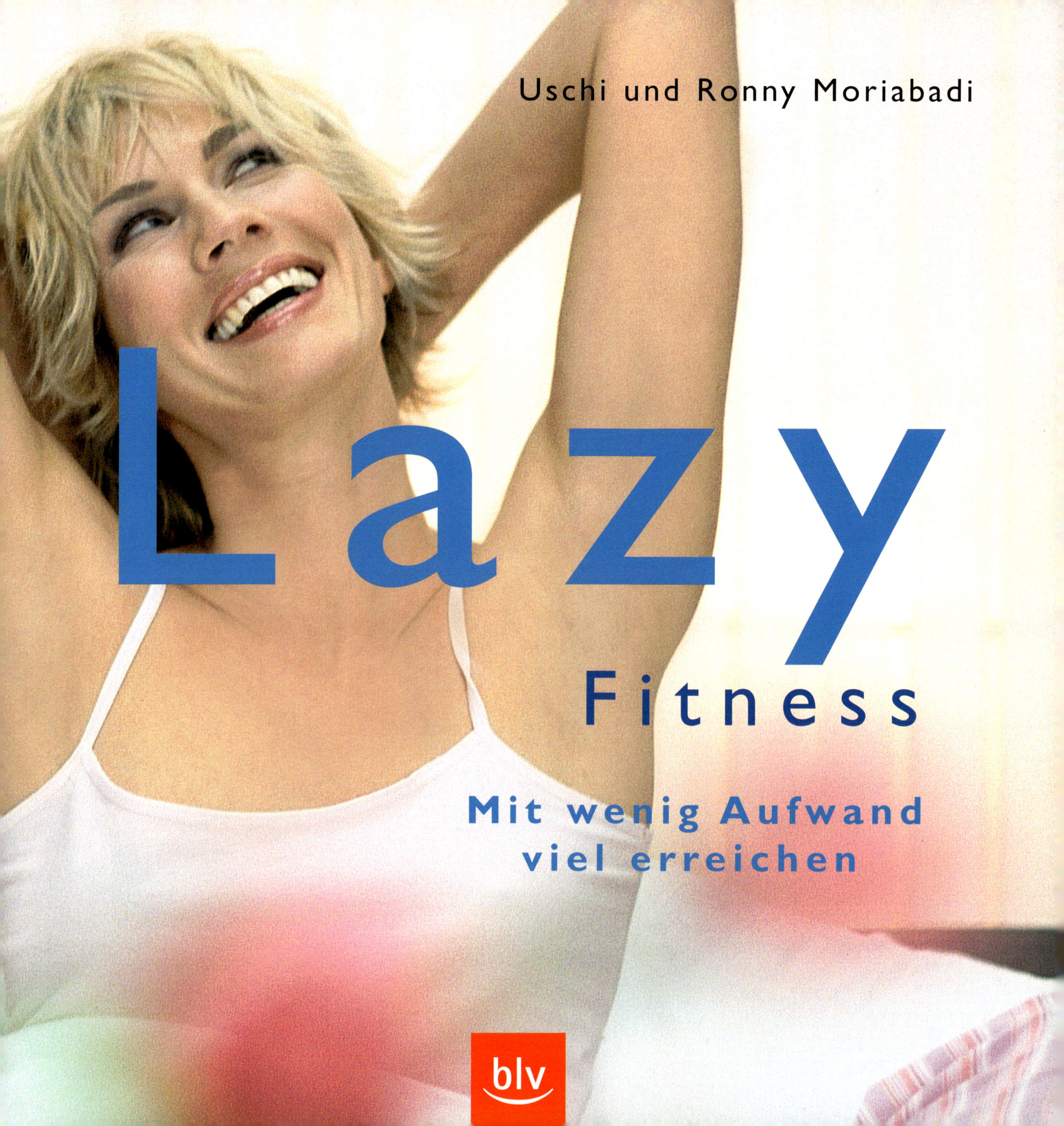

Uschi und Ronny Moriabadi

Lazy Fitness

Mit wenig Aufwand viel erreichen

blv

Eine Reise von 1000 Meilen beginnt mit dem ersten Schritt.

Chinesisches Sprichwort

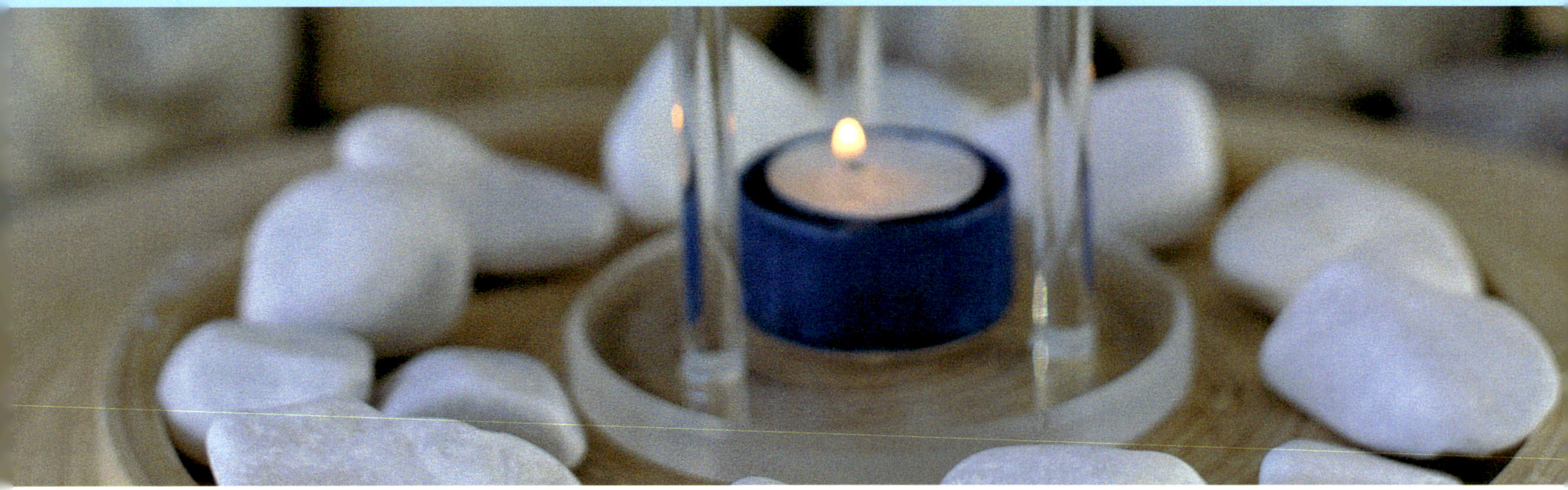

Inhalt

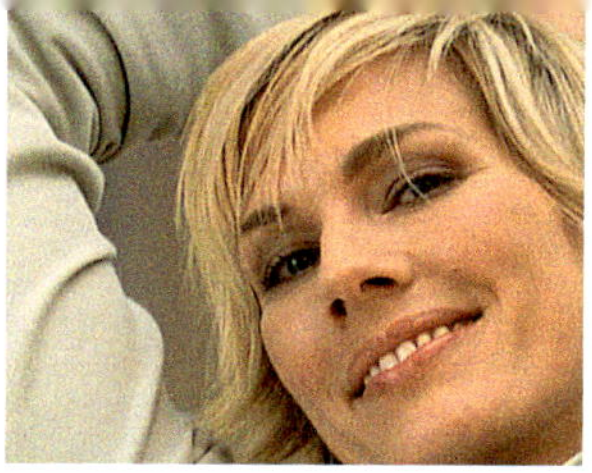

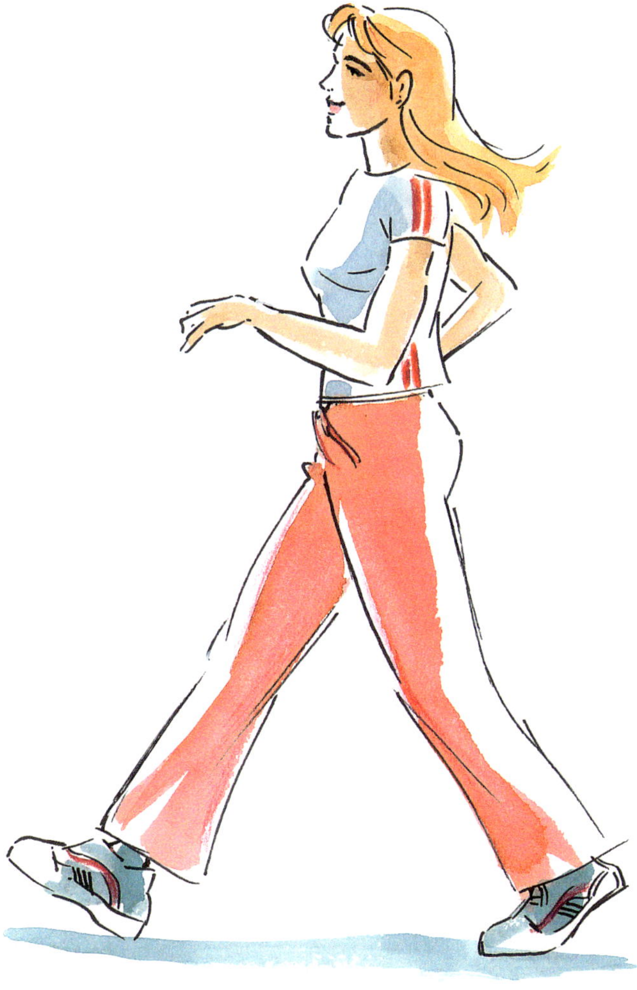

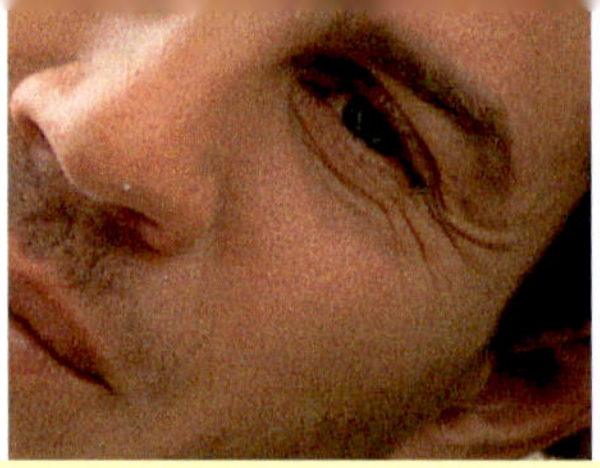

Schritt für Schritt zum Wohlbefinden

Körper, Geist und Seele
in Einklang bringen

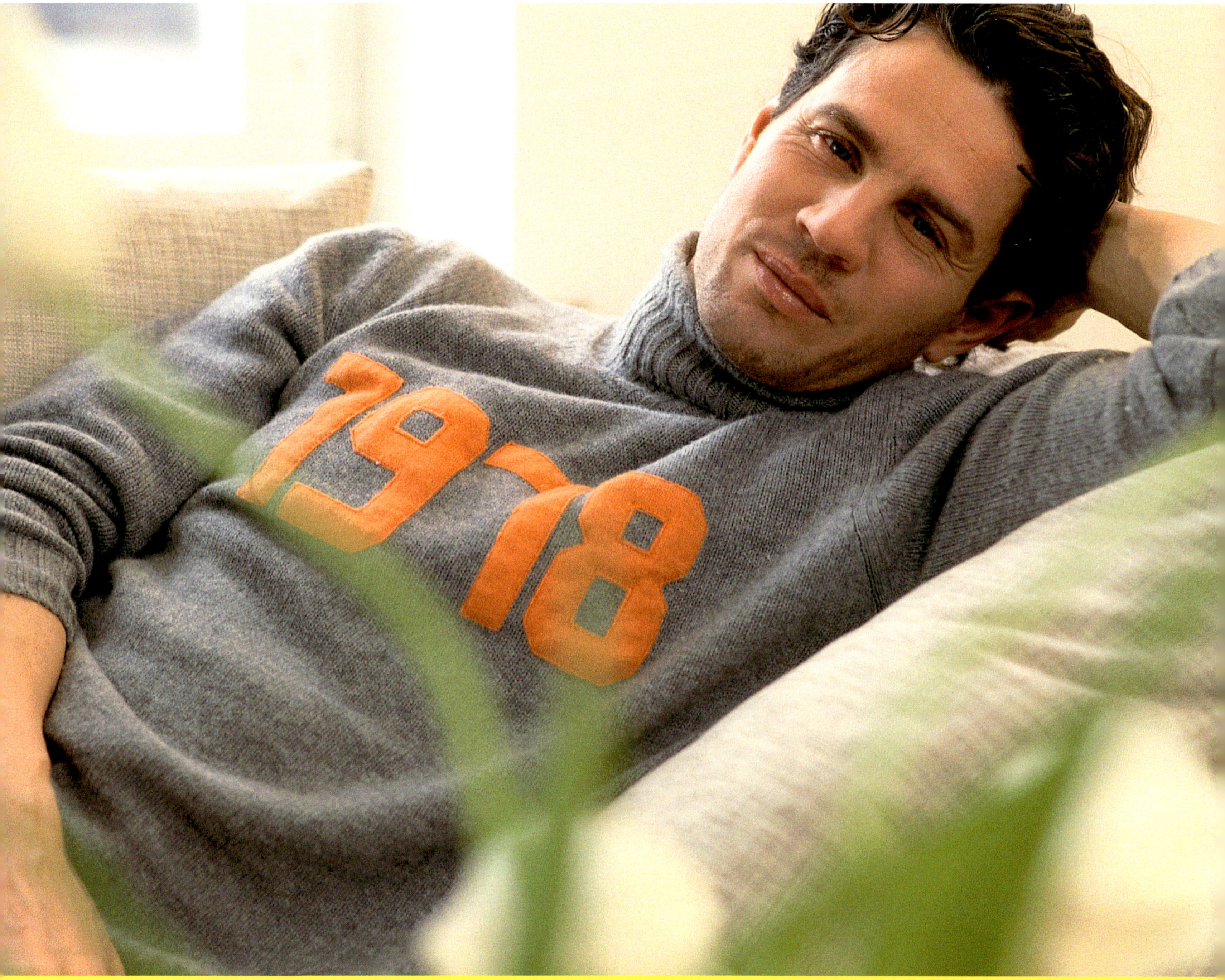
1978

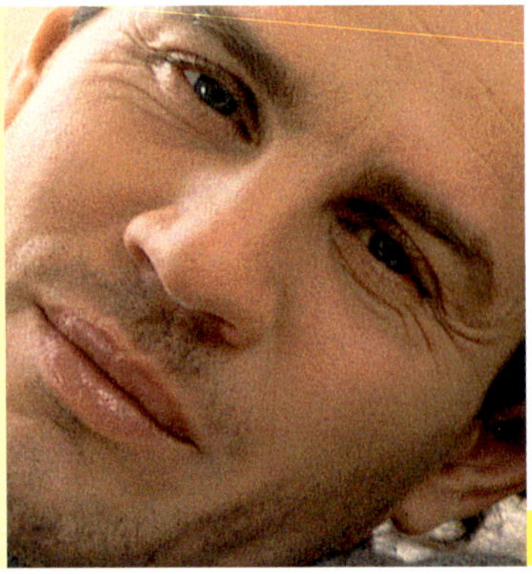

Einleitung

Nehmen Sie die Herausforderung an!

*Der Mann,
der zu beschäftigt ist,
sich um seine Gesundheit zu kümmern, ist
wie ein Handwerker, der
keine Zeit hat, seine
Werkzeuge zu pflegen.*

Aus Spanien

Vielleicht gehörten Sie bislang nicht zu den Freizeitsportlern oder der so modernen Gruppe der Aktiven, die dem Körperkult frönen. Warum sonst hätten Sie sich dieses Buch mit dem Titel »Lazy Fitness« gekauft oder wurde es Ihnen geschenkt, sozusagen als Wink mit dem Zaunpfahl?
Vielleicht sehen Sie keinen Sinn darin mit stierem Blick und hechelndem Atem durch den morgendlich nebeligen Wald zu hetzen, um sich dann schwitzend und erschöpft durch den Arbeitstag kämpfen zu müssen. Zugegeben, auf den ersten Blick ist das gerade beschriebene Bild wenig verlockend. Aber was wäre, wenn Sie auch ohne erschöpft zu hecheln und ohne sich zu verausgaben, die gesundheitlichen Vorzüge eines Fitnesstrainings in Anspruch nehmen könnten? Was wäre, wenn Sie sich gut fühlen würden und das Training und der Arbeitstag wären Ihnen gar nicht schwer gefallen. Okay, wir wollen Sie nicht hinters Licht führen. Ohne ein bisschen Fleiß wird es auch keinen Preis geben. Aber wie viel Fleiß muss sein? Und welchen Preis können Sie dafür erzielen? Diese Fragen wollen wir Ihnen auf den nächsten Seiten beantworten.

Der Trend in der heutigen Gesellschaft geht hin zu mehr Geschwindigkeit in allen Bereichen des Alltagslebens. Übertrieben ausgedrückt heißt das: Nur wenn wir schnell genug sind, haben wir eine Chance und bleiben gesund. Ohne einen Ausgleich kann niemand ein solch hohes Tempo und die damit verbundene Dauerbelastung wegstecken. Also sind wir gezwungen, uns um unser Kapital zu kümmern, unseren Körper. Denn letztlich ist es unser Körper, der es uns ermöglicht uns zu bewegen. Ohne ihn könnten wir unsere Arbeitsaufgaben nicht erfolgreich erfüllen und ohne ihn könnten wir die freudvollen Seiten in unserem Leben kaum in vollen Zügen genießen. Je besser unser Körper »funktioniert«, desto besser sind wir den Belastungen unseres Alltags gewachsen und desto besser können wir die Freuden des Lebens genießen.
Um die Geschwindigkeit des heutigen Daseins in den Industrienationen mitgehen zu können, muss man sie als positive Herausforderung annehmen und sich so gut und so lange wie möglich körperlich und geistig fit halten. Dazu benötigen Sie ein Umfeld, in dem Sie sich wohlfühlen, Ihre Familie ein paar gute Freunde und einen körperlichen Ausgleich – Lazy Fitness.

Wie lange denken Sie schon darüber nach mehr Sport zu treiben? Sich mal wieder zu bewegen? Ein paar Pfunde abzunehmen? Und warum sind Sie diesen Schritt

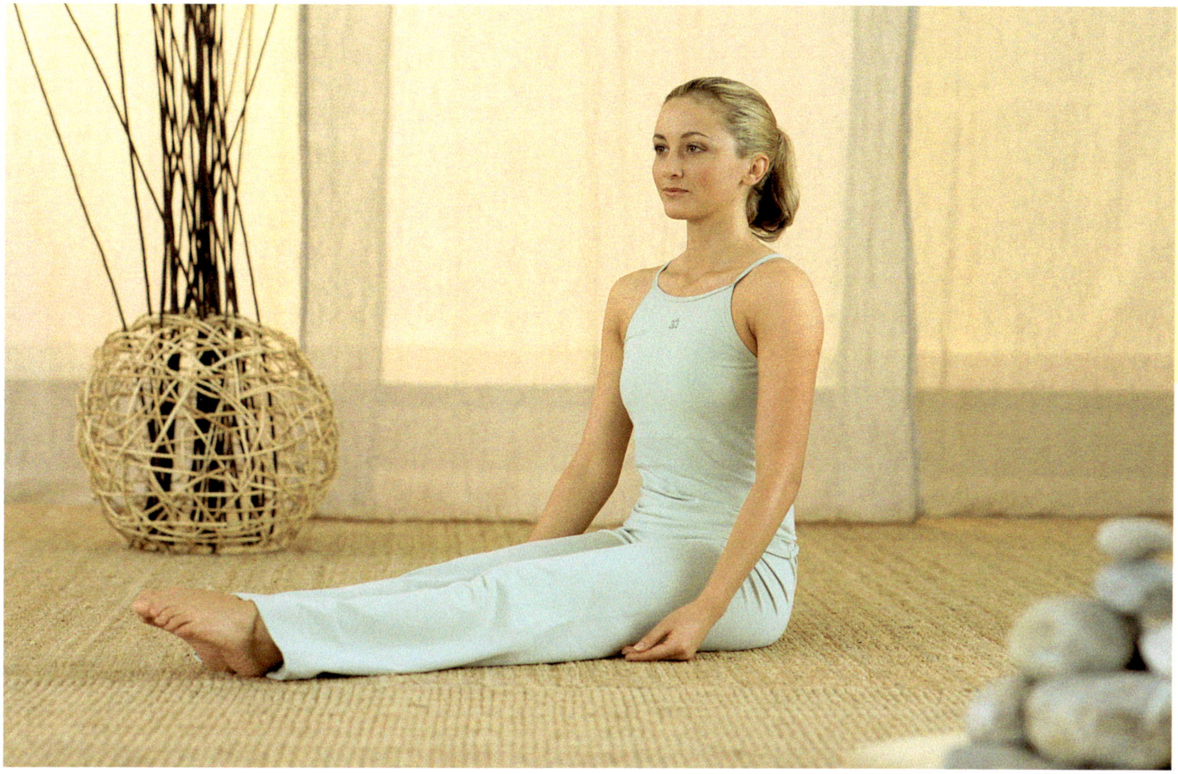

Gesundheit ist nicht alles, aber ohne Gesundheit ist alles nichts.

Arthur Schopenhauer

Investieren Sie täglich 10 Minuten in Ihre Gesundheit!

nicht schon gegangen? Sicher wissen Sie, dass Bewegung Sie aktiv, leistungsfähig und gesund hält. Aber vielleicht haben Sie Angst davor sich zu übernehmen oder zu blamieren oder es fehlen Ihnen die Anregungen. Die Entwarnung kommt hier: Die Art und die Intensität der Belastung sind erst einmal zweitrangig. Das wichtigste ist, dass Sie sich überhaupt bewegen. Das größte Risiko, das Sie eingehen, ist das Risiko gar nicht erst anzufangen. Lazy Fitness ist der erste Schritt zu mehr Fitness und zu mehr Wohlbefinden. Am Anfang geht es darum, Ihren Körper und seine Bewegungsnotwendigkeit zu akzeptieren und ihn langsam und stressfrei an die Bewegung zu gewöhnen. Das lässt sich mit Lazy Fitness ohne großen Aufwand und in vielen Situationen im Alltagsleben umsetzen.

Und zwar einfach, leicht und schnell und was das wichtigste ist, Sie können gleich starten. Ohne Turnschuhe, Pulsuhr, Geräte oder Beitrag für Fitness-Studio oder Sportverein.

Investieren Sie jetzt in Ihre Zukunft. So marktschreierisch sich das anhört, so wahr ist es auch. Stellen Sie nur einmal den Vergleich mit Ihrer Rente oder Ihrer Lebensversicherung an. Wenn Sie diese im Alter in Anspruch nehmen wollen, zahlen Sie ja auch monatlich einen bestimmten Euro-Betrag ein. Sind Sie sich die Investition von 10 bis 20 Minuten täglich nicht wert, die Sie in Ihre Gesundheit stecken könnten, indem Sie sich bewegen? Sie werden es vielleicht nicht glauben, aber bereits mit einem täglichen Training von wenigen Minuten bewegen Sie eine Menge.

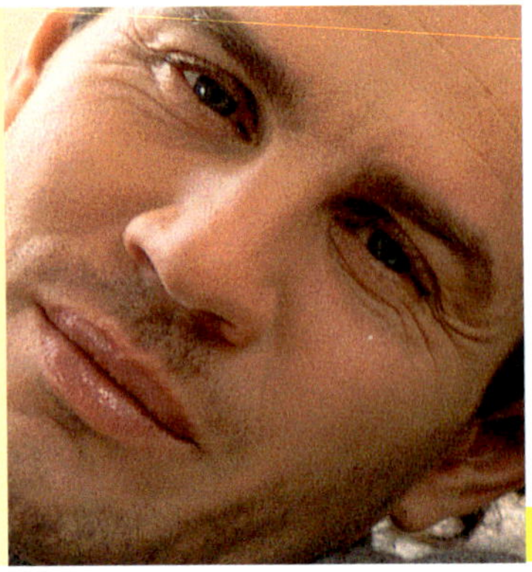

Die Vorteile von Lazy Fitness

Das ist Ihr Preis!

In der ersten Hälfte unseres Lebens opfern wir unsere Gesundheit, um Geld zu verdienen, in der zweiten Hälfte unseres Lebens opfern wir dieses Geld, um unserer Gesundheit wieder zu erlangen.

Voltaire

Bewegung ist Leben. Je regelmäßiger man sich bewegt, umso besser. Aber nicht nur der Bewegungsapparat Ihres Körpers, also Ihre Muskeln, Sehnen, Knochen, Gelenke, Bandscheiben, Menisken, Knorpel und Bänder wollen bewegt sein. Die Belastbarkeit beinahe aller Körpergewebe profitiert von regelmäßiger Bewegung und passt sich an. Auch die inneren Organe gewinnen durch Aktivität und bleiben so vor Erkrankung geschützt. Schließlich hellt regelmäßige Bewegung Ihre Stimmung auf und beeinflusst direkt Ihre Psyche. Sie können die Leistungsfähigkeit Ihres Körpers und seiner Organe durch Bewegung dauerhaft auf hohem Niveau halten und damit die altersbedingten Leistungseinbußen verringern. Es ist nicht übertrieben zu behaupten, Sie können 20 Jahre länger 30 oder 40 Jahre alt bleiben.

Egal ob Sie jung, im mittleren Alter oder alt sind, mit Lazy Fitness haben Sie es in der Hand darüber zu entscheiden, wie alt Sie wirklich sind. Das Lazy-Fitness-Programm bietet für jede Altersstufe die geeigneten Hilfsmittel, mit denen Sie die verschiedenen gesundheitlichen Risikofaktoren verringern, gesundmachende Schutzfaktoren aufbauen und somit Ihrer Gesundheit etwas Gutes tun können.

Risikofaktoren sind Verhaltensweisen, Körpermerkmale und Umwelteinflüsse, die eine Entstehung von Krankheiten begünstigen. Ein erhöhter Blutdruck, Diabetes mellitus (Zuckerkrankheit), Rauchen, Stress, Übergewicht und Bewegungsmangel machen zum Beispiel eine Erkrankung des Herz-Kreislauf-Systems wahrscheinlicher. Die gute Nachricht ist allerdings, dass ein entsprechendes Verhalten diese Risikofaktoren mehr oder weniger positiv beeinflussen kann und Schutzfaktoren aufbaut. So können Sie etwa durch Bewegungsprogramme, Raucherentwöhnung und eine entsprechende Ernährung die genannten Risikofaktoren verringern. Das Gleiche gilt auch für viele andere Erkrankungen, die heute erhebliche Kosten für den Einzelnen und die Gesellschaft verursachen. Dazu zählen die Zuckerkrankheit und vor allem die Erkrankungen des Muskel- und Skelettsystems, wie zum Beispiel Arthrose und Rückenbeschwerden.

Sie sehen also, dass Sie durch Bewegung Schutzfaktoren aufbauen und damit viel für Ihre Gesundheit tun können. Welche Anpassungen Sie im Einzelnen erwarten können, beschreiben wir Ihnen im Folgenden und in der Tabelle auf Seite 13.

Lazy Fitness belohnt Sie mit Schutzfaktoren für Ihre Gesundheit.

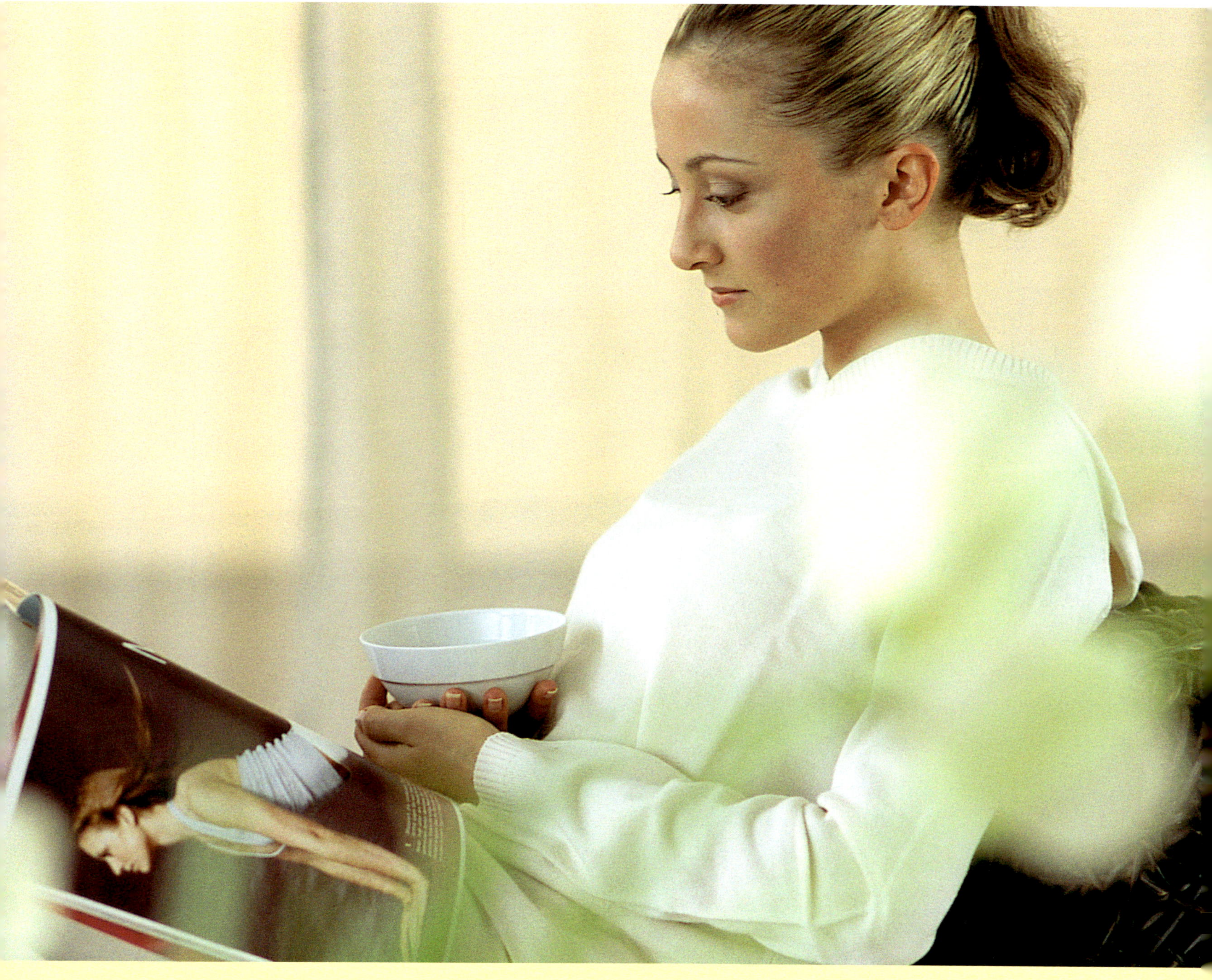

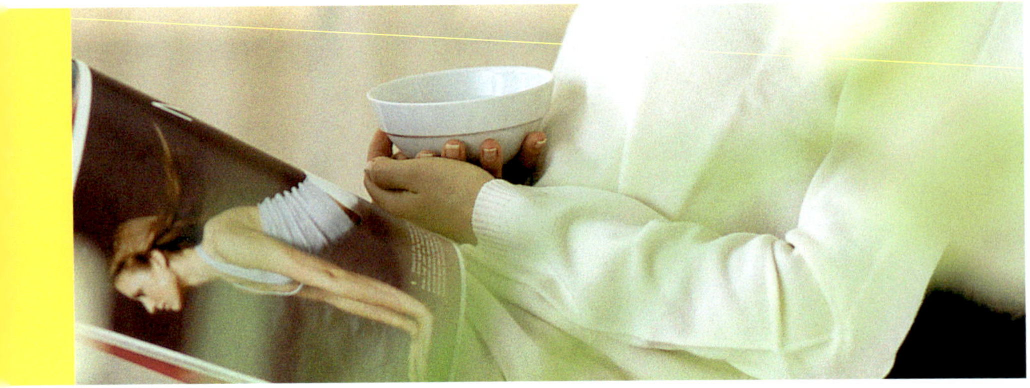

Durch regelmäßige Bewegung können Sie das Auftreten verschiedener Krankheiten verhindern.

Die Muskeln

Das Geheimnis eines gesunden Bewegungsapparates steckt in den Muskeln. Wenn Sie also Rückenbeschwerden, Verspannungen oder schmerzende, schwache Gelenke beklagen oder Osteoporose befürchten, dann sollten Sie es einmal mit Muskeltraining à la Lazy Fitness probieren.

Der Muskel ist Aufbau-, Formungs-, Antriebs- und Haltungsorgan in einem. Muskeln arbeiten tagtäglich für uns. Muskelarbeit aktiviert Ihren Stoffwechsel und verbessert die Durchblutung der Körpergewebe: Je mehr Muskeln, desto mehr Stoffwechsel und Energieverbrauch. Wegen der größeren Muskelmasse und dem damit höheren Energieverbrauch in Ruhe nehmen Männer leichter ab als Frauen. Ein erwachsener Mann besteht zu rund 40 Prozent seines Körpergewichtes aus Muskeln, bei der Frau ist es etwas weniger. Durch Training bauen Sie Muskulatur auf und Sie beugen der heute verbreiteten Muskelatrophie (Verlust von Muskelmasse) vor. Einer der Gründe hierfür ist die Bewegungsarmut im Alltag. Mit einer funktionstüchtigen Muskulatur stabilisieren Sie außerdem Ihre Gelenke und Wirbelsäule.

Mit jedem bisschen Muskulatur, die Sie straffen, formen Sie auch Ihren Körper und verhelfen ihm zu einer gesunden und besseren Haltung. Jedes Gramm Muskulatur, das Sie aufbauen, verbrennt zudem in körperlicher Ruhe mehr Energie. Das hält Sie auf Dauer schlank.

Gelenke

Bewegung schmiert Ihre Gelenke und macht den Knorpel stärker. Damit beugen Sie Knorpelschäden vor. Auch die Bänder und die Menisken werden belastbarer.

Immunsystem und Krankheit

Regelmäßige Bewegung stärkt Ihr Immunsystem. Sie produzieren vermehrt körpereigene Antioxidantien. Gegenüber körperlicher Erschöpfung oder Erkrankungen sind Sie damit widerstandsfähiger bzw. Sie überstehen diese schneller.

Stoffwechsel

Vor allem Bewegung im Ausdauerbereich verbrennt Körperfett und verbessert Ihre Blutfettwerte. Mit Ausdauertraining regulieren Sie Ihren Leberstoffwechsel und beugen Arteriosklerose vor. Die Insulinempfindlichkeit Ihrer Muskelzellen wird verbessert und das reduziert Ihren Insulinspiegel im Blut. Bewegung schützt Sie also vor Diabetes und Übergewicht.

Folgende Effekte können Sie von einem Lazy-Fitness-Training erwarten:

- Der erhöhte Energieverbrauch hält Sie schlanker.
- Steigert die Insulinempfindlichkeit Ihrer Zellen.
- Stärkt Ihre Muskeln.
- Entlastet und schont Ihre Zellen.
- Entspannt, entstresst und hellt Ihre Stimmung auf.
- Löst Verspannungen.
- Stärkt Ausdauer, Herz und Gefäße.
- Verbessert Ihre Haltung.
- Stärkt Ihre Knochen.
- Stabilisiert Ihr Immunsystem.
- Macht Sie gesünder.

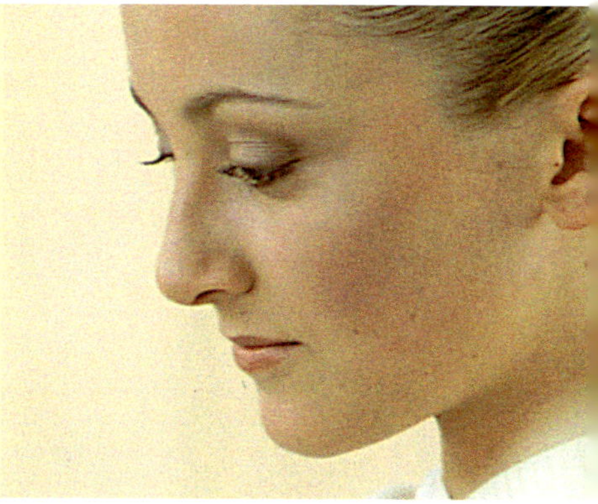

Die Leistung von Herz und Kreislauf

Ausdauertraining stärkt das Herz und erhöht dessen Pumpleistung. Ihr Herz muss weniger hart arbeiten, um das Gleiche zu leisten und Ihr Puls wird sinken. Ihre Blutgefäße werden elastischer und Sie beugen einem Herzinfarkt vor.

Darm

Ihre Darmtätigkeit wird durch Bewegung reguliert. Studien sehen einen Zusammenhang zwischen Bewegungsmangel und dem Auftreten von Darmkrebs.

Stress und Psyche

Bewegung baut Stresshormone ab und macht stressresistent. Sie sind ausgeglichener und weniger reizbar, haben eine bessere Laune und ein größeres Durchhaltevermögen. Und das macht immer mehr Lust auf ein gesundes Leben. Die Lust zu rauchen wird sich, da sind wir uns sicher, reduzieren oder Sie entwickeln eventuell den inneren Drang ganz damit aufzuhören.
Training wirkt antidepressiv und lässt Sie besser schlafen, es steigert Ihre Gehirndurchblutung und damit Ihre Kreativität, Konzentration und Merkfähigkeit. Davon profitieren Sie im Beruf und Alltag.

Schlank statt krank!

Sie sehen also, Lazy-Fitness-Training hat vielfältige Effekte. Es hilft Ihnen nicht nur schlank statt krank zu sein, Lazy Fitness verbessert auch Ihre Lebensqualität und Ihre Produktivität sowie Ihre Leistungen im Beruf und Alltag. Damit steht dem Wohlfühlen nichts mehr im Wege.
Man könnte sagen: Mit Lazy Fitness bleiben Sie fit für Ihre Kinder, Enkel und Freunde und natürlich für sich selbst.
Jetzt wissen Sie also etwas mehr über den Preis, also die Vorteile und den Nutzen, den Sie durch regelmäßiges Bewegungstraining für sich selbst erreichen können. Auf den nächsten Seiten wollen wir der Frage nachgehen, wie viel Fleiß Sie an den Tag legen müssen, um mit den beschriebenen Effekten rechnen zu können. Wir informieren Sie über den Aufwand, den Sie minimal betreiben müssen, um gesundheitliche Anpassungen zu erzielen und den Aufwand, den Sie benötigen, um einen optimalen Gesundheitsnutzen zu erreichen.

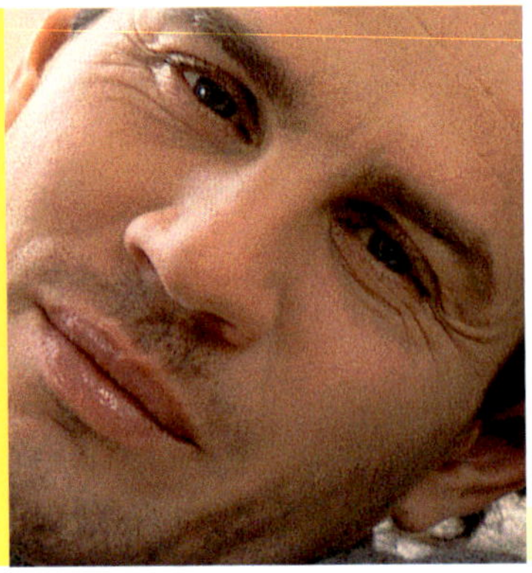

Minimal und Optimal

Weniger ist mehr!

Die Effektivität eines Gesundheitsprogramms kann man heute mit einer konkreten Zahl festlegen. Wenn Sie pro Woche mindestens 1200 kcal zusätzlich verbrauchen, erreichen Sie bereits ein Mindestmaß an gesundheitlicher Vorbeugung. Um ein Optimum zu erzielen, müssten Sie Ihren Energieverbrauch pro Woche um ca. 2800 kcal steigern. Lazy Fitness unterstützt Sie dabei, diesen Mehrverbrauch an Energie zu erreichen.
Wir wollen es Ihnen so leicht wie möglich machen, damit Sie wirklich regelmäßig etwas für sich tun. Je eher Sie dies schaffen, desto erfolgreicher sind Sie. Die Anstrengung steht dabei im Hintergrund. Lazy Fitness ist als gesundheitsförderliches Komplettprogramm konzipiert. Es enthält alles Wichtige ohne Sie durch zu viele Vorgaben einzuengen und Ihnen den Spaß an der Bewegung zu rauben.

Der erste Schritt

Setzen Sie im ersten Schritt ein bis zwei der angebotenen Programme (Kapitel) pro Tag um und gestalten Sie so Ihren Alltag aktiver. Das wird Sie kaum mehr als 10 Minuten Zeit kosten. Wechseln Sie die Programme regelmäßig, um sich vielseitig zu beanspruchen.

Der zweite Schritt

Wenn Sie feststellen, dass Ihre Leistungsfähigkeit zunimmt und Sie etwas mehr Belastung vertragen können, führen Sie im nächsten Schritt zwei bis drei der Lazy-Programme täglich durch. Die Ergebnisse sind dann umso besser. Ihrem Ergeiz ist nach oben hin keine Grenze gesetzt. Denken Sie allerdings daran, dass Übermut selten gut tut. Sie werden am besten einschätzen können, wie viel körperliche Aktivität Sie wirklich brauchen und wann es zu viel für Sie ist.

Der dritte Schritt

Wollen Sie im dritten Schritt in die Bereiche des Kalorienverbrauches vorstoßen, die nötig sind, um optimale gesundheitliche Effekte zu erzielen und mit denen Sie Ihr Körpergewicht gut unter Kontrolle halten können? Dann sollten Sie die Tipps aus dem Kapitel »Cardiofit« Seite 68 umsetzen und damit Ihre Ausdauer und Ihren Stoffwechsel beflügeln.

Denken Sie immer daran: 10 bis 20 Minuten pro Tag sollten Sie sich wert sein! Investieren Sie diese Zeit in Lazy Fitness und Ihre Gesundheit.

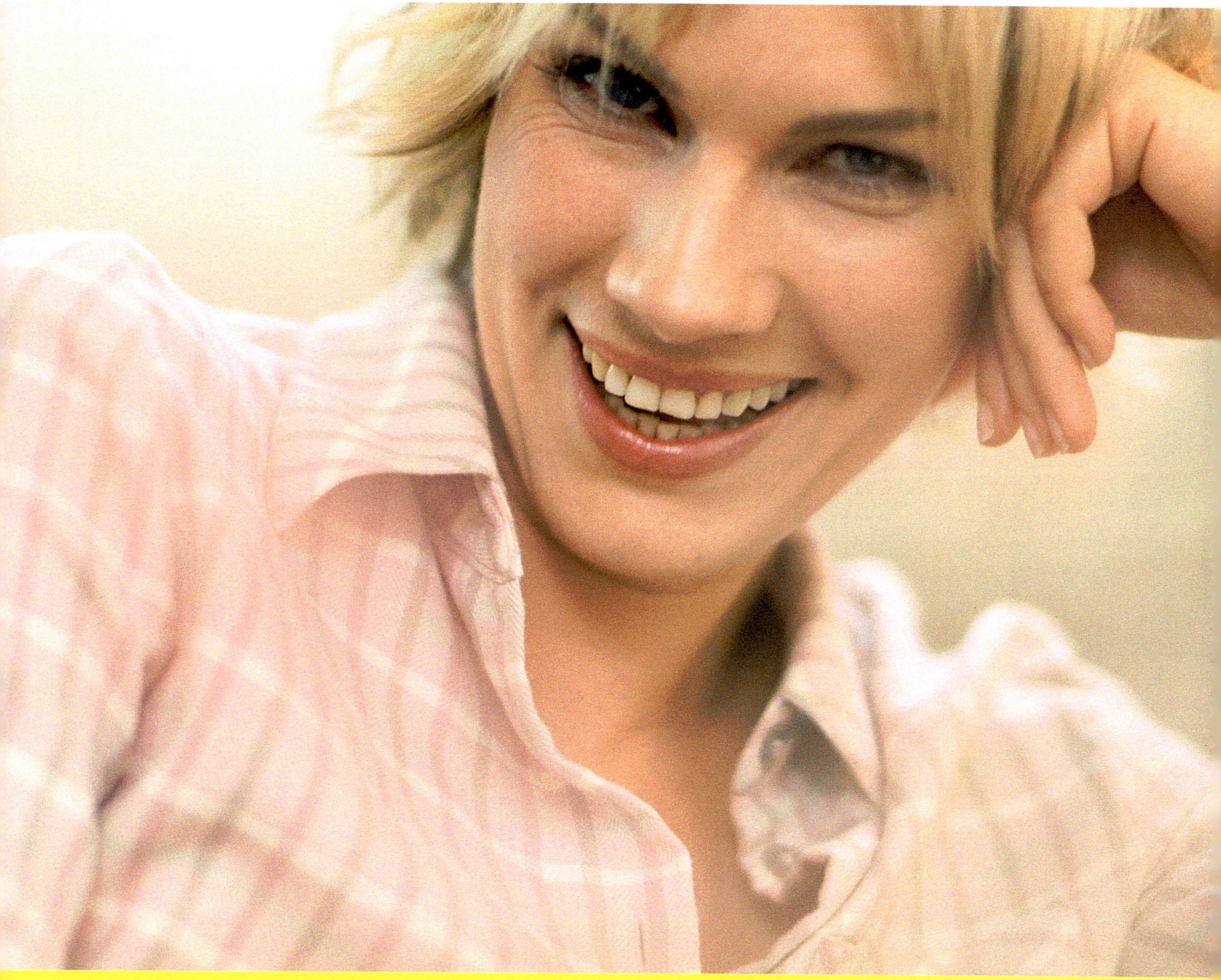

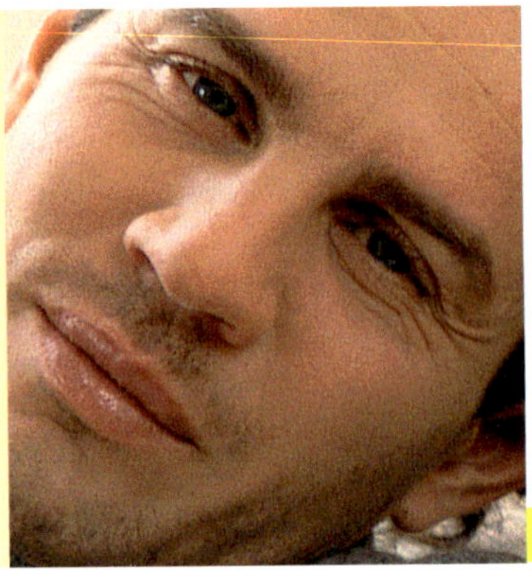

Die Ziele

... sind die Bausteine Ihrer Motivation.

Haben Sie Geduld mit sich selbst. Der Weg ist das Ziel.

Immer wenn Sie sich eine Veränderung Ihres Verhaltens vornehmen, benötigen Sie klare und eindeutige Ziele sowie eine Strategie, wie Sie diese erreichen können. Schreiben Sie Ihre Ziele auf! Je konkreter Ihre Ziele sind, desto besser werden sie unterbewusst auch Ihr Verhalten lenken. Machen Sie sich klar, was Sie tun müssen, um dieses Ziel zu erreichen. Planen Sie die Schritte ganz genau. Stellen Sie sich vor, Sie wollen mit einer Landkarte Ihren Weg finden. Sie wissen, wohin Sie wollen und legen dementsprechend Ihren Weg fest. Vielleicht geraten Sie auf diesem Weg an ein Hindernis, das Ihr Vorwärtskommen bremst. Das werden Sie auch auf Ihrem Weg zur Fitness erleben. Seien Sie also bereit, Änderungen Ihres Vorgehens vorzunehmen statt die Flinte ins Korn zu werfen.

Wählen Sie besondere Tage oder Umstände, um sich gute Vorsätze und Ziele festzulegen. An einem Geburtstag oder an einem Festtag lassen sich Ziele klarer fassen. Wenn Sie sich etwas vornehmen, wozu Sie Zeit und Ruhe benötigen, dann ist ein Urlaub vielleicht die beste Zeit Ihr Verhalten zu verändern. In den Ferien gibt es wenige Störfaktoren, die Sie an Ihrem Vorhaben hindern und Sie können jetzt den sonst üblichen Alltag am besten durchbrechen. Haben Sie die Änderung erst einmal geschafft, bekommen Sie den Rest auch hin, wenn Sie wieder in der Gleichmäßigkeit des Arbeitsalltags stecken.

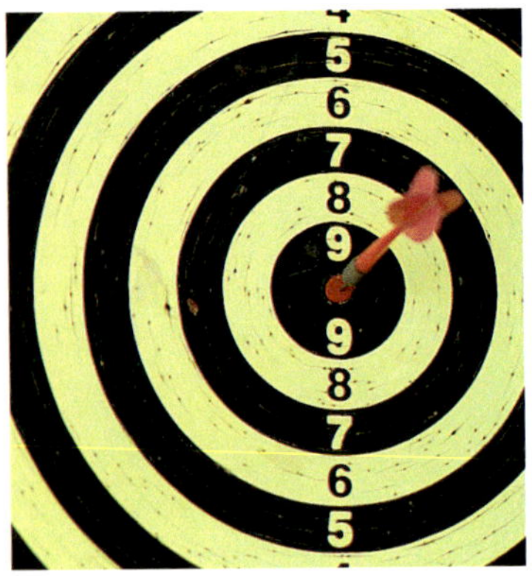

Motivieren Sie sich selbst! Sprechen Sie mit Freunden, die eine positive Einstellung haben und Ihnen auf Ihrem Weg helfen können. Ihre Freunde werden Sie einerseits unterstützen und andererseits motivieren Sie sich durch das Gespräch. Dadurch haben Sie Ihre Ziele besser im Blick.

Setzen Sie sich Zeitpunkte, bis zu welchem Termin Sie Ihr Ziel erreicht haben wollen.

Manche Menschen vereinbaren Strafprämien, für den Fall, dass Sie ein kontraproduktives Verhalten an den Tag legen, das die Zielerreichung behindert. Wenn Ihnen das gefällt, können Sie sich ja verpflichten einige Euros in die Urlaubs- oder Familienkasse zu zahlen, wenn Sie Ihre tägliche Lazy-Fitness-Einheit verpassen.

Freude ist das mächtigste Stärkungsmittel. Freuen Sie sich also darüber, wichtige Ziele ins Auge gefasst zu haben. Mit jedem Schritt, den Sie ab jetzt in die richtige Richtung gehen, kommen Sie Ihrem Ziel ein bisschen näher.

Je mehr Sie sich darüber freuen, desto beschwingter werden Sie diesen Weg gehen. Formulieren Sie Ihre Ziele deshalb positiv und möglichst realisierbar. Je sicherer Sie Ihre Ziele erreichen, desto mehr Erfolge können

Mein Vertrag mit mir selbst

- Datum
- Was will ich erreichen?
- Bis wann?
- Was muss ich tun, um dieses Ziel zu erreichen?
- So werde ich mich fühlen, wenn ich mein Ziel erreicht habe.
- Belohnen werde ich mich mit ...
- Unterschrift

Sie feiern. Gehen Sie immer nur einen Schritt nach dem anderen. Es ist dann leichter, Ihre Vorgaben zu erreichen und Sie haben mehr Grund sich darüber zu freuen.
Je größer Ihre Ziele sind, desto eher scheitern Sie daran und Sie haben dann auch keinen Grund sich zu freuen. Ein mittleres Anspruchsniveau hilft Ihnen Ihre Motivation zu erhalten. Über- oder Unterforderung bewirkt das Gegenteil und entmutigt Sie oder macht die Ziele uninteressant.
Genießen Sie jeden Erfolg und feiern Sie! Das macht Sie stark. Notieren Sie zusätzlich zu Ihren Zielen auch die Erfolge wie Meilensteine auf dem Weg zu mehr Fitness und Gesundheit.
Machen Sie sich nach jeder Woche die Mühe einer Nachbetrachtung. Welche Vorgaben haben Sie erreicht und woran können Sie noch arbeiten?

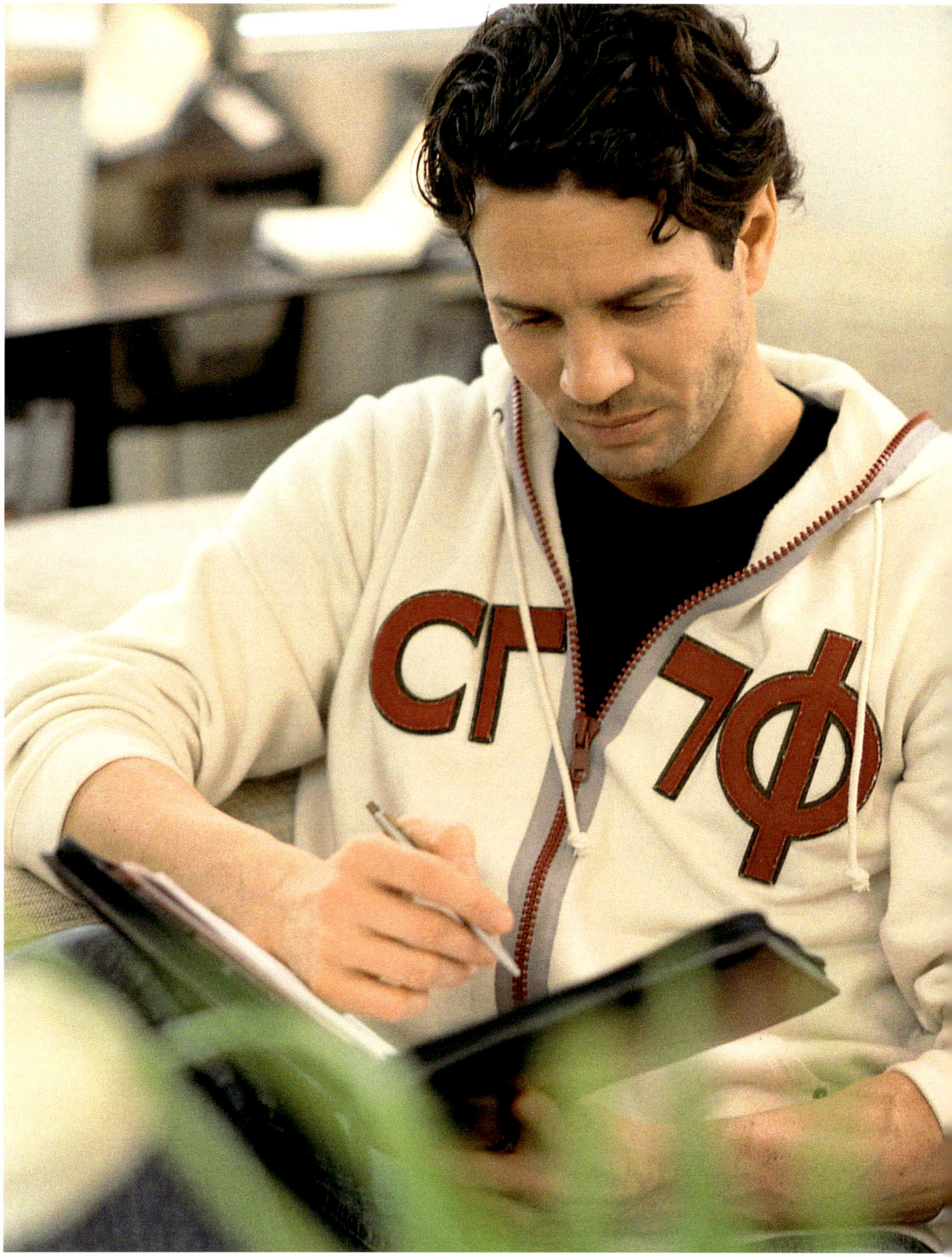

Ihre schriftliche Zielvereinbarung ist das Navigationssystem zum Erfolg.

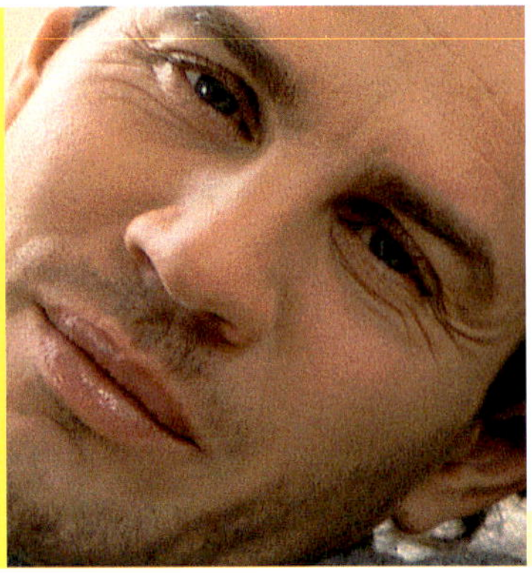

Die Kraft der Gedanken

Gut geplant ist halb erledigt.

Damit es gut läuft, müssen Sie überzeugt sein, dass Sie es verdient haben, dass es gut läuft.

Ihre Gefühle steuern Ihr Verhalten. Wenn Sie Ihre Emotionen positiv unterstützen können, werden Sie es auch schaffen, Ihr Bewegungsverhalten so zu ändern, dass Sie Ihre Gesundheitsziele erreichen. Sie können es schaffen! Freuen Sie sich auf die Herausforderung. Nehmen Sie diese an. Sie werden dann alles mit Freude tun. Sie werden sehen, allmählich läuft es wie von selbst. Das führt zu einem körperlichen Wohlgefühl, mit dem Sie wiederum Ihre Gefühle unterstützen. Ehe Sie sich versehen, sind Sie im Flow.

Den ersten Schritt auf diesem Weg haben Sie mit der schriftlichen und exakten Formulierung Ihrer Fitnessziele bereits getan. Ihre Ziele sind Ihr »Navigationssystem« und geben Ihnen Sicherheit. Wenn Sie diese fest im Blick haben, ist der erste Schritt bereits geschafft. Eine gute Planung ist der zweite Schritt. Sie liefert Ihnen die Strategie, mit der Sie diese Ziele erreichen können. Mit einer Planung nehmen Sie alle Maßnahmen bewusst vorweg, die Sie ergreifen müssen, um erfolgreich zu sein. Sie werden sich Ihrer Möglichkeiten bewusst.

Planen Sie deshalb Ihre Woche im Voraus. Betrachten Sie Ihre festen Termine und Verpflichtungen und finden Sie freie Lücken, die Sie für Ihr kleines Training reservieren können. Mit einem Wochenplan finden Sie außerdem ganz leicht heraus, welches Schwerpunktthema aus den einzelnen Kapiteln am ehesten für Sie in Frage kommt. Der Tag, an dem Sie morgens ein wenig mehr Zeit haben, eignet sich beispielsweise für das Wake-Up-Programm oder Sie nutzen die Gelegenheit zu einem Spaziergang in die Arbeit. Müssen Sie im Büro einmal nicht von Termin zu Termin hetzen, können Sie sich einige Übungen aus dem Programm »Für zwischendurch« vornehmen. Und wenn Sie an einem anderen Tag einen faulen Fernsehabend geplant haben, weil ein schöner Film auf dem Programm steht, dann sollten Sie über die »Sofa-Gymnastik« nachdenken und diese ausführen.

Wenn es Ihnen gelingt, Ihre Woche gut zu organisieren und die Lazy-Fitness-Einheiten regelmäßig einzuplanen, entsteht so etwas wie eine Routine, die Sie entspannt und Ihnen den Weg ebnet. Sie brauchen dann auch keine Angst vor dem schlechten Gewissen zu haben, das Sie befällt, weil Sie es wieder einmal nicht geschafft haben zu trainieren. Mit einer guten Planung können Sie fit werden und Ihre Gesundheit verbessern. Das wird Sie bestärken und Ihrem Wohlgefühl auf die Sprünge helfen. Machen Sie sich bewusst, dass der Satz »Ich habe keine Zeit« wirklich nichts anderes ist als eine Ausrede. Für alles, was wichtig ist, findet sich Zeit. Nehmen Sie sich selbst wichtig! Die Lazy-Fitness-Termine in Ihrem Wochenplan sind nur für Sie.

Uhrzeit	**Termin**
8.00	Frühstück
9.00	Arbeit
10.00	Arbeit
11.00	Lazy Pause
12.00	Arbeit
13.00	Arbeit
17.00	Heimfahrt, »Undercover«
Abendessen	Sofa-Gymnastik

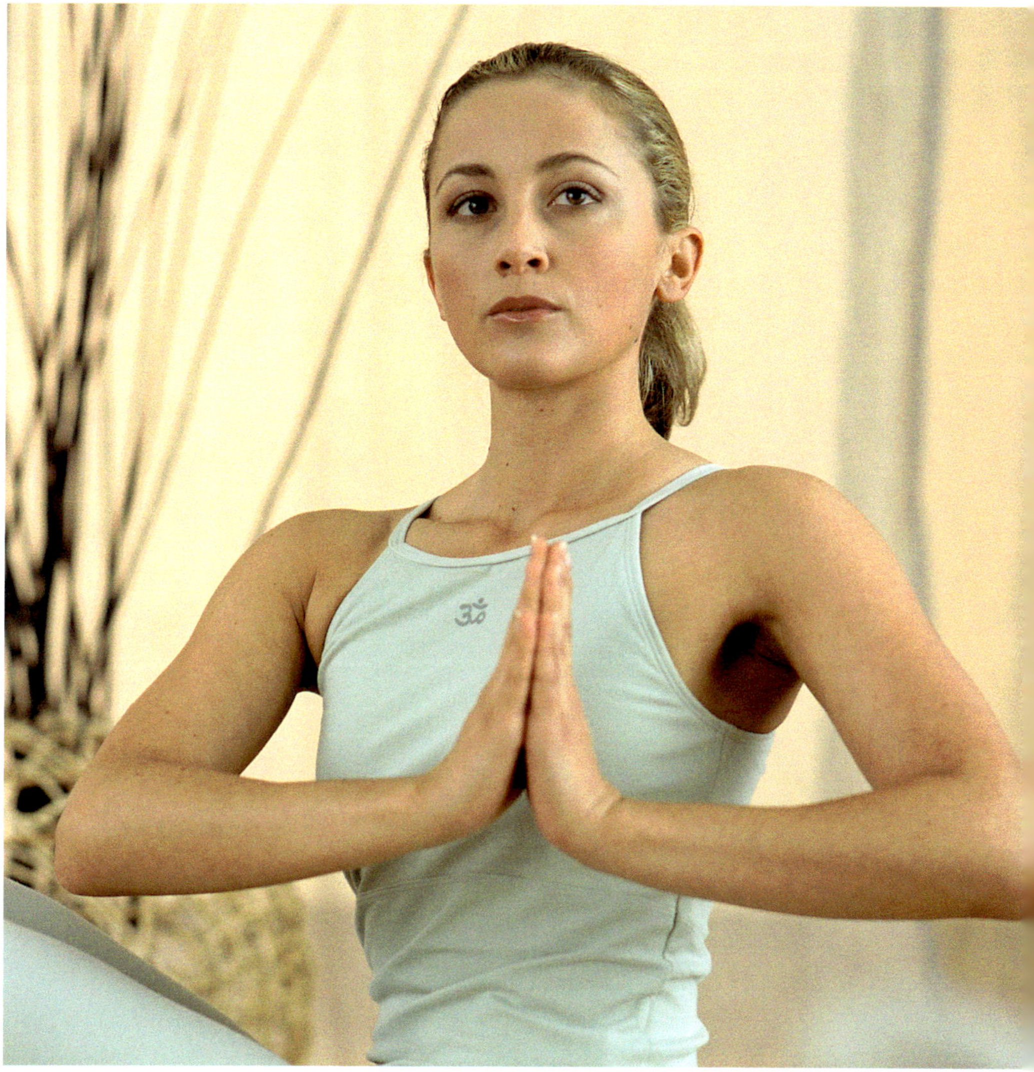

Genießen Sie diese Zeit für sich alleine. Nehmen Sie dabei mit voller Freude sich und Ihre Umwelt wahr. Spüren Sie in sich hinein und machen Sie sich bewusst, wie der Tag nach dem Lazy-Wake-Up Seite 32 f. gewesen ist. Das sind die Eindrücke und Gefühle, die Ihnen langfristig helfen Ihr Verhalten zu ändern.

Planen Sie mit Augenmaß! Je realistischer Ihre Planung ausfällt, desto eher werden Sie diese in die Tat umsetzen können. Nicht die Lazy-Einheiten, die auf dem Plan stehen, steigern Ihre Fitness, sondern nur die, die Sie in die Tat umsetzen werden.

Denken Sie positiv! Diesen Satz haben Sie sicher schon des Öfteren gehört. Falsch wird er deswegen nicht. Fühlen Sie sich stark und zumindest für den Augenblick in der Lage Ihre Geschicke zu steuern und in die eigenen Hände nehmen zu können.

Mit Sätzen wie: »Das geht aber nicht« oder »Das kann ich nicht« kommen Sie nur selten weiter.

Machen Sie eine schöpferische Pause, wenn Sie in eine solche Situation geraten. So manches Problem löst sich nach einiger Zeit fast wie von selbst. Fragen Sie Bekannte, denen es schon gelungen ist ähnliche Hindernisse zu überwinden. Die Kraft der Gedanken ist groß, nicht umsonst sagt eine chinesische Weisheit: Achte auf Deine Gedanken! Sie sind der Anfang Deiner Taten.

Früher oder später werden Sie dazu übergehen die Lazy-Fitness-Programme auch ohne Planung in Ihren Tagesablauf einzubauen. Sie wachen auf, stehen im Bad oder gerade an der Haltestelle, Sie sitzen im Büro oder genießen das Wochenende und da kommt Ihnen der Gedanke für die entsprechende Übung. Und natürlich führen Sie diese sofort aus.

Ihre Gedanken sind der Anfang Ihrer Taten!

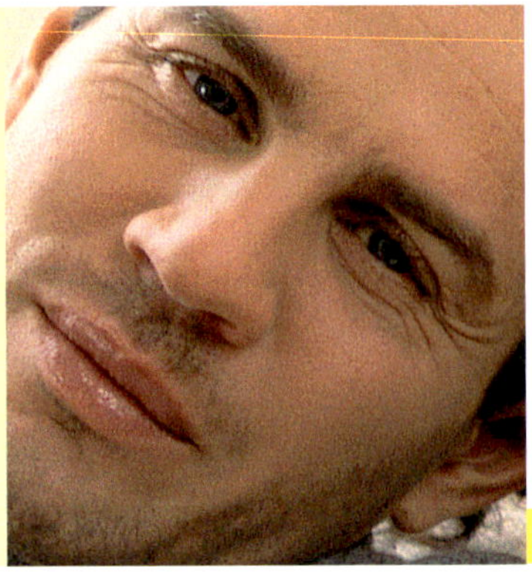

Trainings-grundsätze

Gewusst wie: effektiv und sicher

Selbst bei dem so schonenden Lazy-Fitness-Programm kommen Sie nicht ohne einige Grundsätze aus, die Ihnen die notwendige Sicherheit geben, dass Sie alles richtig machen.

Bewegungstempo und -ausführung

Führen Sie jede Übung bewusst aus und nicht einfach nur nebenbei. Konzentrieren Sie sich dabei auf eine möglichst exakte Ausführung (siehe Haltung) und bewegen Sie sich vor allem flüssig, nicht abgehackt und mit Schwung.

Wie oft?

Für jede Übung steht die Anzahl der Wiederholungen in den Kästchen. Wenn Sie vorher ermüden, sollten Sie die Übung abbrechen. Wer mit den vorgeschlagenen Belastungsempfehlungen noch nichts spürt, sollte zuerst prüfen, ob die Übung exakt ausgeführt wird. Wenn ja, können Sie die Wiederholungszahlen steigern, bis Sie eine Ermüdung verspüren.

Spaß muss sein

Wenn Ihnen eine Bewegung einmal unangenehm wird oder Sie langweilt, brechen Sie diese ab. Bei Unlust probieren Sie die Übung trotzdem. Vielleicht lässt sich die Unlust ja vertreiben. Gerade am Anfang Ihres Trainings ist das besonders wichtig. Je öfter Sie dies schaffen, desto mehr nähern Sie sich Ihrem Fitness-Erfolg. Wenn Sie einmal im Rhythmus sind, wird es umso leichter.

Mäßig, aber regelmäßig

Was Ihnen am Anfang Mühe bereitet, fällt Ihnen mit der Zeit immer leichter. Dabei kommt es besonders auf Ihre Einstellung an. Motivieren Sie sich positiv und freuen Sie sich auf die Ziele, die Sie bald erreichen werden. Wenn Sie erst einmal gespürt haben, wie es sich anfühlt, dann läuft alles ganz von selbst.

Schmerzen vermeiden!

Schmerzen jeglicher Art sollten Sie in jedem Fall vermeiden.

Atmung

Die Atmung spielt bei den Lazy-Fitness-Übungen und im Alltag eine so wichtige Rolle, dass wir ihr ein Extrakapitel gewidmet haben (Seite 38). Achten Sie bitte bei allen Übungen immer auf folgenden Hinweis: Der Atem muss fließen. Atmen Sie während der Übung immer bewusst aus, Sie werden dann ganz von selbst

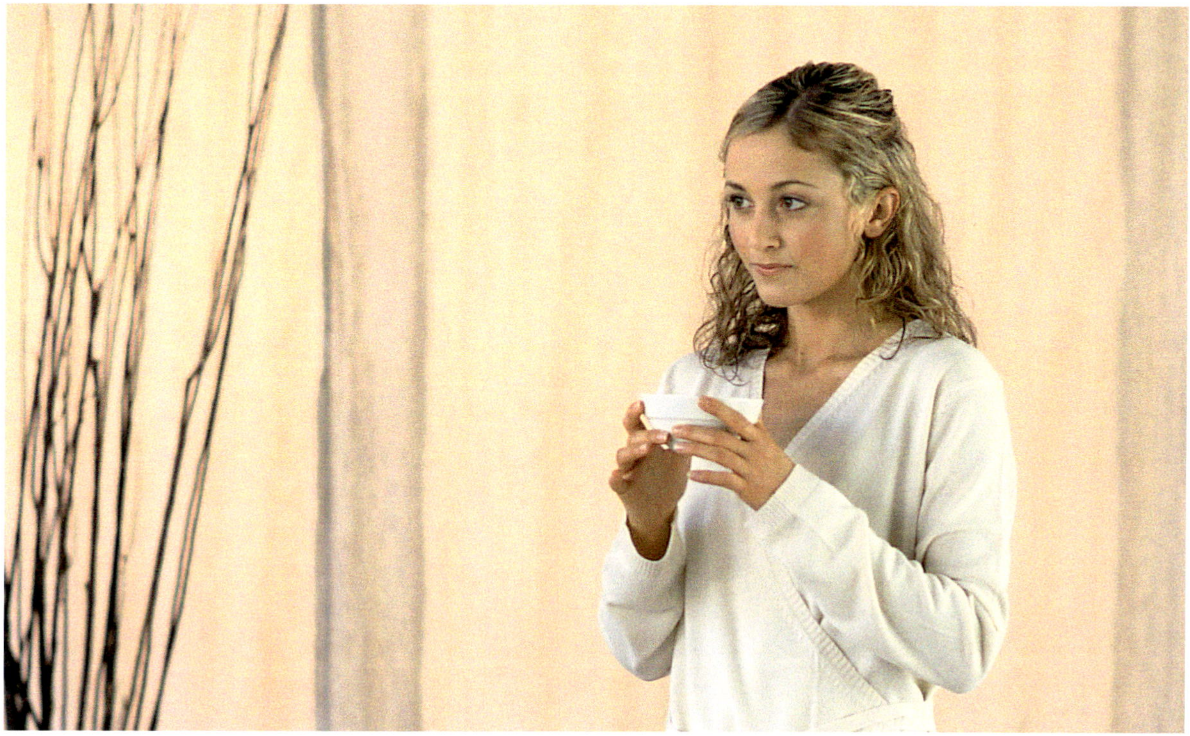

Mit einer unverkrampften und dennoch straffen Haltung werden Sie attraktiver.

einatmen. So vermeiden Sie es den Atem anzuhalten und zu pressen. Das ist gut für Ihren Blutdruck und hilft gegen Schwindel und Unwohlsein. Je weniger Sie bewusst auf die Atmung achten, desto besser klappt es. Wenn Sie ganz exakt trainieren wollen, atmen Sie aus, wenn Sie Ihre Muskeln anspannen. Bei der Kübelkniebeuge von Seite 70 f. müssten Sie also in der Bewegung nach oben ausatmen. Bei dem Sofaliegestütz von Seite 76 atmen Sie aus, wenn Sie die Arme strecken.

Haltung

Das ist ein recht schwieriges Thema. Man vergisst die richtige Haltung, weil man sich nur auf wenige wichtige Details konzentrieren kann. Sie vermeiden aber Fehlbelastungen und unnötige Beschwerden, wenn Sie die richtige Haltung einnehmen. Halten Sie Ihren Kopf und Ihre Brustwirbelsäule immer gerade. Schieben Sie den Scheitel nach oben und machen Sie ein Doppelkinn. Wenn Sie jetzt noch die Schultern von den Ohren weg nach unten ziehen, sind Sie stabil. Halten Sie Ihren Bauch flach und die Wirbelsäule ist geschützt. Probieren Sie es einmal im Stehen aus. Stellen Sie sich vor, wie Ihre Bauchmuskeln Ihre Taille straffen, als wären sie ein Korsett. Stellen Sie sich seitlich vor einen Spiegel und probieren Sie es aus. Sie selbst sind Ihr bester Personal Trainer.

Auch wenn Sie sitzen oder auf dem Rücken liegen, sollten Sie mit Kopf, Hals, Schultern, Bauch und Becken genau diese Haltung einnehmen. Bei den Bewegungsübungen sollten Sie die Gelenke nicht vollständig strecken, um Schäden zu vermeiden und die Muskulatur intensiver zu beanspruchen.

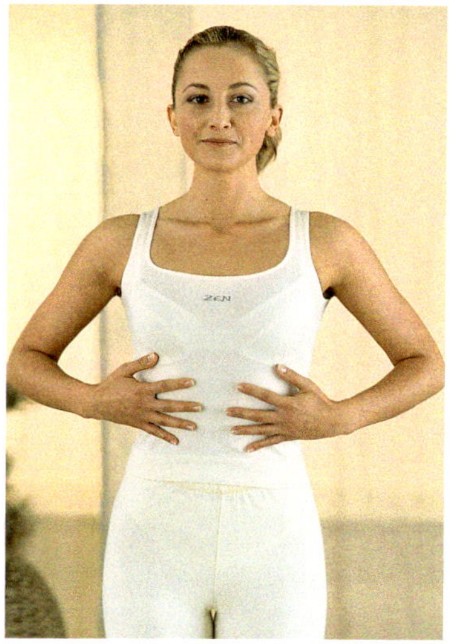

Auch die richtige Atmung spielt eine große Rolle.

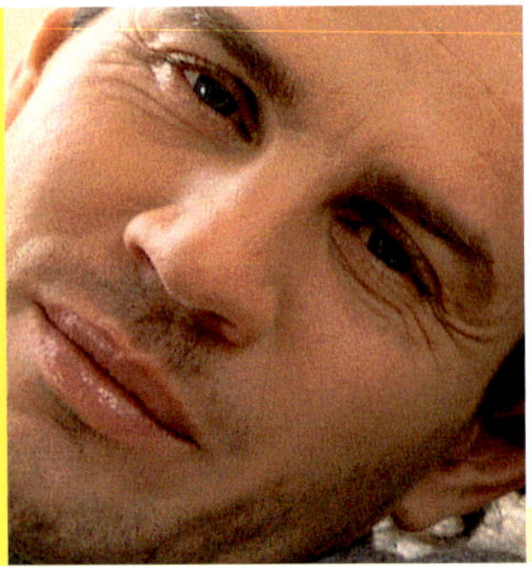

Ausreden

... eine Frage der Prioritäten

Erfolg hat nur der,
der etwas tut,
während er
auf den Erfolg wartet.

Benjamin Disraeli

Ausreden sind ein leidiges Thema. Im ersten Moment kommen Sie einem gelegen, weil Sie bequem sind. Später ärgert man sich vielleicht darüber, weil man es sich zu leicht gemacht hat. Im Nachhinein wäre so mancher froh, hätte er den beschwerlicheren Weg gewählt. Das muss Ihnen nicht so gehen, denn es gibt wirklich kaum Gründe, die Lazy-Fitness-Übungen nicht auszuführen. Wir wollen auf einige Gründe eingehen und Ihnen helfen andere zu entkräften. Nach der Lektüre werden Sie vielleicht sagen: anfangen und durchstarten.
Zeitmangel ist kein wirklich triftiger Grund das Lazy-Fitness-Programm zu verschieben. Das Konzept ist so gestaltet, dass Sie selbst beim Arbeiten noch Möglichkeiten haben Ihre Fitness auf Vordermann zu bringen. Übrigens sollten Sie sich für all die wirklich wichtigen Dinge so viel Zeit nehmen wie nötig. Ist Ihnen Ihr Körper oder Ihre Gesundheit nicht wichtig?
Kleinere gesundheitliche Beschwerden wie Verspannungen oder Muskelschmerzen sind kein Grund nichts zu tun. Sogar bei größeren körperlichen Beeinträchtigungen können Sie das Lazy-Fitness-Programm anwenden. Sicher werden Sie mit einem Gipsbein oder nach einer Operation nicht alle Übungen ausführen können, aber in den verschiedenen Kapiteln finden Sie genug Bewegungsmöglichkeiten, um auch mit kleinen Handicaps aktiv zu werden. Die verletzte oder beeinträchtigte Region sparen Sie einfach aus. Lassen Sie alle Übungen, die Sie nicht ausführen können einfach weg. Eventuell ergänzen Sie Ihr Programm mit Übungen aus anderen Kapiteln, eine Zusammenfassung finden Sie auf Seite 122 ff.
Bei gewissen Beeinträchtigungen sollten Sie sich sogar unbedingt mehr bewegen. Verspannungen, die Nachwirkungen einer Operation oder einer Verletzung bzw. einer Krankheit sind, können Sie mit gezielten Übungen sogar schneller überwinden. Denn durch die regelmäßige Bewegung steigern Sie den Stoffwechsel und verbessern die Durchblutung in den Körpergeweben. Dadurch erholen Sie sich sogar schneller. Die Rekonvaleszenz Ihres aktiven und passiven Bewegungsapparates profitiert erheblich. Zur Sicherheit sollten Sie allerdings mit einem Arzt oder Therapeuten sprechen, um zu klären, ob in Ihrem Fall ein Training zu empfehlen ist.
Schmerzen, Fieber, Erkältungen oder Entzündungen stellen eine Ausnahme dar. Dann sollten Sie körperliche Aktivitäten in jedem Fall meiden. Sonst riskieren Sie eine Verschlimmerung. Entspannungsformen sind aber in jedem Fall durchaus sinnvoll und sorgen für die richtige Einstellung, um schnell wieder gesund zu werden.
Bei Rückenbeschwerden sollten Sie sich in der Akutphase zuerst mit Ihrem Arzt abstimmen, ob Bewegungsübungen

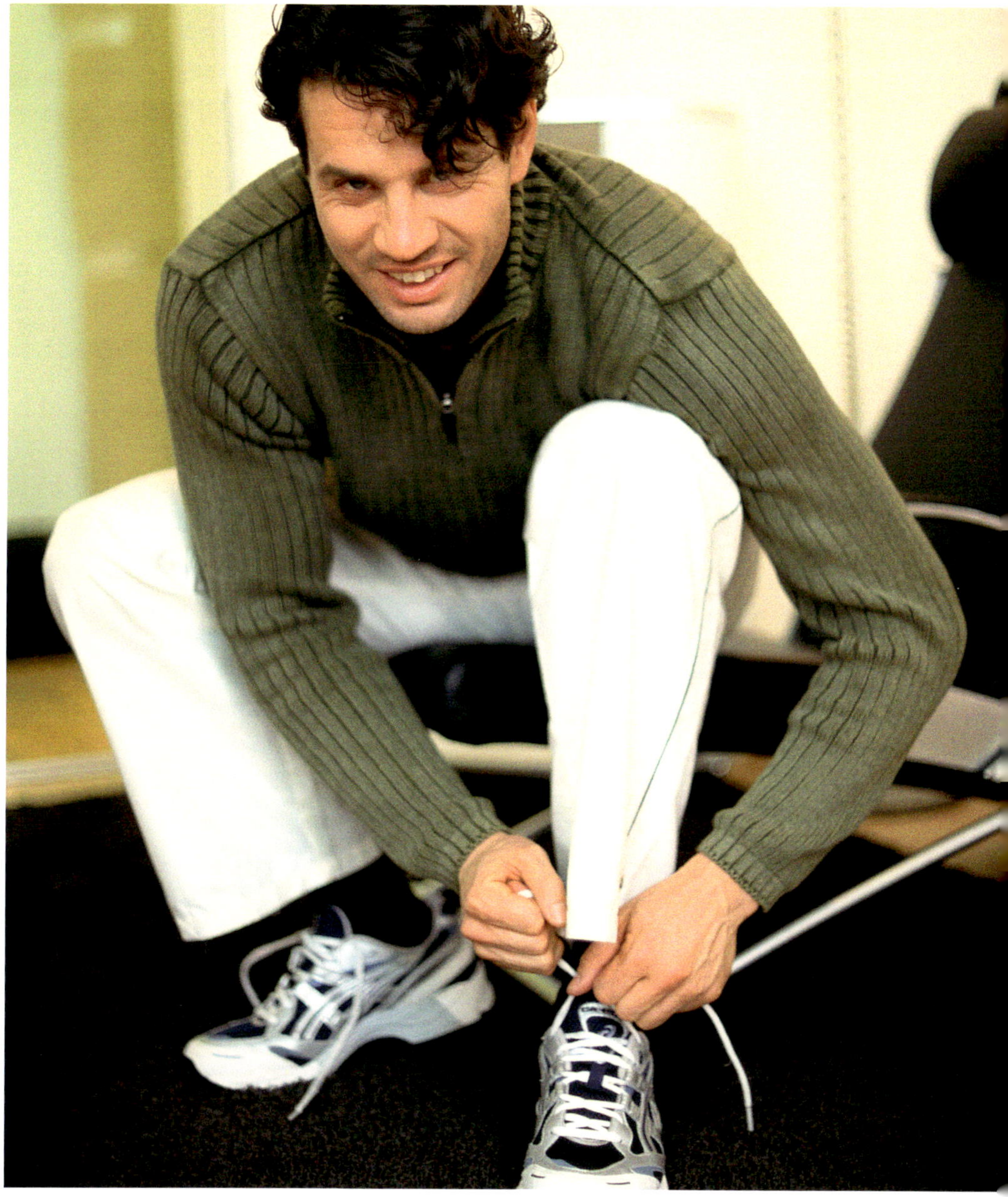

erlaubt sind. Wenn die Beschwerden erst einmal abgeklungen sind, können Sie mit den mobilisierenden, beweglich machenden und kräftigenden Lazy-Fitness-Übungen dafür sorgen, dass die Beschwerden gar nicht mehr oder zumindest weniger oft auftreten. Meist sind die Rückenbeschwerden auf einen ungenügenden Trainingszustand der stabilisierenden Muskelgruppen zurückzuführen und darauf, dass die Wirbelsäule im Alltag einseitig überbeansprucht und gleichzeitig zu wenig bewegt wird.

Das Wetter kann Ihnen nur beim Herz-Kreislauf-Training im Freien einen Strich durch die Rechnung machen. Aber erstens können Sie ja auch überdachte Anlagen zum Cardiotraining nutzen und zweitens gibt es, wenn man nach dem Volksmund geht, kein schlechtes Wetter, sondern nur ungeeignete Kleidung. Wie dem auch sei, mit ein bisschen Gewöhnung macht Ihnen der leichte Nieselregen oder der Wind bald nichts mehr aus. Je mehr Sie Ihr tägliches Programm gewöhnt sind, desto mehr werden Sie es vermissen, wenn Sie nicht trainieren. Selbst Wind, Regen und Schnee können Sie dann nicht mehr schocken. Und eines wurde dabei noch gar nicht erwähnt: Je mehr Sie sich draußen aufhalten und den Witterungsreizen aussetzen, umso mehr härten Sie Ihren Körper ab. Sie werden tatsächlich weniger leicht erkältet sein.

Sie sehen also: Es gibt keine wirklichen Gründe nicht mit dem Lazy-Fitness-Programm zu starten. Fangen Sie also gleich jetzt an.

Fangen Sie an: je eher, desto besser!

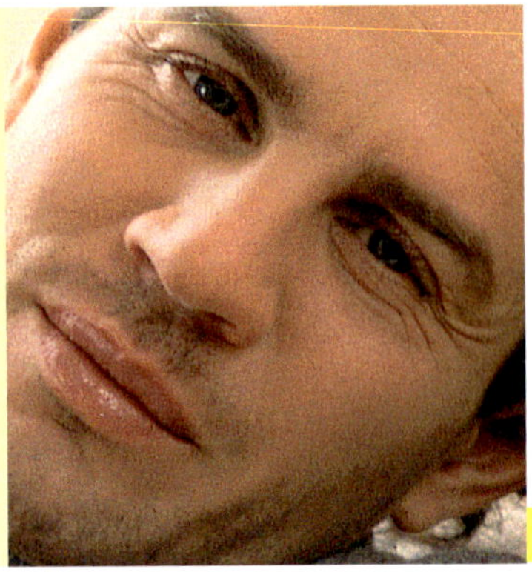

Die Stimmung macht's

Die Atmosphäre schafft den richtigen Rahmen.

Je besser Sie sich fühlen, desto mehr können Sie Ihre Fähigkeiten ausspielen und Ihre gesteckten Ziele erreichen. Nutzen Sie, so oft es geht, die Gelegenheit sich in eine Wohlfühlstimmung zu bringen und damit die Atmosphäre zu schaffen, die Sie brauchen, um mehr für sich zu tun. Jeder Mensch ist verschieden und deshalb reagieren wir ganz unterschiedlich auf unsere Umwelt. Manche Zeitgenossen brauchen eher die Ruhe und Besinnlichkeit, während andere das lebendige Treiben um sich herum als anregend empfinden. Finden Sie heraus, welche Voraussetzungen Sie persönlich benötigen, um sich entspannen zu können oder um sich mit den Lazy-Angeboten mehr zu bewegen. Überdenken Sie die folgenden Vorschläge einmal und probieren Sie diese je nach Ihren Wünschen oder Ihrer Stimmung aus.

Wenn Sie zu sich selbst finden wollen und das Gefühl haben, etwas Ruhe täte Ihnen gut, versuchen Sie es doch einmal mit Musik. Ludwig van Beethoven war der Meinung, dass Musik eine höhere Offenbarung ist als alle Weisheit und Philosophie. Dabei bevorzugt jeder etwas anderes. Manche lieben die Klassik, andere den Jazz, wieder andere die ruhige und relativ junge Musikrichtung Wave. Was dem einen gefällt, muss nicht auch für den anderen gut sein. Experimentieren Sie und nehmen Sie bewusst wahr, welche Musik für Sie am besten ist. Vielleicht finden Sie heraus, dass Sie mehr auf Entspannungs- oder Meditationsmusik reagieren. Dabei lauschen Sie den Klängen der Natur, dem Fließen eines Baches oder dem Plätschern der Wellen am Strand eines Meeres oder eines Sees. Vielleicht entspannen Sie aber noch besser, wenn Sie sich vorlesen lassen. Haben Sie es schon einmal versucht? Mit Hörbüchern können Sie sich in Ihre Kindheit zurückversetzen, in die Zeit, in der Ihr Vater, Ihre Mutter oder vielleicht sogar die Großeltern eine Geschichte oder ein Märchen vorgelesen haben. Wenn Sie einen Partner haben oder gute Freunde, die gerne lesen, sollten Sie sich einmal die Mühe machen und ihnen etwas vorlesen. Sicher werden auch Sie belohnt.

Umgeben Sie sich mit schönen Dingen. Ein schöner Strauß Blumen in einer attraktiven Vase, ein schönes Zimmer, ein geschmackvoll gedeckter Tisch wirken auch auf Ihre Stimmung. Schaffen Sie sich diese Wohlfühlatmosphäre. Vielleicht belohnen Sie sich selbst mit einem schönen Blumenstrauß oder einem neuen Einrichtungsgegenstand, wenn Sie eines Ihrer gesteckten Ziele erreicht haben. So ordnen Sie allmählich Ihre Umwelt. In der Traditionellen Chinesischen Medizin und dem Ayurveda wird ein direkter Zusammenhang gesehen zwischen einer geordneten Umgebung und deren

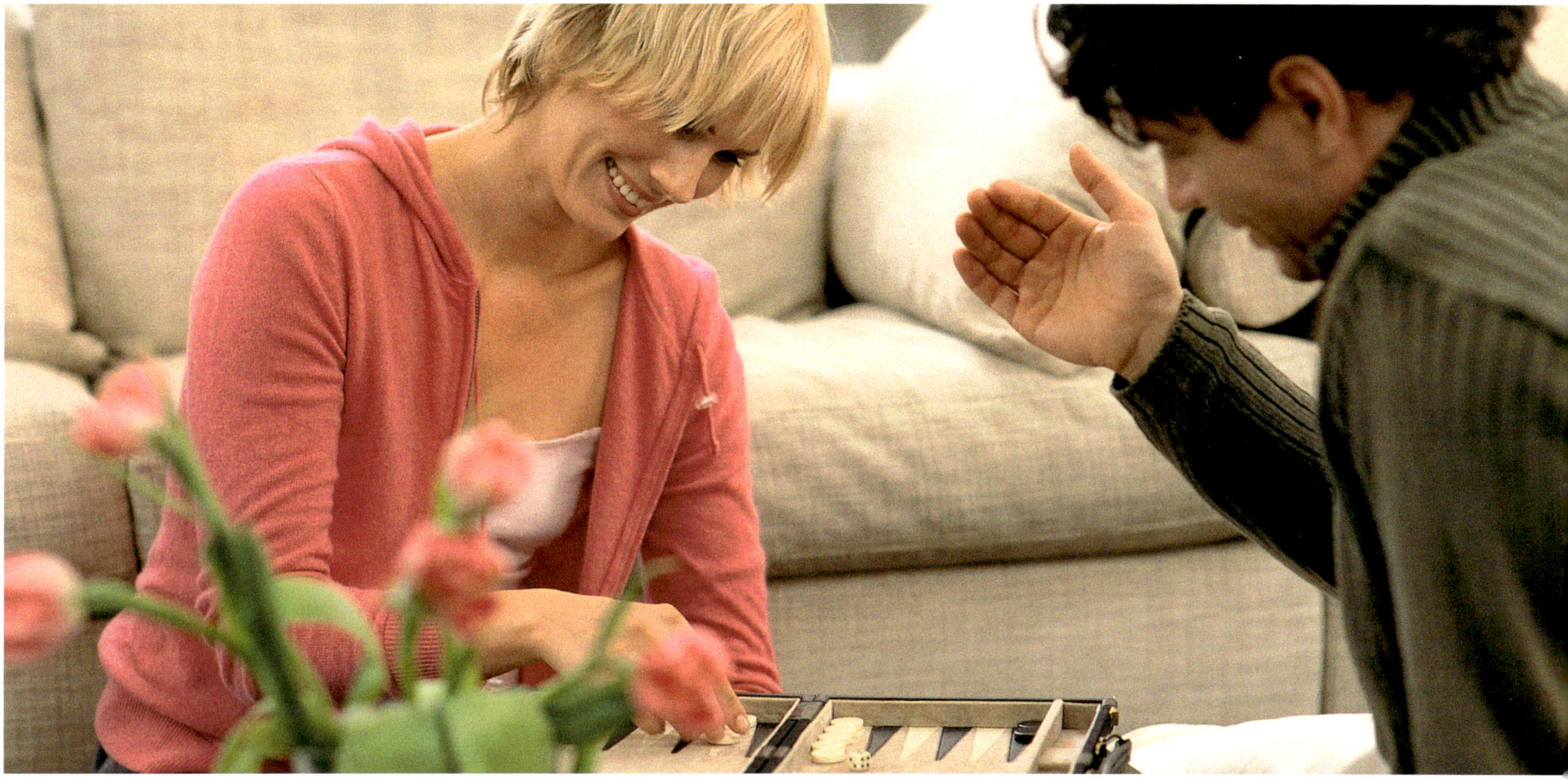

Wirkung auf die Atmosphäre und damit die körperlich-geistige Gesundheit.
Haben Sie einen Lieblingsplatz, an dem Sie sich gut entspannen können? Vielleicht waren Sie im Urlaub an genau so einem Platz und haben Ihre Umgebung mit allen Sinnen aufgesogen. Meditieren Sie sich an diesen Ort zurück, wenn Sie das Gefühl haben, Sie brauchen eine »Portion Wohlfühlen«.
Schärfen Sie Ihren Blick! Betrachten Sie in aller Ruhe ein Bild oder ein Foto. Es kann die Seite einer Zeitschrift sein oder ein Gemälde. Betrachten Sie es eingehend und lassen Sie Ihre Vorstellung auf Reisen gehen. Nehmen Sie jedes Detail in sich auf und lassen Sie es auf sich wirken. Dann legen Sie das Bild weg oder wenden sich ab. Fällt Ihnen noch ein, was Sie alles auf dem Bild erkannt haben? Können Sie sich an Details erinnern? Nehmen Sie sich einen Stift und ein Blatt Papier. Schreiben Sie auf, welche Details Sie sich merken konnten, bevor Sie das Bild noch einmal anschauen. Notieren Sie auch Ihre eigenen Gefühle, die Sie beim Betrachten des Bildes empfunden haben. Wenn Sie die Bildbetrachtung und die Niederschrift Ihrer Eindrücke mit den gleichen Bildern gelegentlich wiederholen, merken Sie vielleicht, dass Ihre Gefühlswelt sehr stark von Ihrer Grundstimmung abhängt, die Sie hatten, als Sie das Bild angeschaut haben. Und genau dort wollen wir ansetzen. Mehr Tipps finden Sie im Kapitel »Chill out« Seite 86 und »Catch the Weekend Feeling« Seite 104.

Genießen Sie Ihre Freizeit bei einem spannenden und entspannenden Spiel mit dem Partner oder Freund!

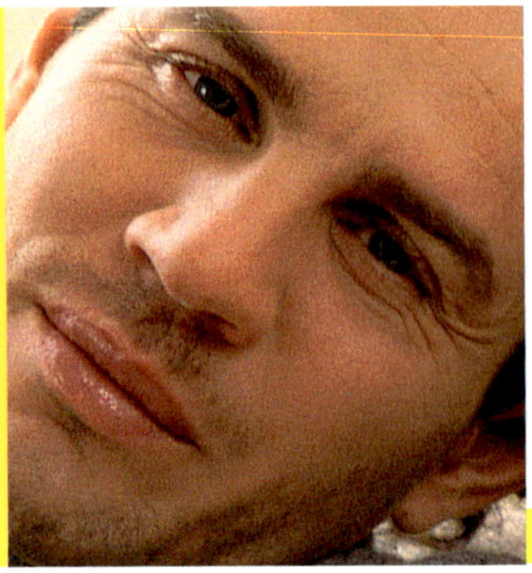

Man ist, was man isst

Essen ist Nahrung für die Seele?

Nicht erst seit heute weiß man, dass wir mit der Ernährung unsere Gesundheit beeinflussen können, positiv oder eben auch negativ. Die Traditionelle Chinesische Medizin und das Ayurveda sehen die Ernährung sogar als Medizin an. So lässt sich die Entstehung vieler Zivilisationserkrankungen unter anderem auf langjährige Ernährungsfehler zurückführen. Die jährlichen Kosten, die dadurch entstehen, gehen in die Milliarden Euro. Der Einzelne hat allerdings mehr daran zu tragen, nicht nur wenn er übergewichtig ist. Gelenkerkrankungen wie Arthrose lassen sich durch Ernährung ebenso beeinflussen wie wiederkehrende Entzündungsprozesse, Osteoporose, Gicht, Diabetes und Bluthochdruck und viele andere mehr. Bereits mit einigen kleinen Änderungen Ihres Ernährungsverhaltens können Sie dafür Sorge tragen, dass Sie sich gesund ernähren. Sie werden neben Ihrem Körpergewicht auch Ihr Wohlbefinden verbessern.

Der wohl wichtigste Hinweis sollte Ihrem Trinkverhalten gelten. Ihr Körper besteht zu einem großen Teil aus Wasser. Je nach Alter beträgt der Wassergehalt zwischen 60 und 70 Prozent. Je besser Ihr Körper »gewässert« ist, desto besser »funktioniert« er. Die Knorpel der Gelenke und der Bandscheiben profitieren davon ebenso wie die Haut und Verdauungsfunktionen. Sogar für das Nervensystem ist es wichtig, dass Sie ausreichend trinken. Sie werden weniger Kopfschmerzen haben und konzentrierter sein. Trinken Sie über den Tag verteilt mindestens 2 Liter Wasser. Es dürfen auch mehr sein. Wasser regt Ihren Stoffwechsel an und hilft mehr Kalorien zu verbrennen.

Sie können prüfen, ob Sie genügend trinken. Zupfen Sie die Haut auf Ihrem Handrücken mit den Fingern der anderen Hand etwas nach oben und beobachten Sie, wie schnell die Hautfalte zurücksinkt. Je langsamer das geschieht, desto weniger Flüssigkeit hat Ihr Körper. Dann wird es Zeit für ein Glas Wasser. Schwarztee, Kaffee und auch Alkohol entziehen dem Körper Wasser, deshalb sollten Sie diese Getränke nicht in großen Mengen zu sich nehmen.

Die Nahrung liefert Ihnen alles, was der Körper braucht, um seine Gesundheit zu erhalten. Geben Sie ihm das, was wichtig ist und vermeiden Sie die Dinge, die ihm weniger gut tun. Dazu müssen Sie nicht päpstlicher sein als der Papst. »Kleine Sünden«, die Sie hin und wieder begehen, spielen keine Rolle. Essen Sie deshalb mit Genuss. Und denken Sie daran, nichts ist wirklich verboten, es kommt nur auf die Menge an.

Hier einige Tipps, die Sie leicht umsetzen können und mit denen Sie Ihre Gesundheit fördern.

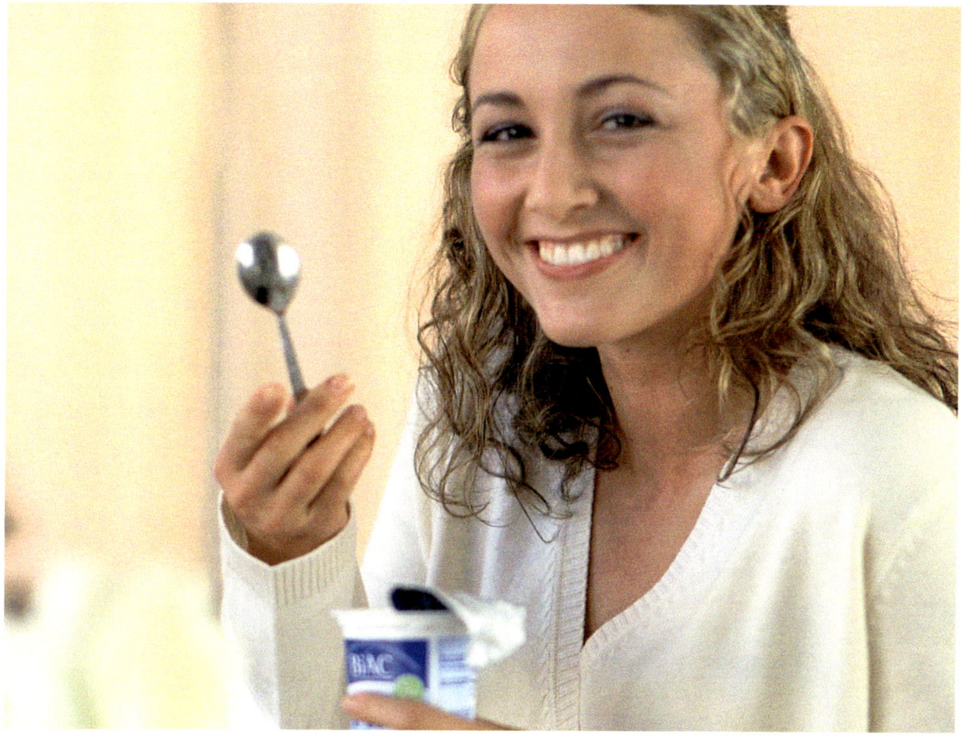

Vital und schön durch gesunde Ernährung

Wie oft?

Essen Sie möglichst mehrere Mahlzeiten am Tag. Dann vermeiden Sie Heißhunger. Je hungriger Sie sind, desto mehr essen Sie über Ihren Bedarf. Je nachdem, wie es Ihr Tagesablauf erlaubt, sollten Sie drei Hauptmahlzeiten einplanen und eventuell zwei kleinere Zwischenmahlzeiten, bei denen Sie nur Obst essen. Die Regel morgens wie ein Kaiser, mittags wie ein König und abends wie ein Bettelmann zu essen hat nichts von Ihrer Gültigkeit verloren. Nach 19.00 Uhr zu essen kann Ihren Verdauungstrakt sehr belasten. Vermeiden Sie um diese Zeit vor allem Lebensmittel wie Rohkost und gebratenes Fleisch. Sie werden bestimmt besser schlafen und schönere Träume haben. Außerdem setzt spätes Essen leichter an, vor allem kohlenhydratreiche Lebensmittel.

Essen Sie langsam!

Das Sättigungsgefühl tritt erst nach ca. 20 Minuten ein. Wenn Sie schnell essen, haben Sie bis dahin schon mehr gegessen, als Ihnen gut tut. Hastiges Essen übersäuert Sie zudem und belastet Ihr Verdauungssystem.

Natürlich

Vermeiden Sie möglichst verarbeitete Lebensmittel und essen Sie stattdessen so natürlich wie möglich. Fertigprodukte und verarbeitete Lebensmittel enthalten weniger so genannte Vitalstoffe. Das sind Inhaltsstoffe, die Ihr Körper braucht, weil sie die Gesundheit fördern. Hierzu zählen beispielsweise die Vitamine und Mineralstoffe. Ein Stück Obst ist besser als ein Saft, der hoch konzentriert die Energie des Obstes liefert, aber die Ballaststoffe und sekundären Pflanzenstoffe nicht in der gleichen Menge enthält. Wenn Sie Saft trinken, dann frisch gepressten.

Fünf am Tag!

Essen Sie pro Tag 5 Portionen (etwa eine Handvoll) Gemüse und Obst. Diese liefern Ihnen ausreichend natürliche Vitamine, genügend sekundäre Pflanzenstoffe mit vitaminähnlichen Funktionen und ganz nebenbei nehmen Sie noch eine Menge Faserstoffe zu sich.

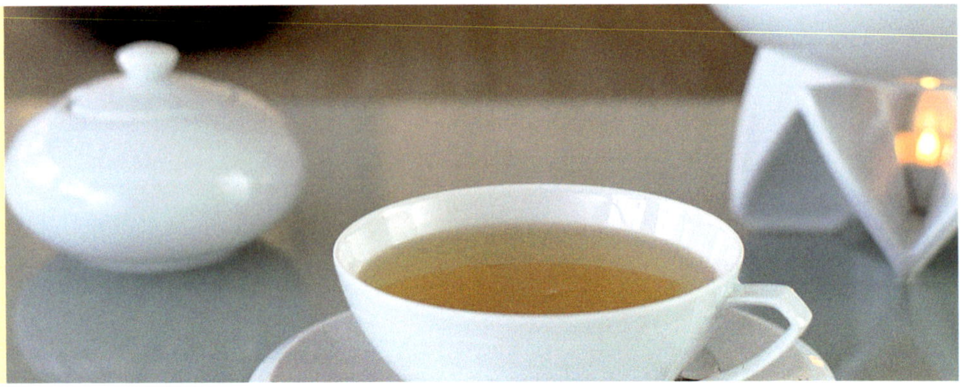

Denken Sie daran: Kaffee entwässert. Trinken Sie lieber Kräutertee.

Abnehmen!

Wenn Sie abnehmen wollen, sollten Sie darauf achten, weniger Zucker (siehe Kohlenhydrate) und Weißmehl, weniger Alkohol und weniger gesättigte Fette in Form von Fleisch und Milchprodukten zu verzehren. Mit Fisch machen Sie nichts verkehrt und auch einige ungesättigte Pflanzenöle sind kein Problem. Besonders zu empfehlen sind Oliven-, Lein-, Kürbiskern-, Walnuss- und Rapsöl. Heute weiß man, dass eine Kost, die Sie beim Abnehmen unterstützen soll, zu ca. 30 Prozent des Tageskalorienbedarfs aus ungesättigten und mehrfach ungesättigten Ölen bestehen sollte.
Fisch eignet sich hervorragend für die gesunde Ernährung und die Gewichtsreduktion. Selbst das Essen von fetten Fischsorten ist immer noch gesund (Zuchtfische sollten Sie meiden). Die fetten Fische enthalten viele Omega-3-Fettsäuren. Und diese treten einen wahren Siegeszug in Sachen Gesundheit an. Wenn Sie auf eine ausreichende Zufuhr dieser Fette achten, können Sie die Entstehung von entzündungsfördernden Stoffen in Ihrem Körper bremsen. Davon profitieren unter anderem das Bindegewebe, die Gelenke, die Gefäße sowie die Fließeigenschaften des Blutes und nicht zuletzt das Immunsystem. Um auf eine ausreichende Zufuhr dieser Omega-3-Fettsäuren zu kommen, ergänzen manche Menschen Ihre Ernährung heute mit Fischölkapseln. Diese sind überall erhältlich. Wenn Sie mehr die natürliche Kost bevorzugen, finden Sie die »guten« Fette vor allem in fettem Seefisch wie Hering, Makrele, Lachs, Thunfisch und Kabeljau. Aber auch Nüsse und vor allem Mandeln enthalten diese Fette.
Dagegen sind Transfette eher als stark gesundheitsgefährdend einzuschätzen. Sie spielen bei der Entstehung von Gefäß- und Gewebskrankheiten eine entscheidende Rolle und finden sich in stark erhitzten oder gehärteten Fetten, die beispielsweise in Croissants, Pommes Frites, Nussaufstrichen und gehärteter Margarine vorkommen.

Säure im Körper

Heutzutage konsumieren wir große Mengen von Fleisch, Eiern, Milch und Getreideprodukten. Diese Lebensmittel führen aber bei dauerhafter Einnahme früher oder später zu einer chronischen Übersäuerung des Organismus. Bei Menschen mit erhöhten Blutfettwerten, die zusätzlich größere Mengen raffinierten Zuckers essen, wird diese säuernde Wirkung beträchtlich verstärkt.
Durch regelmäßige Bewegung und die damit verbundene Sauerstoffversorgung der Körpergewebe können Sie diesen Prozess bremsen. Wenn Sie eine Übersäue-

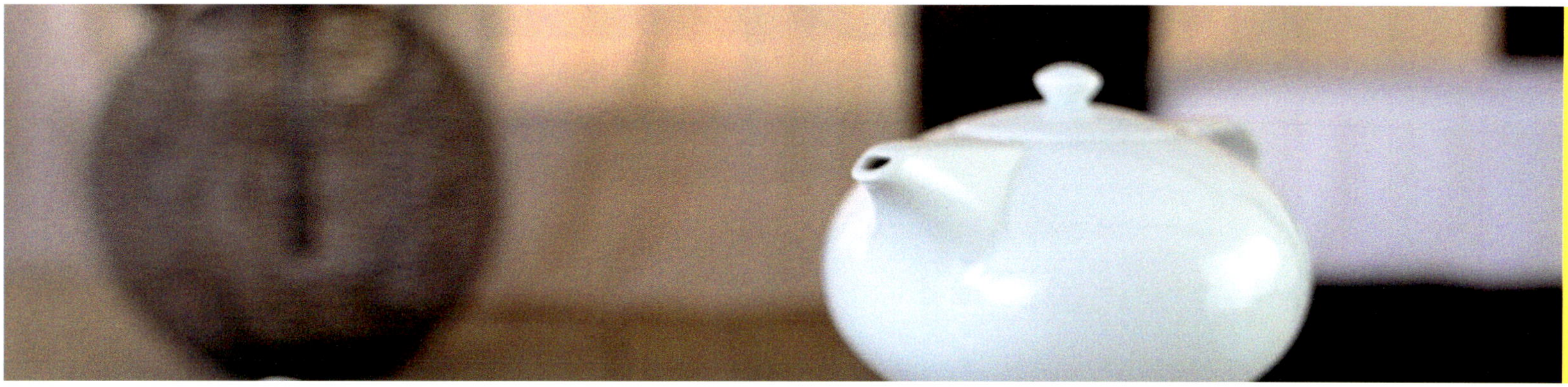

rung befürchten, sollten Sie mehr Gemüse essen und mehr Mineralwasser trinken.

Kohlenhydrate und Süßes

Gerne belohnen wir uns mit etwas Süßem zwischendurch. Sind Sie danach schon einmal müde geworden? Das kann Ihnen auch nach einer normalen Mahlzeit passieren, besonders dann, wenn Sie viel Weißmehl oder Kartoffeln enthalten hat. Eine kohlenhydrathaltige Mahlzeit bewirkt einen Anstieg des Blutzuckerspiegels. Damit der Körper diesen Blutzucker in die Zellen bekommen kann, schüttet er das Hormon Insulin aus. Mit dem Insulinanstieg können die Zuckermoleküle in die Körperzellen eingeschleust und verbrannt werden. Der Zuckerspiegel im Blut ist in der Zwischenzeit aber stark gefallen. In der Folge werden Sie müde und was noch schlimmer ist, Sie bekommen wieder Appetit auf etwas Süßes bzw. Kohlenhydrathaltiges. Wenn Sie jetzt weiter essen, besteht die Gefahr, dass Ihre Zellen keine Kohlenhydrate mehr aufnehmen können, weil sie schon gefüllt sind. Dann werden diese umgebaut und wandern als Fett in die Fettzellen. Leider bleibt der Insulinspiegel eine ganze Weile erhöht. Und in dieser Zeit kann Ihr Stoffwechsel nur wenig Körperfett zur Energiegewinnung einsetzen.

Je vollwertiger Ihre Kohlenhydratlieferanten, also Ihre Getreideprodukte, der Reis oder die Nudeln, sind, die Sie essen, desto langsamer steigt der Blutzuckerspiegel und desto geringer fällt der Insulinanstieg aus. Das kommt Ihrem Körpergewicht und Ihrer Konzentration entgegen.

Faserstoffe

Die Ballast- oder Faserstoffe in der Nahrung haben einen sehr großen Nutzen. Sie sind eben nicht nur Ballast. Sie machen Sie früher satt und helfen der Verdauung, unterstützen die Darmtätigkeit und -gesundheit. Außerdem binden sie Gifte und scheiden überschüssiges Cholesterin aus. Faserstoffe bremsen den Blutzuckeranstieg. Gemüse und Obst, Nüsse und Saaten (zum Beispiel Leinsamen) sowie volles Getreide sind die besten Lieferanten für Ballaststoffe.

Mischkost

In einer ausgewogenen Mischkost findet Ihr Körper alles, was Sie brauchen, um gesund zu sein. Und je fitter Sie werden, desto besser schmecken Ihnen die Dinge, die gut für Sie sind. Sie bekommen ein anderes Gefühl für Ihren Körper und suchen sich instinktiv das richtige Essen aus.

Guten Appetit!

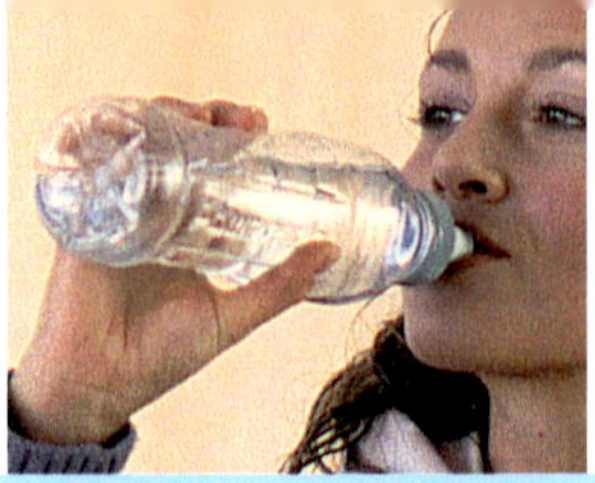

Fit im Alltag

Wer rastet, der rostet.

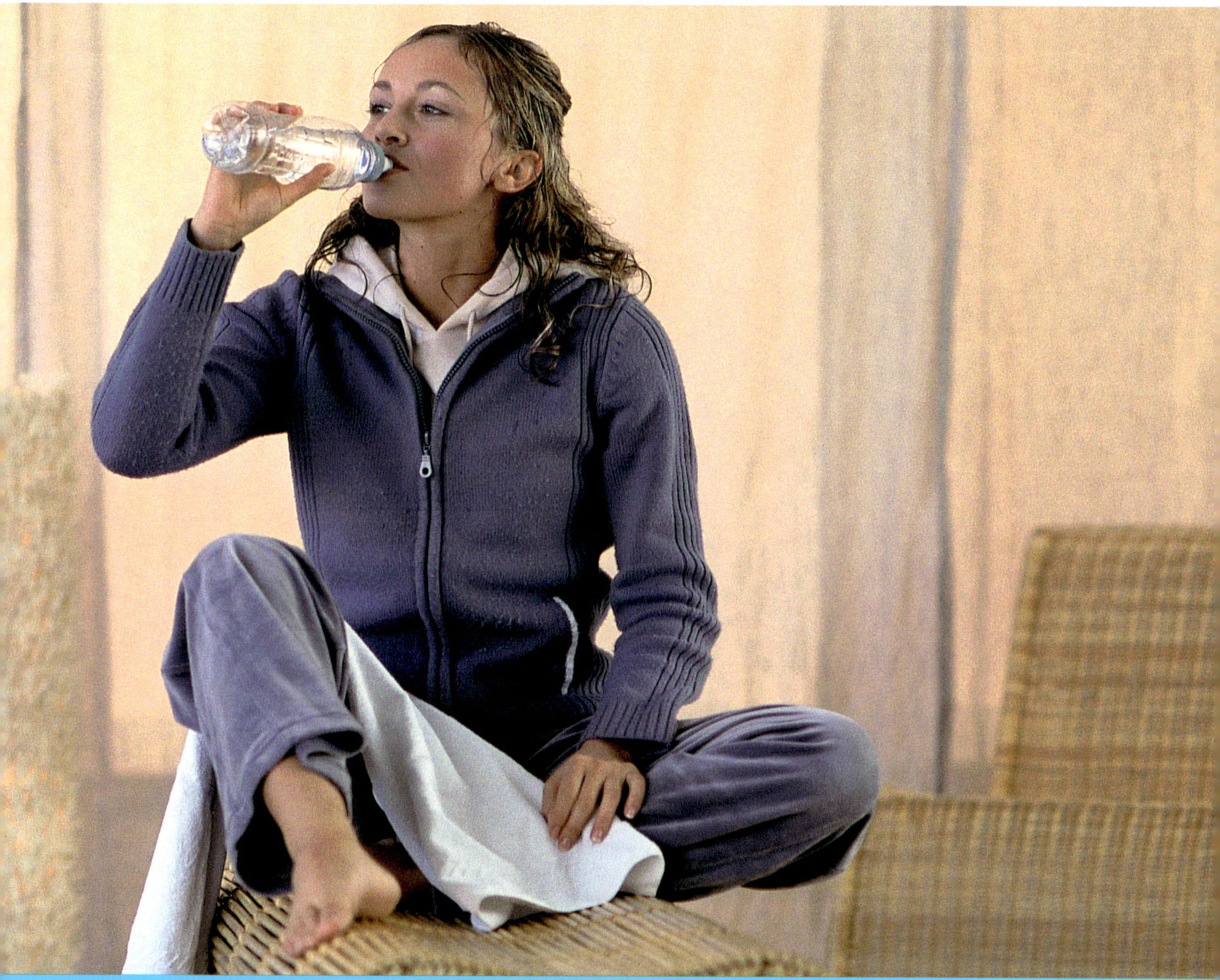

Wake up

Gymnastik am Morgen – der Turbolader für den Tag

Morgenstund' hat Gold im Mund

Fällt Ihnen das Aufstehen morgens schwer oder gehören Sie zu den Menschen, die direkt nach dem ersten Klingeln des Weckers aus dem Bett springen? Schenken Sie Ihrem Körper und Ihrem Geist in beiden Fällen einige Minuten Aufmerksamkeit. Ihr Biorhythmus ist morgens noch nicht »auf Touren« und Ihr Organismus muss erst vom »Nachtprogramm« auf das »Tagesprogramm« umschalten. Während des Schlafes hat sich der Körper regeneriert und neue Energie für den Tag gesammelt. Gegen 5.00 Uhr morgens kommen alle Körperfunktionen wieder in Schwung. Die Nieren beginnen als erstes Organ ihre Arbeit. Das spüren Sie, weil Sie jetzt vielleicht das erste Mal zur Toilette müssen. Gegen 6.00 Uhr steigt der Blutdruck und der Körper stellt sich allmählich auf Aktivitäten ein. Ab 7.00 Uhr ist die ideale Zeit für ein reichhaltiges Frühstück. Jetzt verwandelt Ihr Organismus jede Kalorie in pure Energie und nicht in Fett. Ihre Verdauung läuft auf Hochtouren. Gegen 8.00 Uhr sind Sie normalerweise vollständig ausgeschlafen und leistungsfähig wie kaum sonst am Tag, es sei denn, Sie gehören zu den so genannten »Morgenmuffeln«. Dann kurbeln Sie am besten mit einigen Übungen den Stoffwechsel an.

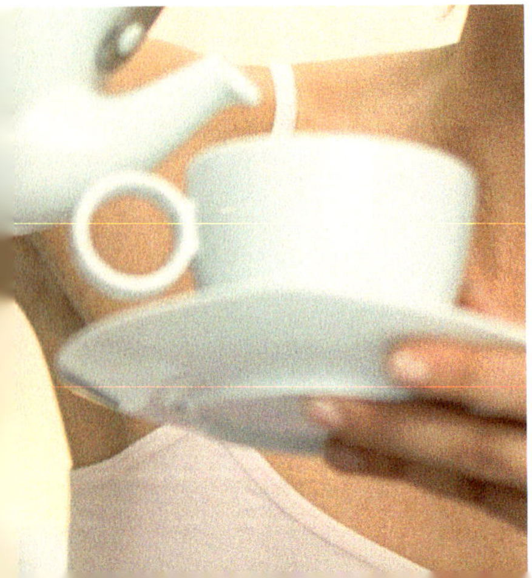

Morgens hängen Ihre Gedanken vielleicht noch den Träumen der Nacht hinterher oder sie kreisen gleich nach dem ersten Augenaufschlag schon wieder um die Dinge, die Sie am Tag erwarten. Mit dem richtigen »Wake up« finden Sie einen fließenden Übergang in den Alltag.

Der Morgen ist eine wunderschöne Zeit, immer wieder ein Neuanfang! Nutzen Sie die Gunst der Stunde und gönnen Sie sich Ihr persönliches »Aufwach-Programm«. Nehmen Sie den Morgen mit all Ihren Sinnen wahr. Und freuen Sie sich auf den neuen Tag. Genießen Sie für einen Moment die Ruhe in Ihrem Schlafzimmer. Öffnen Sie die Rollläden bzw. Fenster und schauen Sie nach draußen. Ist es noch dunkel oder treffen die ersten Sonnenstrahlen auf Ihr Gesicht? Wie riecht die Luft? Ist sie kalt oder warm? Herrscht in Ihrer Umgebung schon morgendliche Aktivität oder kann man noch die nächtliche Ruhe spüren? Beginnen Sie dann mit den Übungen, die auf den folgenden Seiten erklärt werden. Schon nach einigen Minuten werden Sie sich wach und frisch fühlen und den Belastungen des Tages besser gewachsen sein. Lassen Sie Ihre »Wake-Up-Gymnastik« zu einem allmorgendlichen Ritual werden, egal wo Sie sich gerade befinden. Schon nach kurzer Zeit werden Sie diesen Ablauf brauchen, vielleicht sogar mehr als die erste Tasse Kaffee am Morgen!

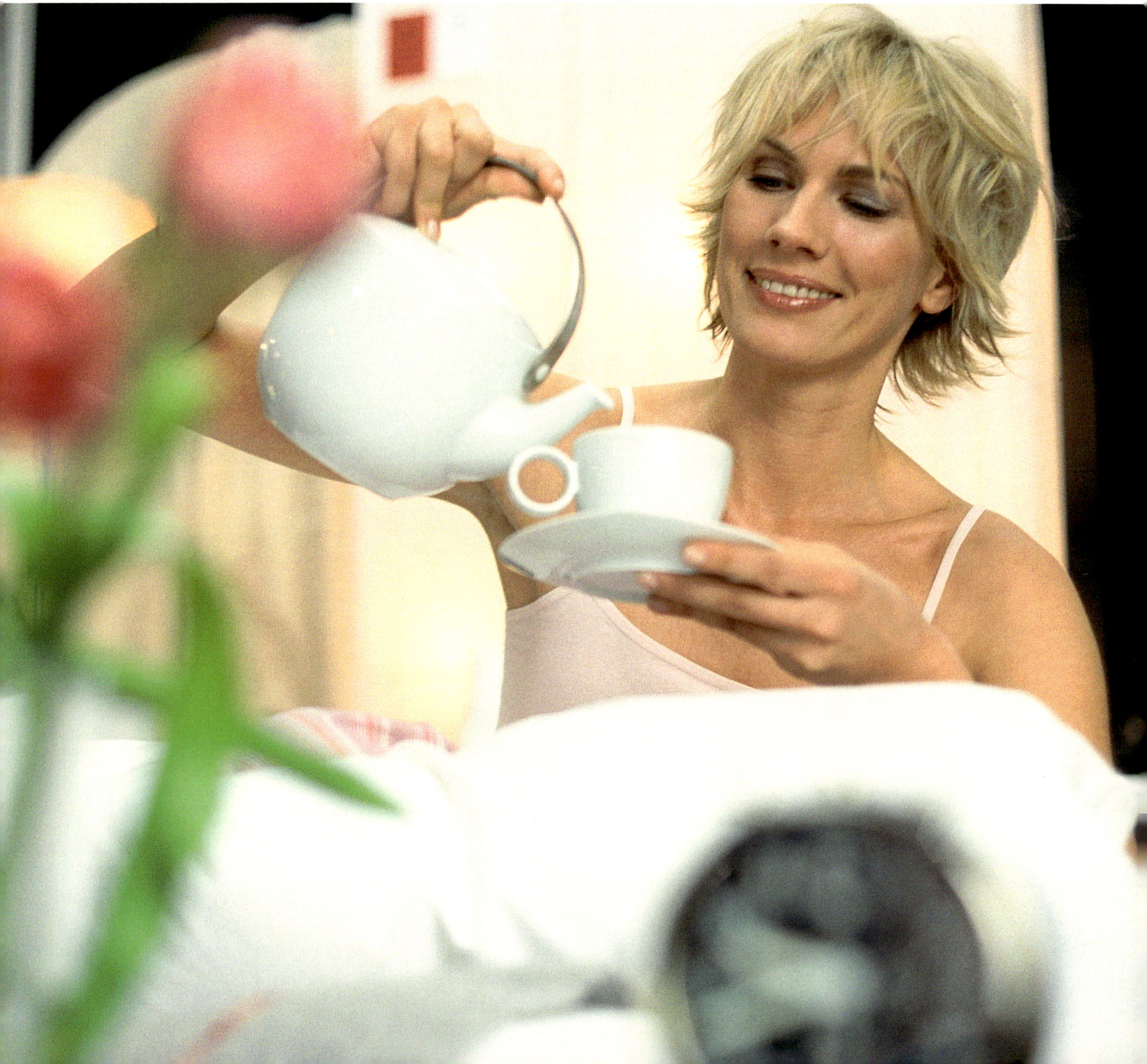

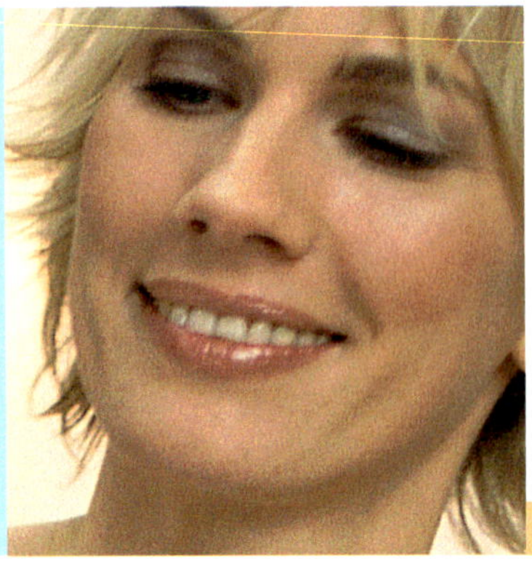

Wecken Sie die Lebensgeister!

Aktiviert und frisch gelingt alles leichter.

1 Rückenschaukel

Bleiben Sie nach dem Aufwachen noch für einige Minuten in Ihrem Bett und führen Sie die folgende Übung in der Rückenlage aus:

Ziehen Sie beide Beine an und umfassen Sie die Knie vor dem Brustkorb. Der Kopf und der Oberkörper bleiben dabei entspannt liegen. Nun schaukeln Sie ganz locker und leicht erst von der rechten Körperseite zur linken und dann vor und zurück.

Zum Abschluss kreisen Sie auf Ihrem Rücken langsam im Uhrzeigersinn und dann entgegengesetzt. Gibt es Bereiche im Rücken, die Sie besonders spüren, die sich verspannt anfühlen? Wenn ja, können Sie diese Bereiche mit den kleinen, kreisenden Schaukelbewegungen massieren.

2 Hüftdehnung

Ziehen Sie Ihr linkes Knie in der Rückenlage zum Brustkorb. Umfassen Sie das linke Knie mit den Händen und ziehen Sie es zum Körper. Gleichzeitig strecken Sie Ihr rechtes Bein entlang der Matratze lang nach unten. Kopf und Oberkörper bleiben dabei entspannt und Sie atmen gleichmäßig und ruhig. Spüren Sie die Dehnung in Ihrer rechten Hüfte und in der linken Gesäßhälfte! Halten Sie diese Position ca. 30 Sekunden. Danach führen Sie die Übung mit dem anderen Bein aus.

TIPP

Wer den Morgen nicht ehrt, ist des Tages nicht wert!

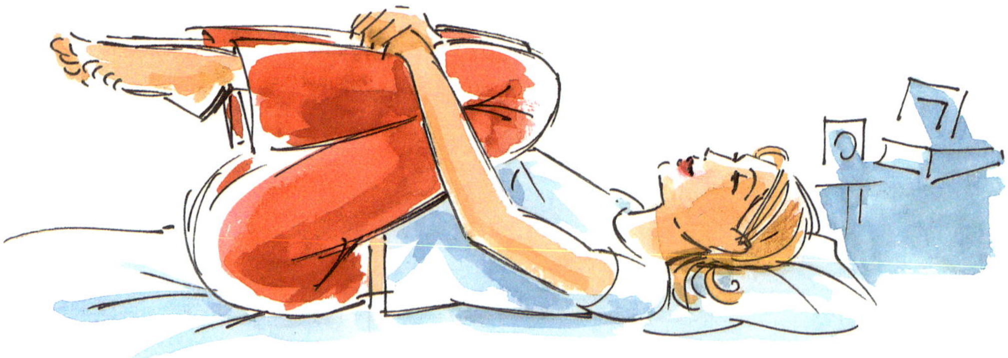

1 Rückenschaukel

2 **Hüftdehnung**

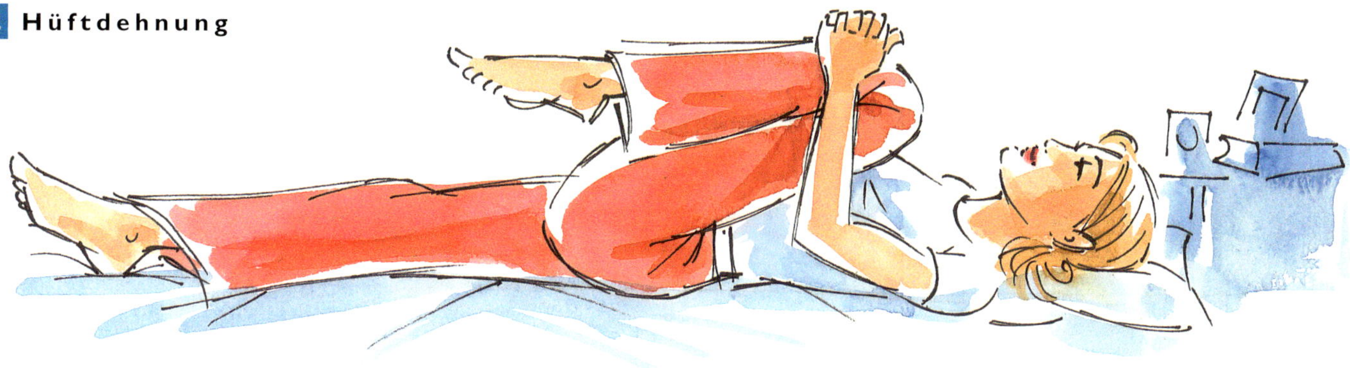

3 Verwringung

Ziehen Sie in der Rückenlage Ihr rechtes Knie zum Brustkorb. Legen Sie den rechten Arm in Schulterhöhe ausgestreckt zur rechten Seite und ziehen Sie das rechte Knie mit der linken Hand etwas über Ihren Körper zur linken Seite. Nun drehen Sie den Kopf zur rechten Hand. Spüren Sie die Dehnung von der rechten Hand über die Brustmuskulatur der rechten Seite, die rechte Gesäßhälfte bis hin zum rechten Knie. Ihr Köper wird bei dieser Übung diagonal gestreckt und gedehnt. Halten Sie diese Position für ca. 30 Sekunden und atmen Sie dabei ganz tief in Ihren Bauch ein und aus (siehe Bauchatmung Seite 41).
Zur Auflösung dieser Position heben Sie Ihren rechten Arm nach oben und weiter zur linken Seite. Dabei drehen Sie sich komplett auf die linke Körperseite. Ziehen Sie nun mit beiden Händen Ihr rechtes Knie zum Körper und rollen Sie sich zurück in die Rückenlage. Führen Sie danach die Übung mit dem linken Bein zur rechten Seite durch.

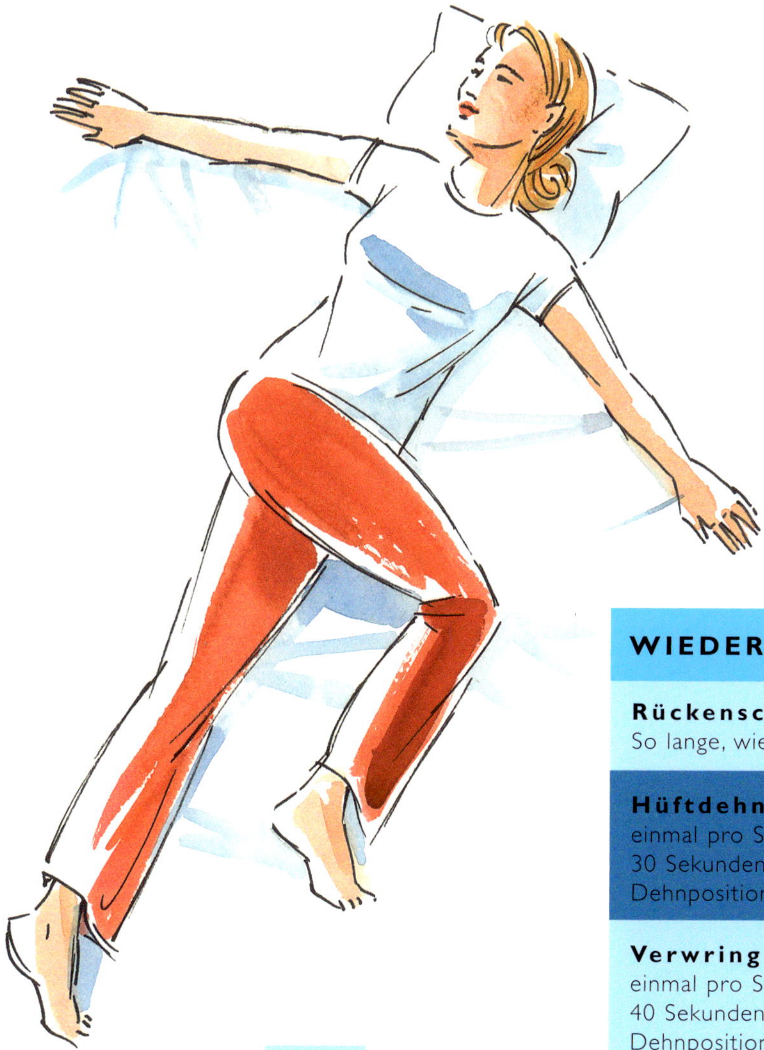

3 **Verwringung**

WIEDERHOLUNGEN

Rückenschaukel
So lange, wie es Ihnen gut tut!

Hüftdehnung
einmal pro Seite, mindestens 30 Sekunden in der Dehnposition verweilen

Verwringung
einmal pro Seite, 30 bis 40 Sekunden in der Dehnposition verweilen

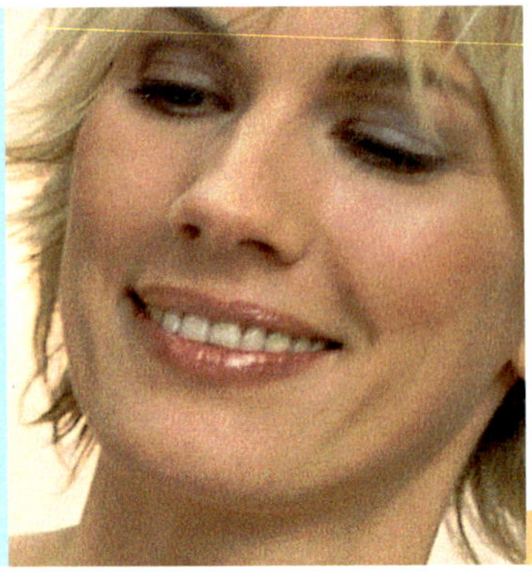

Wecken Sie die Lebensgeister!

Aktiviert und frisch gelingt alles leichter.

Wenn Sie es schaffen, das morgendliche Aufwachen regelmäßig für ein paar Übungen zu nutzen, haben Sie schon viel für Ihre Gesundheit getan. Danach können Sie frisch und munter den Tag genießen.

4 Strecken und Recken

Wie fühlen Sie sich jetzt? Sind Sie immer noch ein wenig steif und unbeweglich? Dann richten Sie sich auf und setzen sich an die Bettkante. Stellen Sie Ihre Beine ganz bequem auf den Boden und richten Sie die Wirbelsäule auf. Mit der rechten Hand umgreifen Sie die Bettkante. Den linken Arm strecken Sie lang nach oben in Richtung Decke. Ziehen Sie Ihn anschließend über den Kopf zur rechten Seite. Sie spüren die Dehnung in der linken Körperseite. Atmen Sie dabei kräftig in den Brustkorb ein und aus. Mit einer tiefen Einatmung bringen Sie nach ca. 30 Sekunden den linken Arm wieder über den Kopf und mit der Ausatmung nach unten. Nun führen Sie die gleiche Übung mit der rechten Seite durch. Die Dehnung der seitlichen Rumpfmuskulatur wirkt sich positiv auf Ihre Atmung aus. Ist die Muskulatur in diesem Bereich weich und elastisch, kann sich der Brustkorb beim Einatmen gut ausdehnen und die Lunge ausreichend Luft aufnehmen. Auch die Ausatmung erfolgt intensiver mit einer geschmeidigen Muskulatur. So können Sie verbrauchte Luft besser aus dem Körper hinausatmen als mit einer verkürzten Atemmuskulatur und verklebtem Gewebe.

INFO

Bewegung am Morgen ist besonders effektiv, weil Sie jetzt Ihren Organismus für den ganzen Tag aktivieren. Alles geht leichter und die Stimmung steigt!

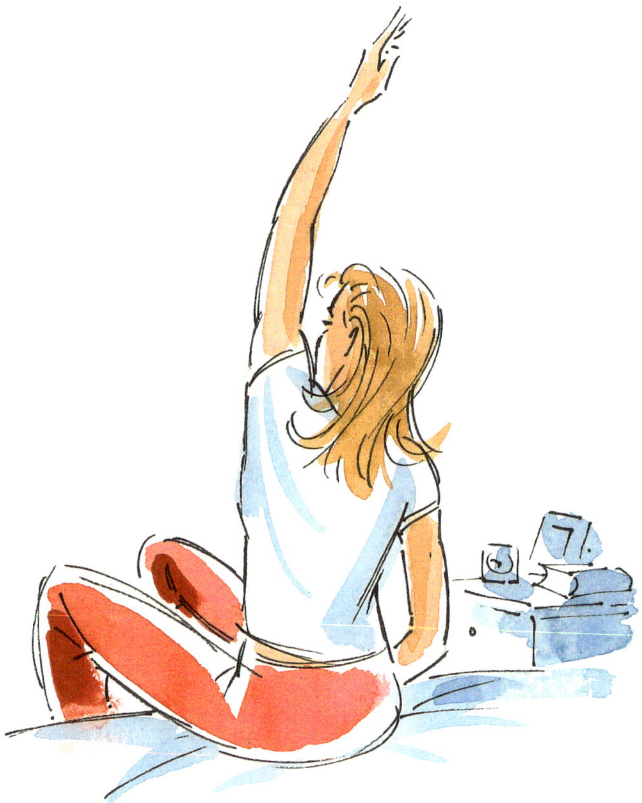

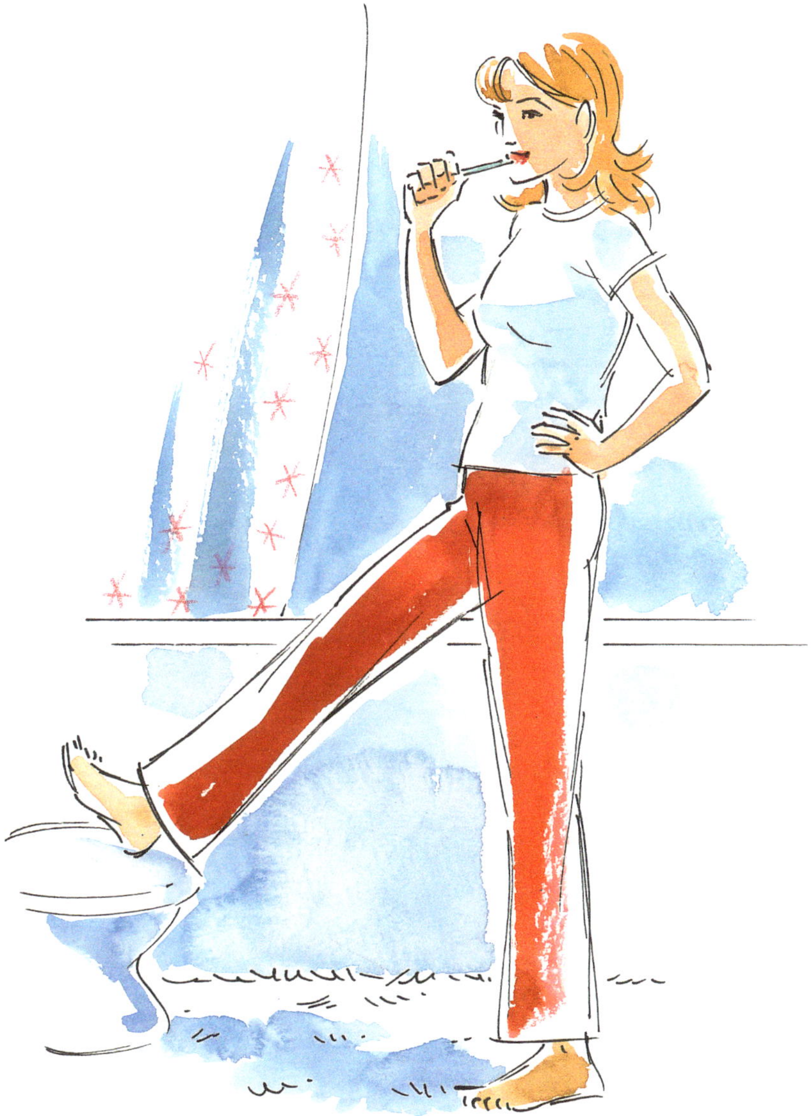

5 Beindehnung

Nachdem Sie Ihr Bett als »Gymnastikmatte« benutzt haben, bietet sich im Bad die nächste Möglichkeit zum Trainieren.
Stellen Sie sich aufrecht vor die Toilette oder den Badewannenrand und legen Sie die rechte Ferse auf dem WC-Deckel ab. Richten Sie dabei beide Hüftknochen frontal aus und ziehen Sie die Zehen des rechten Fußes in Richtung Gesicht. Lassen Sie Ihr rechtes Bein dabei gestreckt und halten Sie Ihre Wirbelsäule gerade. Spüren Sie den Dehnungsreiz in der rechten Beinrückseite und der Kniekehle? Nach ca. 30 Sekunden führen Sie die Übung mit dem linken Bein aus.

WIEDERHOLUNGEN

Strecken und Recken
zweimal pro Seite, mindestens 30 Sekunden in der Dehnposition verweilen

Beindehnung
einmal pro Seite, mindestens 30 Sekunden in der Dehnposition verweilen

Die Atmung

Bewusstes Atmen entspannt und beruhigt.

Übung macht den Meister

Unser Leben beginnt mit dem ersten Atemzug und endet mit dem letzten. Entsprechend wichtig ist eine »gute« Atmung für unsere Gesundheit. Die asiatische Lebensphilosophie hält täglich durchgeführte Atemübungen, die wir zum Beispiel aus dem Yoga oder Qi Gong kennen, sogar für lebensverlängernd. Aus naturwissenschaftlicher Sicht betrachtet nehmen wir durch das Einatmen Sauerstoff in unserem Körper auf. Er wird an die roten Blutkörperchen gebunden und über unser Blut zu allen Organen transportiert. Der Sauerstoff versorgt das Gehirn und ist letztendlich für die Zellerneuerung verantwortlich. Zusätzlich benötigen wir Sauerstoff für die Energiebereitstellung. Ohne ihn können keine Fette bzw. Kohlenhydrate verbrannt werden, um Energie zu gewinnen. Man kann also durchaus feststellen, dass eine erhöhte Sauerstoffzufuhr positive Effekte hervorruft.
Viele Menschen haben allerdings heute eine eingeschränkte Atmung. Durch Bewegungsmangel ist die Atemmuskulatur unterentwickelt, das Gewebe verklebt und die Lungenkapazität eingeschränkt.
Zivilisationskrankheiten wie zum Beispiel Bluthochdruck, Herzrhythmusstörungen, Asthma, Darmerkrankungen oder Diabetes mellitus können eine tiefe, intensive Atmung zusätzlich negativ beeinflussen – die Atmung wird kurz und flach. Der Organismus bekommt folglich nicht die Menge an Sauerstoff, die er zur Optimierung der Körperfunktionen benötigt. Umgekehrt können die beschriebenen Erkrankungen in ihrer Entstehung durch eine flache, oberflächliche Atmung begünstigt werden.
Eine optimale Atmung fließt ruhig. So folgt einem tiefen Einatemzug, mit dem wir bis zu vier Liter Luft aufnehmen können, direkt ein langsames gleichmäßiges Ausatmen. Wird die Luft dabei intensiv und fast vollständig ausgeatmet, entsteht eine kurze Atempause. Danach setzt automatisch die nächste Einatmung ein.
Viele Muskeln sind bei diesem lebensnotwendigen Vorgang beteiligt. Bei der Einatmung wird der Brustkorb durch die vielen kleinen Zwischenrippenmuskeln gehoben und gleichzeitig das Zwerchfell in Richtung Bauchhöhle gesenkt. Zur Ausatmung werden die Bauchdecke gespannt, das Zwerchfell nach oben bewegt und die Lungen zusammengepresst, die verbrauchte, sauerstoffarme Luft kann entweichen. Auf den folgenden Seiten finden Sie Atemübungen, die leicht zu erlernen sind und schon in kurzer Zeit zu einer besseren Atmung verhelfen. Ihre Atmung wird merklich ruhiger und tiefer. Beginnen Sie gleich jetzt mit den Übungen!

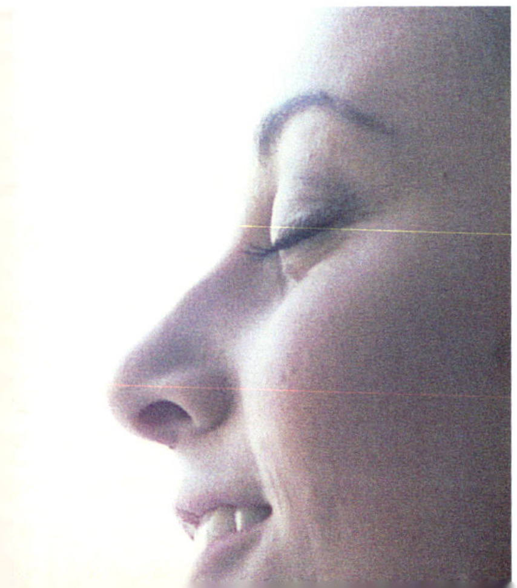

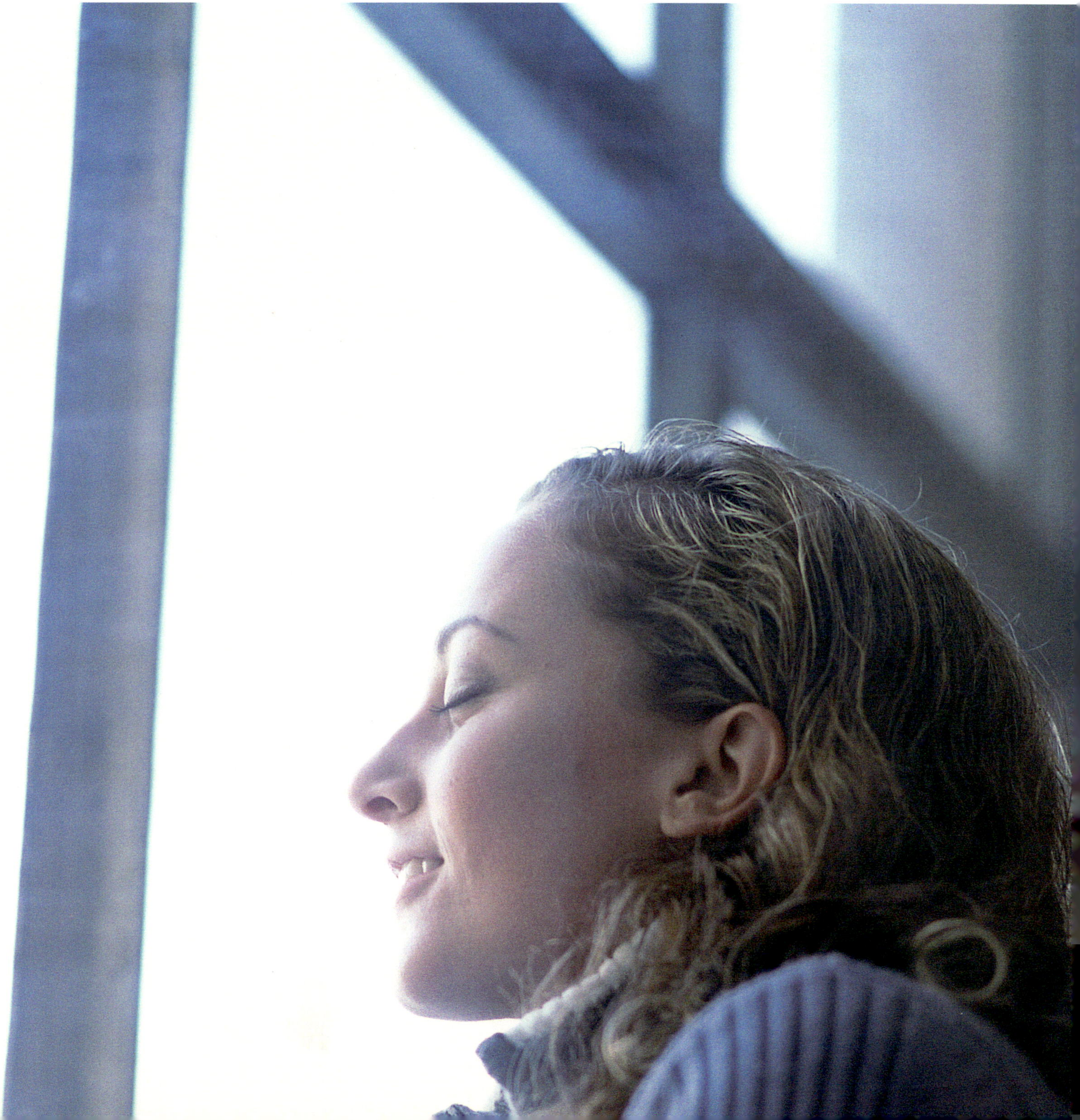

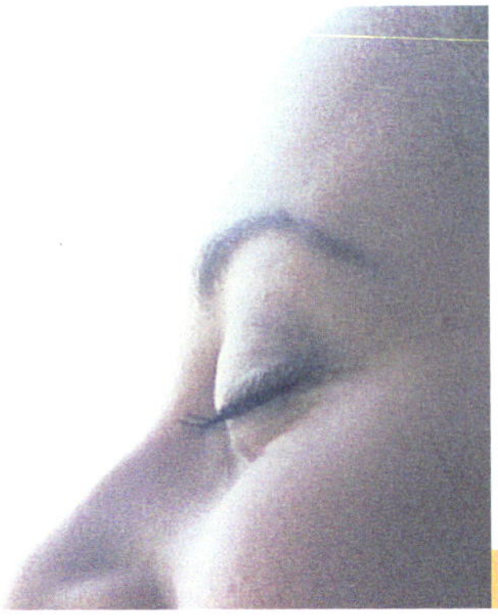

Tanken Sie Sauerstoff!

Eine gute Atmung verlängert das Leben.

I Vollständige Atmung

Die folgende zentrale Atemtechnik aus dem Yoga kann sowohl zur Entspannung als auch zur Aktivierung dienen. Sie unterstützt eine gleichmäßige und intensive Atmung.

Führen Sie zu Beginn die Phasen 1 bis 3 dieser Übung nacheinander durch. Danach verbinden Sie alle drei Atemtechniken zur »Vollständigen Atmung«. Füllen Sie dazu beim Einatmen den ganzen Körper (Bauchraum, Brustkorb und Schlüsselbein- bzw. Schulterbereich) mit Luft und atmen Sie dann die Luft langsam wieder aus.

Nach dieser Übung bleiben Sie noch einige Minuten mit geschlossenen Augen in der Ruhestellung und spüren einfach nach!

Ruhestellung: Legen Sie sich auf den Rücken. Die Beine liegen leicht geöffnet und ausgestreckt am Boden, die Arme befinden sich entspannt neben dem Körper. Schließen Sie die Augen und führen Sie einige tiefe, ruhige Atemzüge durch.

TIPP

Sie können diese Übungen auch im Sitzen ausführen.

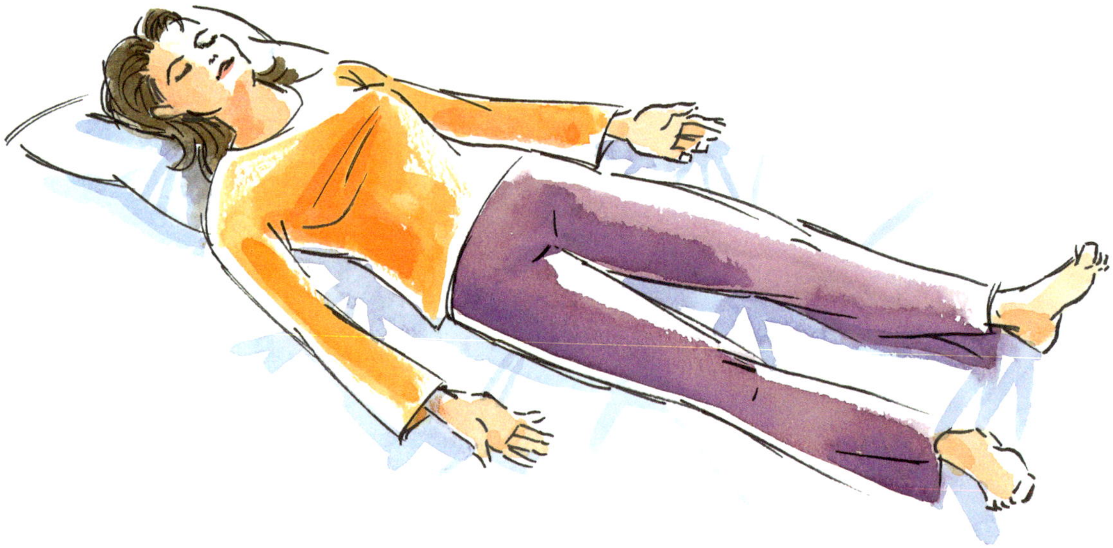

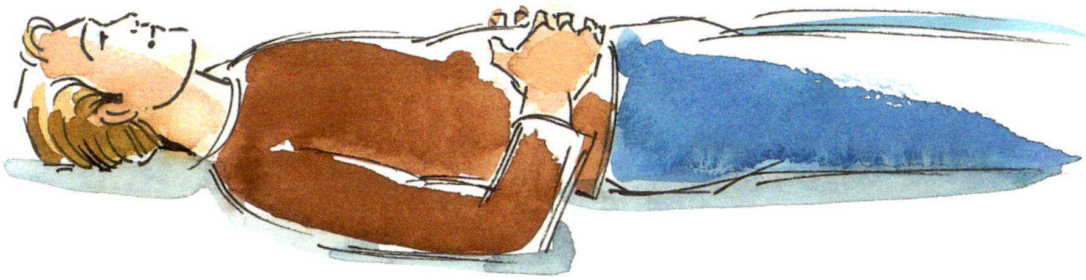

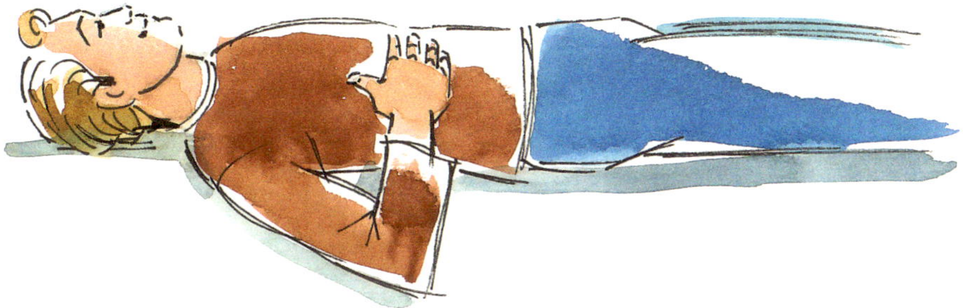

Phase 1: Die Bauchatmung
Legen Sie Ihre Hände mit gespreizten Fingern auf Ihren Bauch. Atmen Sie tief ein und lassen Sie die Luft bei der Ausatmung langsam entweichen. Bei der Einatmung bewegt sich die Bauchdecke nach oben. Bei der Ausatmung bewegt sich der Bauchnabel langsam wieder zurück in Richtung Wirbelsäule, das heißt, die Bauchdecke senkt sich.

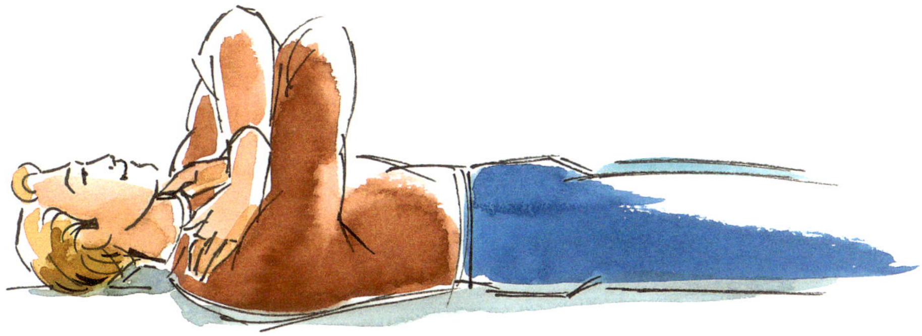

Phase 2: Die Brustkorbatmung
Bleiben Sie in der Rückenlage und legen Sie die leicht gerundeten Hände mit geöffneten Fingern seitlich an den Brustkorb. Atmen Sie so tief in den Brustkorb ein, dass sich die Rippenbögen nach außen öffnen und der Brustkorb leicht nach oben hebt. Beim Ausatmen spüren Sie, wie sich der Brustkorb wieder senkt und die Rippenbögen sich zur Körpermitte hin annähern.

Phase 3: Die Schlüsselbeinatmung
Kreuzen Sie Ihre Arme und legen Sie die Hände auf die Schlüsselbeine. Atmen Sie fünf- bis achtmal so ein und aus, dass sich Ihre Schlüsselbeine und Schultern merklich heben und senken. Die Atemzüge sind bei der Schlüsselbeinatmung wesentlich kürzer als bei den vorherigen Übungen. Spüren Sie nach!

WIEDERHOLUNGEN

Phase 1 Bauchatmung:
5 bis 8 Atemzüge

Phase 2 Brustkorbatmung:
5 bis 8 Atemzüge

Phase 3 Schlüsselbeinatmung:
3 bis 5 Atemzüge

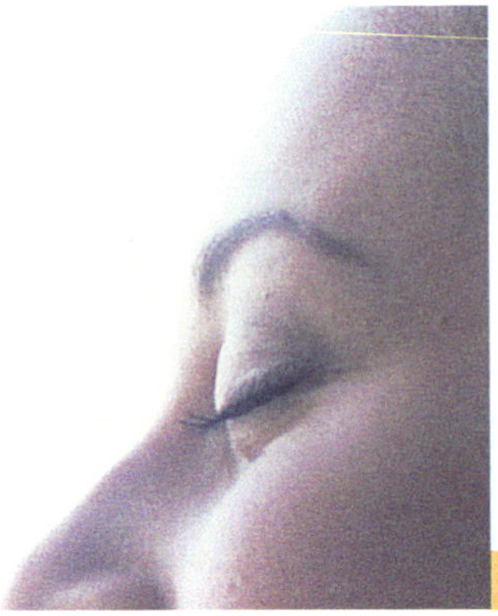

Tanken Sie Sauerstoff!

Eine gute Atmung verlängert das Leben.

2 »Fensteratmung«

Für die »Fensteratmung« stellen Sie sich vor ein geöffnetes Fenster, auf den Balkon oder auch in die freie Natur. Sie brauchen für diese Übung auf alle Fälle viel frische Luft!

Grundstellung: Sie stehen aufrecht in einer bequemen Position. Die Arme hängen dabei ganz locker neben dem Körper.

Phase 1 und Phase 2
Führen Sie die gestreckten Arme mit einer tiefen Einatmung zur Seite und weiter nach oben über den Kopf. Die Hände kommen dabei in die »Betposition«, das heißt, die Handflächen liegen aufeinander. Strecken Sie sich dabei dem Himmel und der Sonne entgegen. Schauen Sie nach oben zu Ihren Händen.

Phase 3 und 4
Mit der Ausatmung führen Sie die gestreckten Arme über die Seite nach unten und kommen so wieder in die Grundposition.

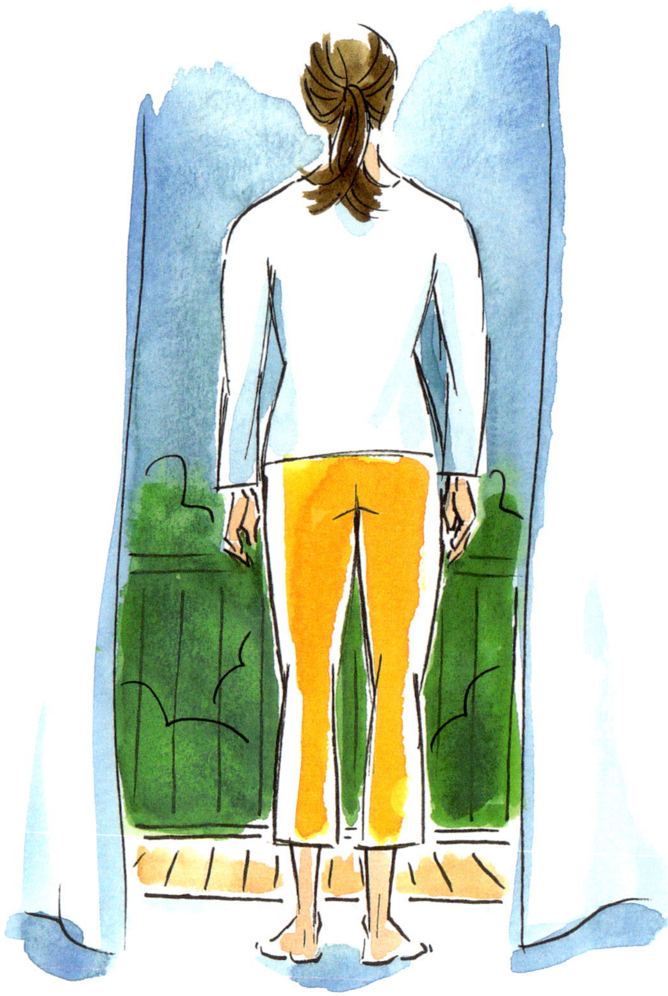

TIPP

Wenn Sie lange Zeit vor Ihrem Computer sitzen und geistig sehr gefordert sind, sollten Sie die Übung »Fensteratmung« alle zwei Stunden durchführen. Danach fühlen Sie sich körperlich und mental erfrischt. Probieren Sie es aus!

WIEDERHOLUNGEN

2 bis 3 Serien mit jeweils
3 bis 5 Wiederholungen

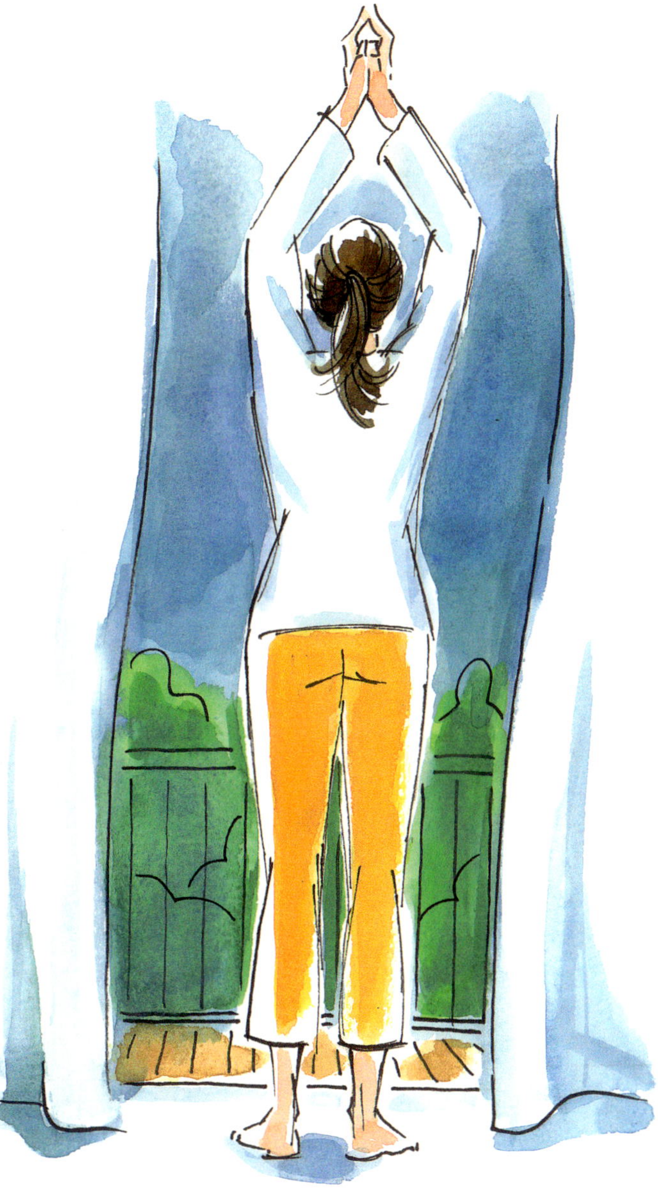

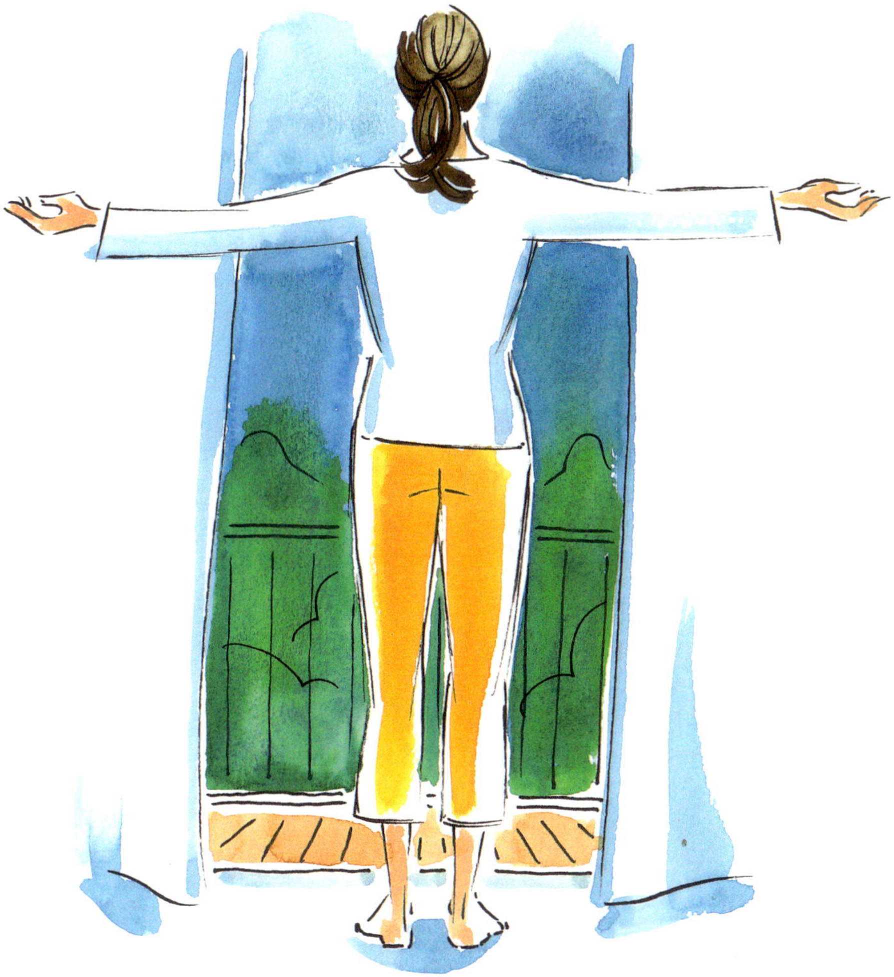

On the Road again

Das Aktivprogramm für Autofahrer

Fit und entspannt Auto fahren

Verbringen Sie viel Zeit im Auto oder nutzen Sie es nur ab und zu? Sicher kennen Sie das ungute Gefühl, das sich beim Aussteigen nach stundenlangem Autofahren in Körper und Geist breit macht: Müdigkeit, Unbeweglichkeit und manchmal auch Schmerzen in den verschiedenen Körperregionen. Dies gilt sowohl für Fahrer als auch für Mitfahrer. Die Müdigkeit beruht hauptsächlich auf dem Sauerstoffmangel und der starken bzw. oft lang andauernden Konzentration auf den Verkehr. Die Unbeweglichkeit baut sich mit der Zeit durch das verkrampfte, ruhige Sitzen im Autositz auf. Der Körper reagiert mit Verspannungen und Schmerzen in Nacken, Schultern und Rückgrat. Sie können diesen negativen Begleiterscheinungen entgegenwirken, indem Sie Pausen einlegen. Und zwar Bewegungspausen.

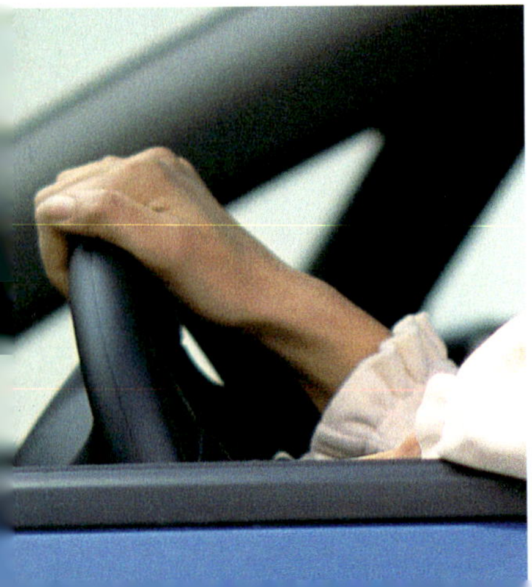

Es gibt zwei Möglichkeiten:

1. Sie können die Fahrt unterbrechen und das Auto auf einem Park- oder Rastplatz für einen Spaziergang oder einige gymnastische Übungen verlassen. Gönnen Sie Ihrem Organismus eine frische »Sauerstoffdusche«. Bei längeren Autofahrten sollten Sie alle zwei Stunden eine Pause zur Regeneration einlegen.

2. Sie können aber auch während der Fahrt sowohl als Fahrer als auch als Beifahrer einige kleine Übungen ausführen, um Ihren Geist wach zu halten und Verspannungen vorzubeugen. Wenn Sie die ersten Anzeichen von Müdigkeit spüren oder auf Ihrem Sitz hin und her rutschen, wird es Zeit etwas zu tun.

Auf den nächsten Seiten stellen wir Ihnen einige Übungen vor, die Sie ab sofort bei jeder Autofahrt ausführen sollten. Jetzt fragen Sie sich bestimmt, was der Sinn ist, wenn Sie nur für eine kurze Zeit im Auto sitzen. Denken Sie an die Einleitung dieses Buches! Jede Autofahrt erinnert Sie an Ihr persönliches Lazy-Fitness-Training! Eine Übung vor dem Einsteigen, eine Übung im Auto und eine vor oder nach dem Aussteigen und Sie haben etwas für sich und Ihre Gesundheit getan!

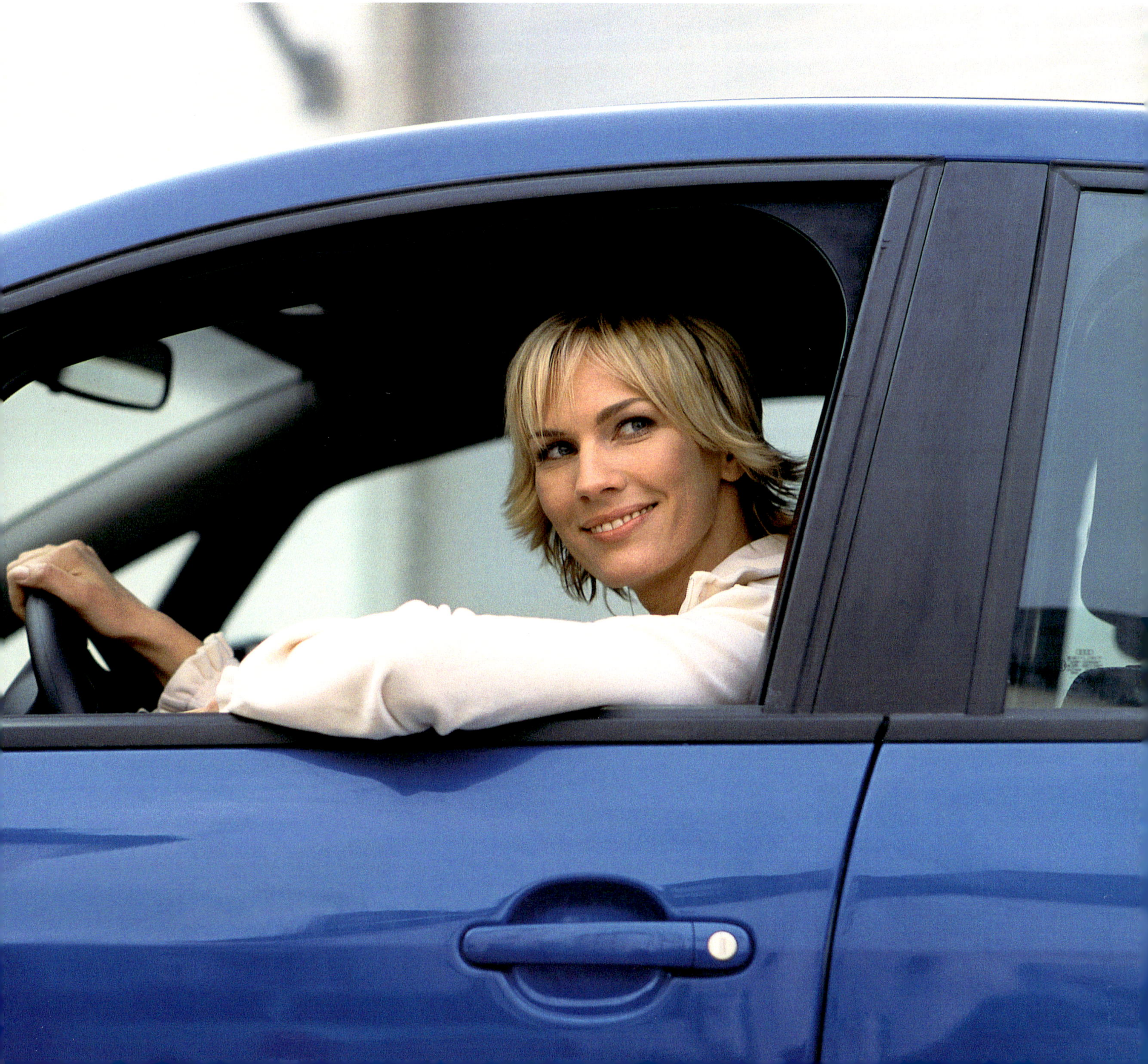

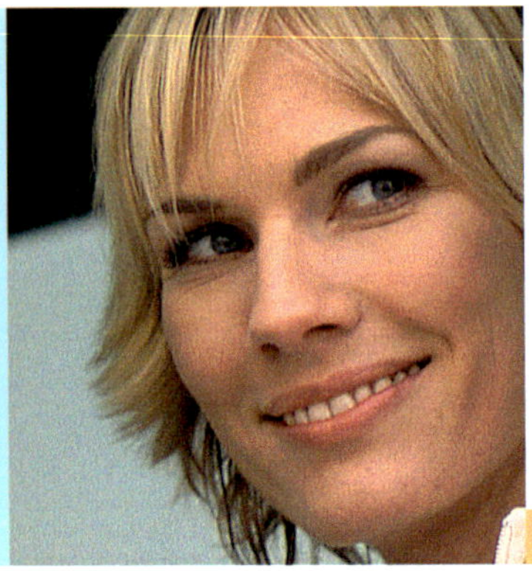

Tanken auch Sie einmal auf!

Stressfrei und entspannt ans Ziel gelangen

Mit dem folgenden Aktivprogramm bleiben Sie im Auto frisch und munter.

1 Lenkradübung

Diese Übung können Sie beim Fahren, im Stau oder an der Ampel durchführen. Dazu richten Sie Ihren Rücken ganz bewusst auf und legen die Hände seitlich rechts und links an das Lenkrad. Zuerst drücken Sie das Lenkrad zusammen. Die Schultern ziehen Sie dabei aktiv nach unten in Richtung Wirbelsäule. Halten Sie die Spannung für ca. 10 Sekunden. Lassen Sie langsam locker und ziehen Sie dann das Lenkrad für ca. 10 Sekunden auseinander. Atmen Sie während der Übung gleichmäßig weiter.

Als Mitfahrer auf dem Rücksitz können Sie diese Übung mit der Kopfstütze des Vordersitzes durchführen. Fassen Sie dazu die beiden Befestigungsstangen unter dem Kopfpolster. Falls die Kopfstütze zu weit weg ist, setzen Sie sich auf die Vorderkante der Rücksitzbank. Halten Sie bei der Übungsausführung Ihren Rücken gerade.

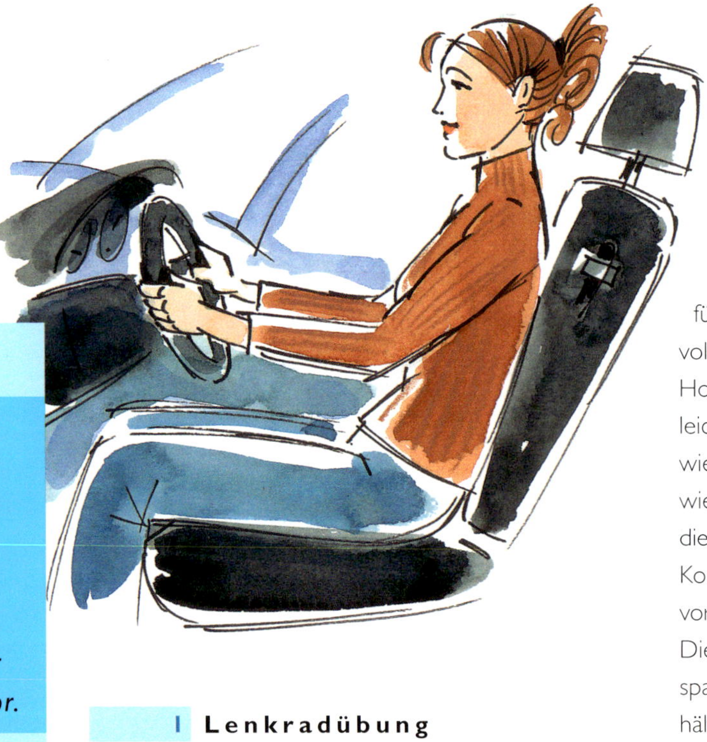

1 Lenkradübung

2 Katzenbuckel

Diese Übung können Sie in einer Fahrpause durchführen. Setzen Sie sich aufrecht hin. Lehnen Sie sich vollständig an die Rückenlehne. Vermeiden Sie dabei ein Hohlkreuz. Runden Sie Ihren oberen Rücken zu einem leichten Buckel und rollen Sie dann Ihre Wirbelsäule wieder auf. Sie befinden sich in einer aufrechten Position wie am Anfang der Übung. Beim Rundwerden lösen sich die Schultern von der Lehne, beim Aufrichten wird der Kontakt wieder hergestellt. Der Blick ist immer nach vorn gerichtet.

Die Übung »Katzenbuckel« beugt schmerzhaften Verspannungen im Nacken- und Schulterbereich vor und hält die Wirbelsäule mobil.

TIPP

Achten Sie darauf, dass Sie immer eine Flasche Wasser im Auto haben. Regelmäßiges Trinken beugt Müdigkeit, Kopfschmerzen und nachlassender Konzentration vor.

2 Katzenbuckel

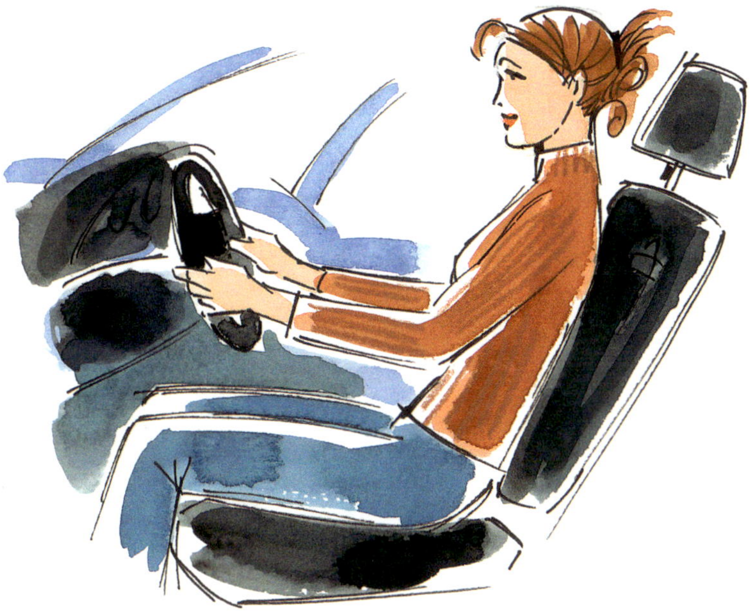

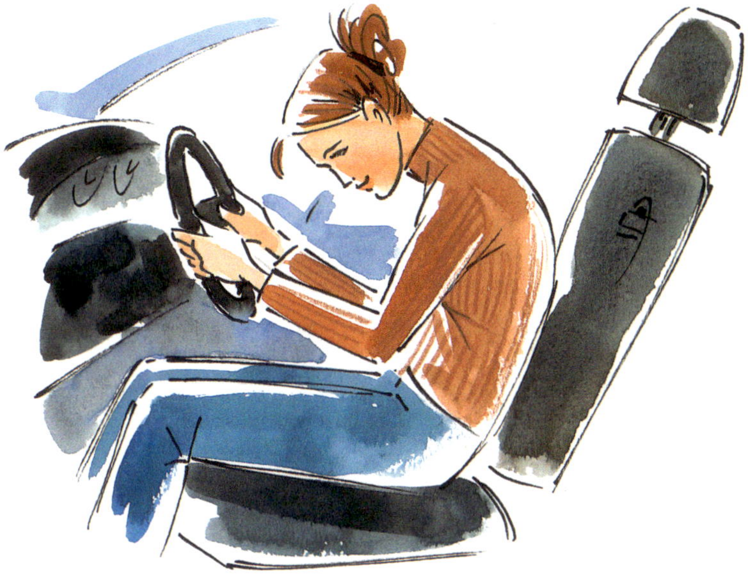

3 Die Kopfstütze »umarmen«

Führen Sie diese Übung nur aus, wenn das Auto steht. Heben Sie einen Arm nach oben über den Kopf und »umarmen« Sie die Kopfstütze. Die Handfläche des gehobenen Armes liegt an der Rückseite der Kopfstütze und der Ellbogen zeigt senkrecht nach oben. Der Rücken bleibt an der Rückenlehne. Atmen Sie tief in den Brustkorb ein und aus. Spüren Sie die Dehnung der seitlichen Rumpfmuskulatur über die Armrückseite bis hinauf zum Ellbogen. Halten Sie diese Position 30 bis 40 Sekunden und führen Sie anschließend Ihren Arm langsam wieder nach unten. Dann führen Sie die Dehnung mit dem anderen Arm aus.

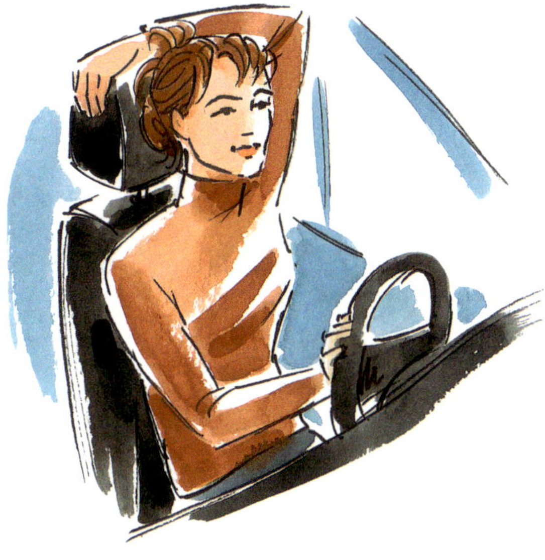

3 Die Kopfstütze »umarmen«

WIEDERHOLUNGEN

Lenkradübung
Spannung 10 Sekunden halten und die Übung drei- bis fünfmal wiederholen

Katzenbuckel
3 bis 8 Wiederholungen

Die Kopfstütze »umarmen«
Dehnposition pro Arm 30 bis 40 Sekunden halten und ein- bis dreimal wiederholen

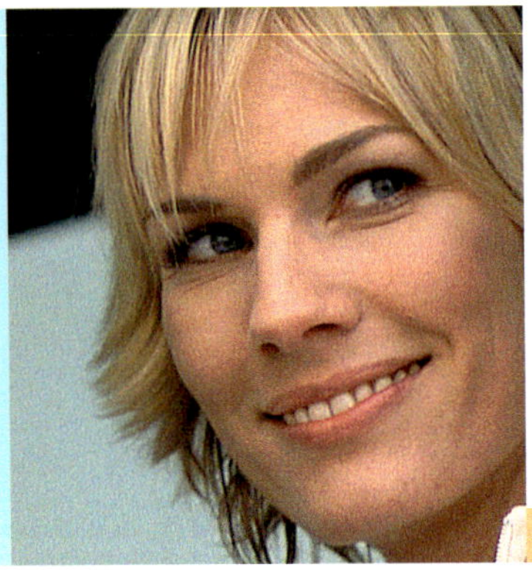

Tanken auch Sie einmal auf!

Stressfrei und entspannt ans Ziel gelangen

Die folgenden Dehnübungen sollten zu Ihrem alltäglichen Lazy-Fitness-Programm gehören, denn sie beugen Rückenschmerzen vor und können Beschwerden lindern, die durch langes Sitzen entstanden sind. Auch ohne Auto lassen sich diese Übungen ausführen. Sie benötigen nur etwas zum Festhalten. Das kann ein Zaun, ein Tisch, eine Stuhllehne, ein Schrank, ein Partner, eine Stange oder eben Ihr Auto sein. Es gibt immer und überall eine Möglichkeit diese Übungen auszuführen!

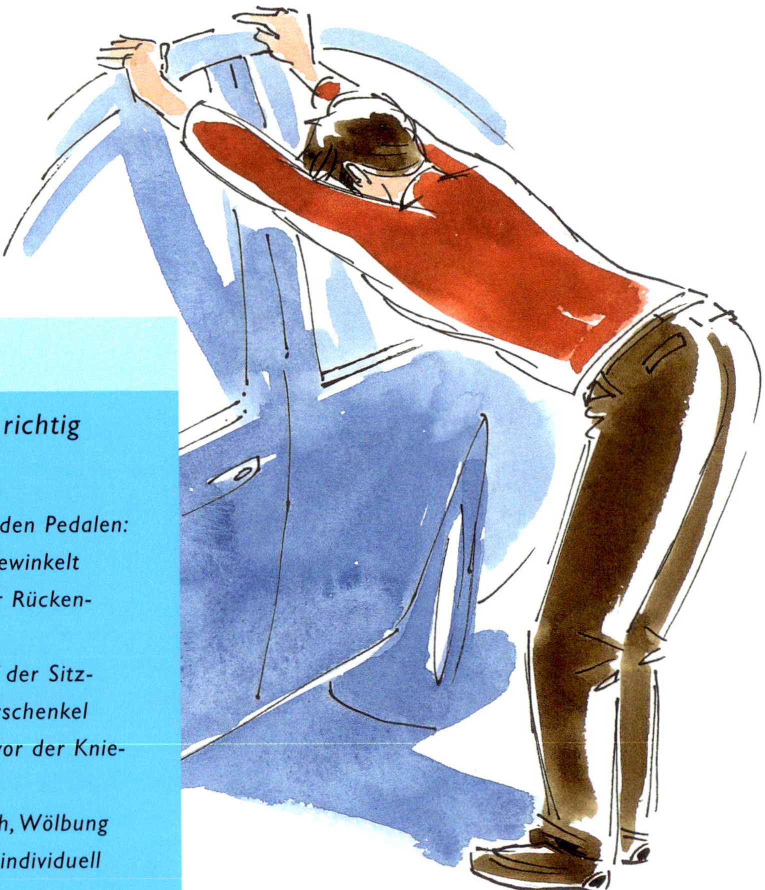

TIPPS

So sitzen Sie richtig im Auto!

- *Abstand zu den Pedalen: Beine leicht angewinkelt*
- *Neigung der Rückenlehne: 110 Grad*
- *Position auf der Sitzfläche: Die Oberschenkel sollen bis kurz vor der Kniekehle aufliegen.*
- *Falls möglich, Wölbung für den Rücken individuell einstellen*

4 »Lang machen«

Stellen Sie sich mit einem Abstand von etwa 1 Meter vor die Breitseite Ihres Autos. Die Beine sind hüftbreit geöffnet, die Füße stehen parallel. Beugen Sie nun Ihre Beine, bringen Sie Ihren Oberkörper aus der Hüfte heraus nach vorn und legen Sie Ihre Hände auf den Rand des Autodaches. Halten Sie den Rücken gerade und ziehen Sie Ihn lang, indem Sie Ihr Gesäß in Verlängerung der Wirbelsäule nach hinten schieben. Bleiben Sie 30 bis 40 Sekunden in dieser Dehnposition und rollen Sie dann Ihre Wirbelsäule über einen runden Rücken wieder in die aufrechte Standposition. Beim Aufrollen lösen Sie die Arme langsam vom Autodach.

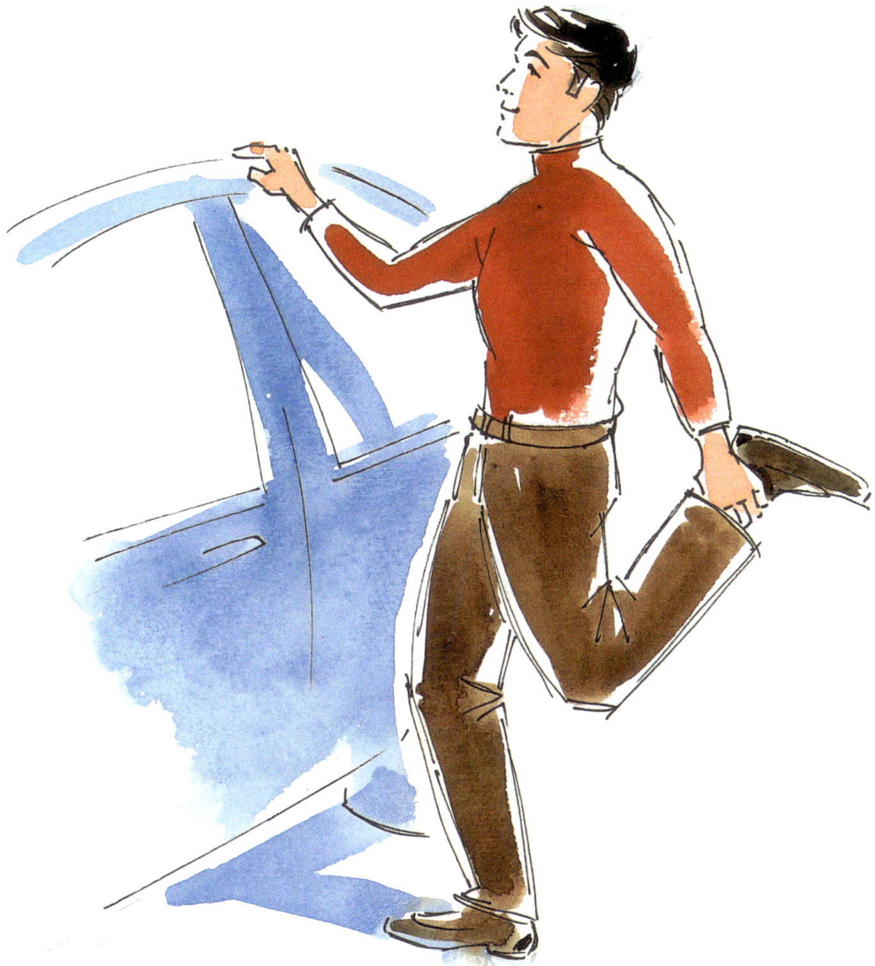

5 Fuß-Po-Stellung

Für die Übung »Fuß-Po-Stellung« richten Sie Ihre rechte Körperseite zum Auto aus. Legen Sie die rechte Hand auf das Autodach und beugen Sie beide Beine. Führen Sie Ihr linkes Bein gebeugt nach hinten und fassen Sie mit der linken Hand das linke Fußgelenk. Jetzt schieben Sie Ihr Becken nach vorn. In diesem Moment sollten Sie die Dehnung im vorderen Bereich der linken Hüfte spüren. Bei der »Fuß-Po-Stellung« ist es nicht wichtig, dass die Ferse des gehobenen Fußes das Gesäß berührt, die aufgerichtete Hüfte ist der Schlüssel dieser Dehnübung. Halten Sie die Dehnposition für 30 bis 40 Sekunden. Lösen Sie danach die Hand vom Fuß und bringen Sie den Fuß langsam nach unten. Drehen Sie sich mit der linken Schulter zum Auto und führen Sie die Übung mit dem rechten Bein durch.

WIEDERHOLUNGEN

Pro Übung 30 bis 40 Sekunden die Dehnposition halten und ein- bis dreimal wiederholen.

Undercover

Unbemerktes Training in der Öffentlichkeit

Unbemerkt und ohne Zeitverlust trainieren

Wie läuft ein ganz normaler Tag in Ihrem Leben ab? Sind Sie Hausfrau oder Hausmann und kümmern sich um Haushalt, Kinder, Einkaufen und vieles mehr? Oder arbeiten Sie im Angestelltenverhältnis mit einem festen Aufgabengebiet? Vielleicht sind Sie auch selbstständig und haben damit eine große Verantwortung gegenüber sich selbst und den Mitarbeitern übernommen. Allen Beispielen gemein ist meist ein straffer Zeitplan für den Tag und ein großes Arbeitspensum. Der Kalender ist voller wichtiger Termine und das Telefon klingelt fast ohne Unterbrechung. Meetings, Kundenberatungen, Gespräche mit Kollegen, Elternabende und vieles, vieles mehr füllen den Tag. Zeit haben wir an solchen Tagen eigentlich nicht, oder?

Die langfristigen Folgen einer permanenten Be- bzw. Überlastung im Alltag sind Ihnen sicherlich bekannt. In der Summe ergeben sie das Burnout Syndrom, das heißt, Erschöpfung, Depression und Aggressivität bestimmen neben den körperlichen Beschwerden wie Rückenschmerzen, Migräne, erhöhtem Blutdruck unser Leben. Es gibt in jedem noch so stressigen Alltag Zeitfenster, die man für gezielte Übungen nutzen kann, um einen körperlichen, geistigen und emotionalen Ausgleich zu erzielen. Hierzu einige Beispiele: Vor Terminen haben Sie bestimmt die Möglichkeit kurze Walking-Einheiten an der frischen Luft durchzuführen. Während langer Zugfahrten oder bei Flügen haben Sie viel Zeit unauffällig zu trainieren und auch die offiziellen Mittags- und Kaffeepausen können Sie als aktive Erholung nutzen. Wenn die Kinder oder Enkel Fußball spielen oder zur Ballettstunde gehen, können Sie Ihr eigenes Training absolvieren – entweder zu Hause in aller Ruhe oder auch im Verein, in der Volkshochschule oder im Fitness-Studio. Lassen Sie den typischen Alltag vor Ihrem inneren Auge ablaufen und erkennen Sie Möglichkeiten, wie Sie immer wiederkehrende Handlungen mit gesundheitsförderlichen Aktivitäten verbinden können. Telefonieren Sie Zum Beispiel im Stehen oder gehen Sie dabei im Raum spazieren. Dehnen Sie Ihre Muskeln, während Sie auf den Bus oder die U-Bahn warten. So können Sie ganz nebenbei positive Effekte für Ihre Gesundheit erzielen, trainieren unbemerkt und ersparen sich zusätzlich notwendige Trainingszeit.

Wissenschaftliche Untersuchungen bestätigen, dass sich bereits mit geringem Aufwand ein Mindestmaß an Gesundheit und körperlichem Wohlbefinden erzielen lässt.

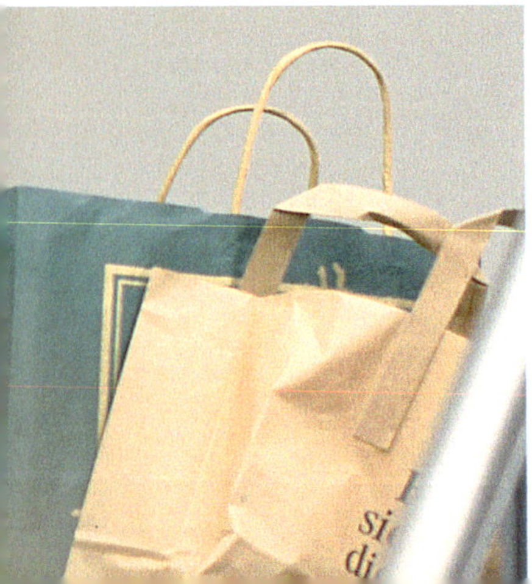

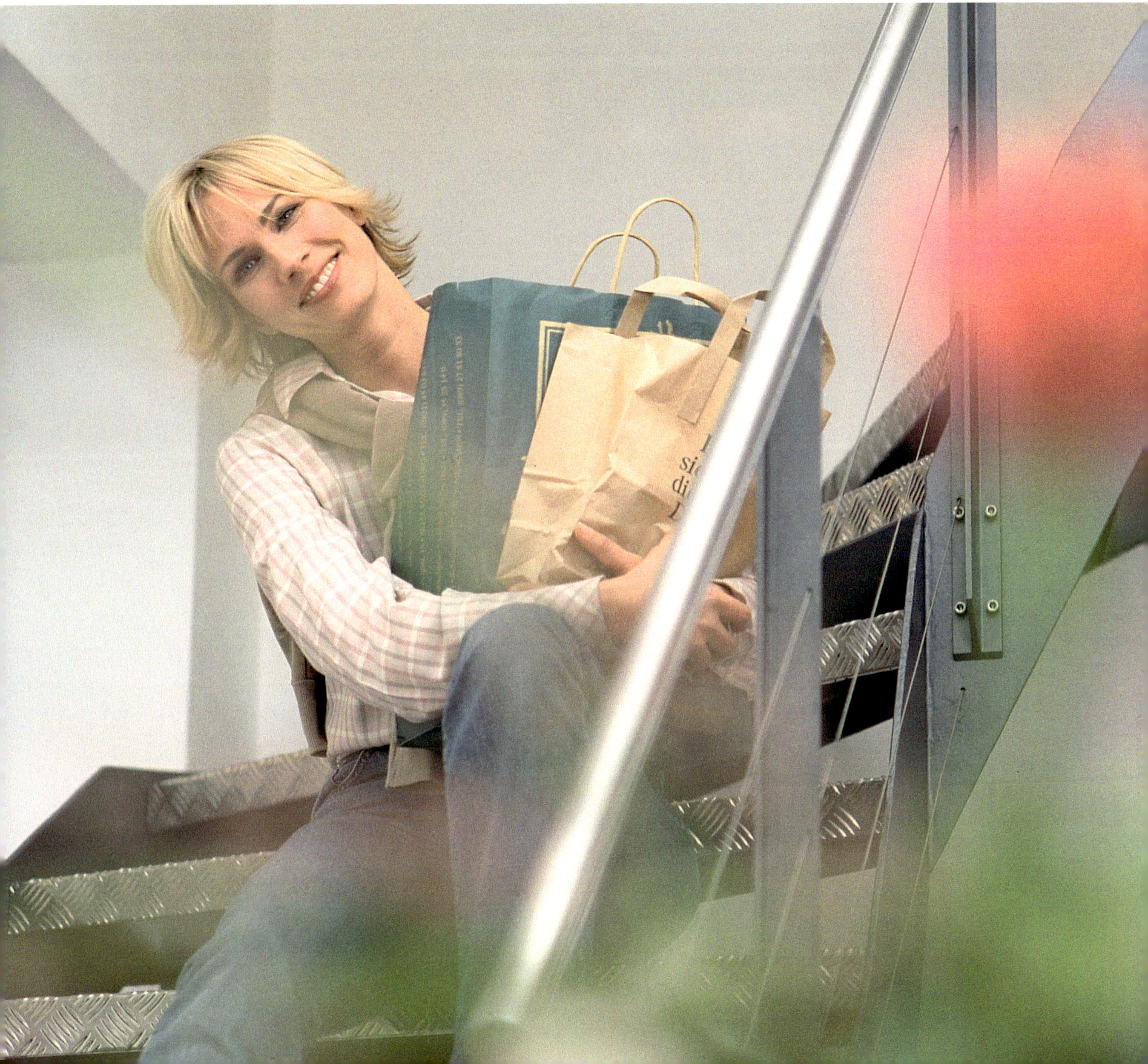

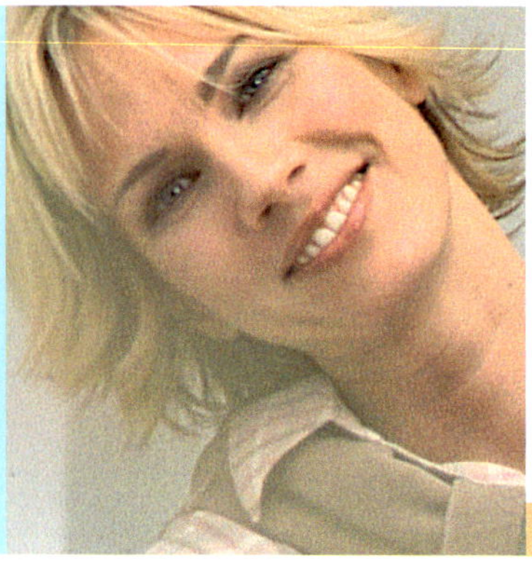

Nutzen Sie die »leere« Zeit!

Positive Effekte ganz nebenbei!

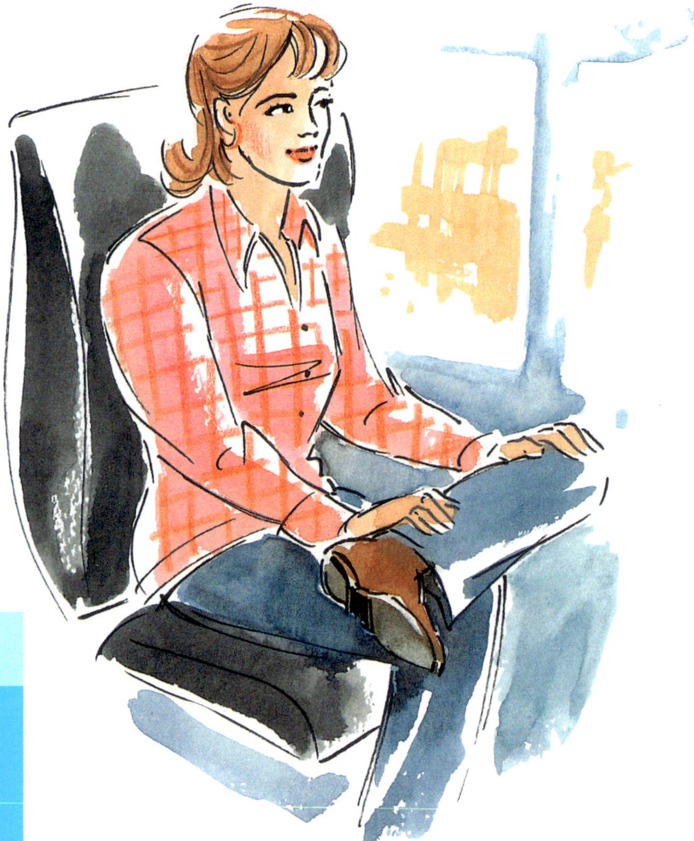

I Sitzdehnung

Setzen Sie sich mit aufgerichteter Wirbelsäule auf die vordere Kante der Sitzfläche. Diese kann ein Stuhl im Büro sein, eine Sitzbank in der S- oder U-Bahn, ein Sitz im Zug, eine Parkbank oder eine andere stabile Sitzmöglichkeit. Die Füße stehen hüftbreit und leicht geöffnet am Boden. Unter- und Oberschenkel bilden einen Winkel von 90 Grad, die Füße stehen genau unter den Knien. Legen Sie Ihren linken Knöchel auf das rechte Knie und lassen Sie das obere Knie nach außen fallen. Ihre Hände stützen Sie auf dem oberen Bein an Fuß und Knie auf. Richten Sie jetzt Ihre Lendenwirbelsäule nochmals ganz bewusst auf und schieben Sie Ihren Scheitel nach oben. Das linke Knie bleibt außen. Spüren Sie die Dehnung in der linken Gesäßhälfte? Halten Sie diese Dehnung für ca. 30 Sekunden und wechseln Sie dann zur rechten Seite, das heißt, der rechte Fuß wird auf das linke Knie gelegt.
Diese Übung verhindert Rückenschmerz und hilft Ihnen bei Ischiasbeschwerden.

TIPP

Diese Übungen helfen gegen dicke und müde Beine während eines langen Fluges. Führen Sie alle 2 bis 3 Stunden eine Übung aus!

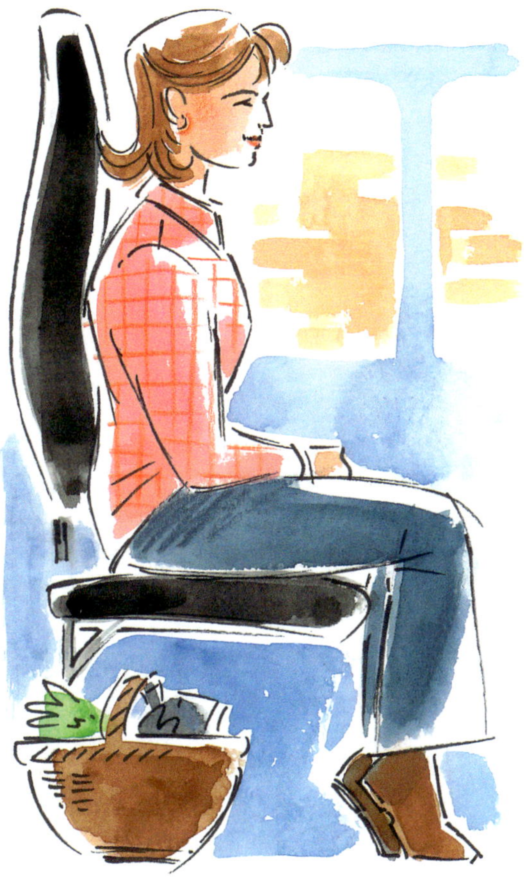

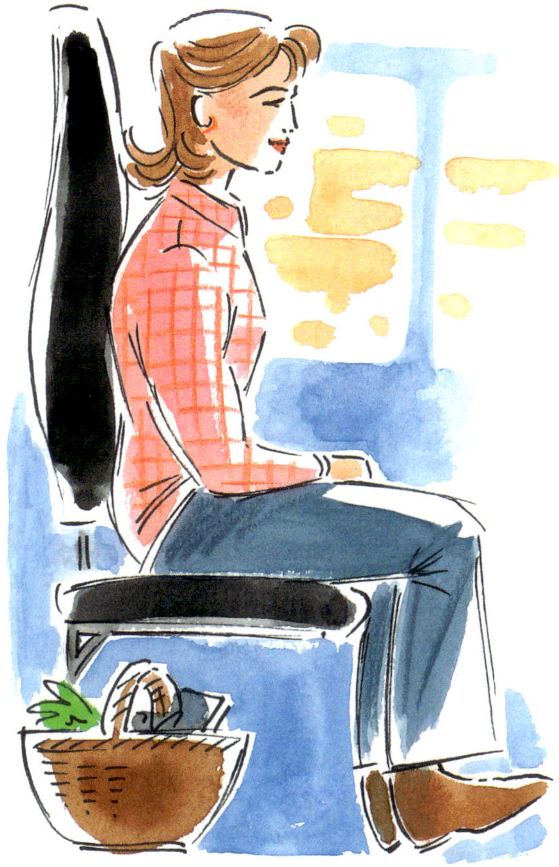

2 Venengymnastik

Suchen Sie sich eine stabile Sitzmöglichkeit und nehmen Sie auf der ganzen Sitzfläche Platz. Ihr Rücken ist lang und aufgerichtet, Sie schauen mit dem Kopf nach vorn und legen Ihre Hände auf die Oberschenkel. Lassen Sie die Arme und Schultern dabei entspannt. Nun heben Sie Ihre Fersen so hoch wie möglich. Sie belasten jetzt Ihre Fußballen. Dann kommen Sie wieder zurück auf die ganze Fußsohle und ziehen die Füße fest in Richtung Schienbein. Ihre Füße stehen jetzt auf den Fersen. Wechseln Sie gleichmäßig zwischen Ballen- und Fersenbelastung.

Diese Übung eignet sich besonders bei längerem Sitzen oder Stehen. Durch diese Fuß- und Venengymnastik bleiben Ihre Unterschenkelmuskeln aktiv und pumpen das Blut aus den Waden in Richtung Herz. So können Sie schweren Beinen und Krampfadern vorbeugen.

WIEDERHOLUNGEN

Sitzdehnung
pro Bein 30 bis 40 Sekunden dehnen

Venengymnastik
fünf- bis zehnmal im Wechsel auf die Fersen und auf den Fußballen

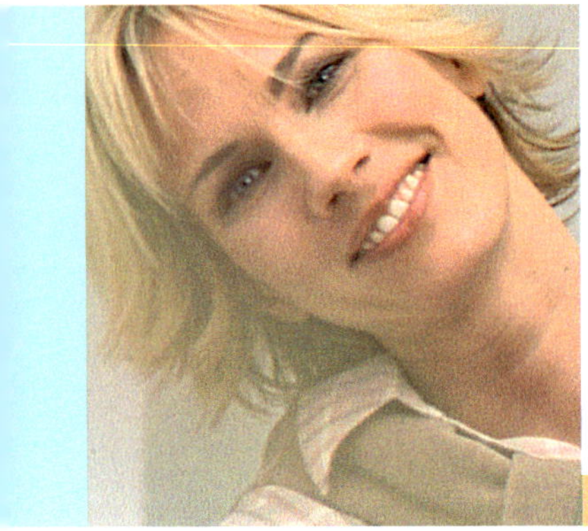

Nutzen Sie die »leere« Zeit!

Positive Effekte ganz nebenbei!

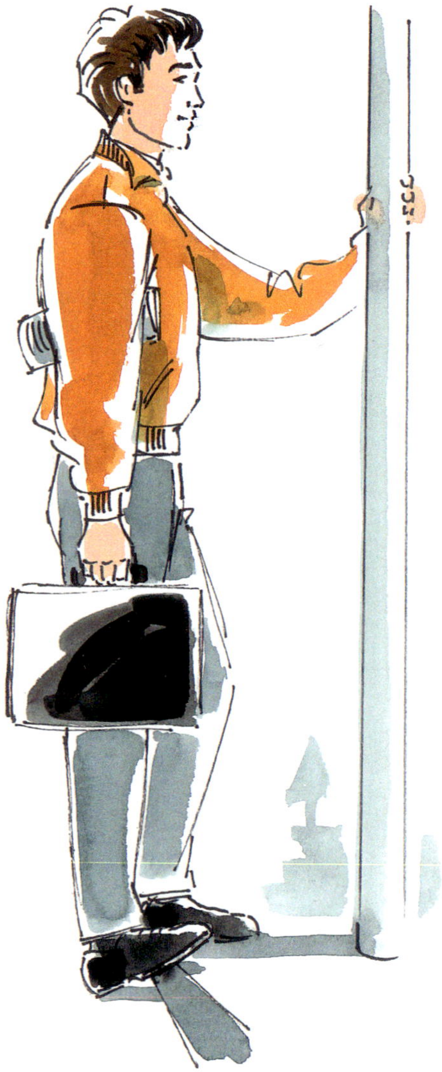

3 Wadendehnung

Für diese Übung benötigen Sie eine kleine Stufe. Stellen Sie sich mit beiden Füßen und hüftbreit geöffneten Beinen fest auf die Stufe, wobei die Fersen am hinteren Stufenrand platziert sind. Dann rutschen Sie mit der rechten Ferse so weit nach hinten, dass nur noch der rechte Fußballen auf der Stufe bleibt. Das linke Bein wird leicht gebeugt, das rechte Bein bleibt gestreckt. Verlagern Sie Ihr Körpergewicht jetzt auf die rechte Ferse und drücken Sie diese nach unten in Richtung Boden. Spüren Sie einen Dehnungsreiz in der rechten Wade?

Die Wadenmuskulatur neigt durch langes Sitzen oder häufiges Gehen in Schuhen mit hohen Absätzen zur Verkürzung. Das Gewebe verklebt, die Elastizität geht verloren. Vor allem die Sprung- und Kniegelenke leiden darunter. Besonders nach langem Sitzen oder Stehen, aber auch nach einem ausgiebigen Discobesuch sollten Sie diese Übung anwenden. Die Beine fühlen sich danach warm und leicht an!

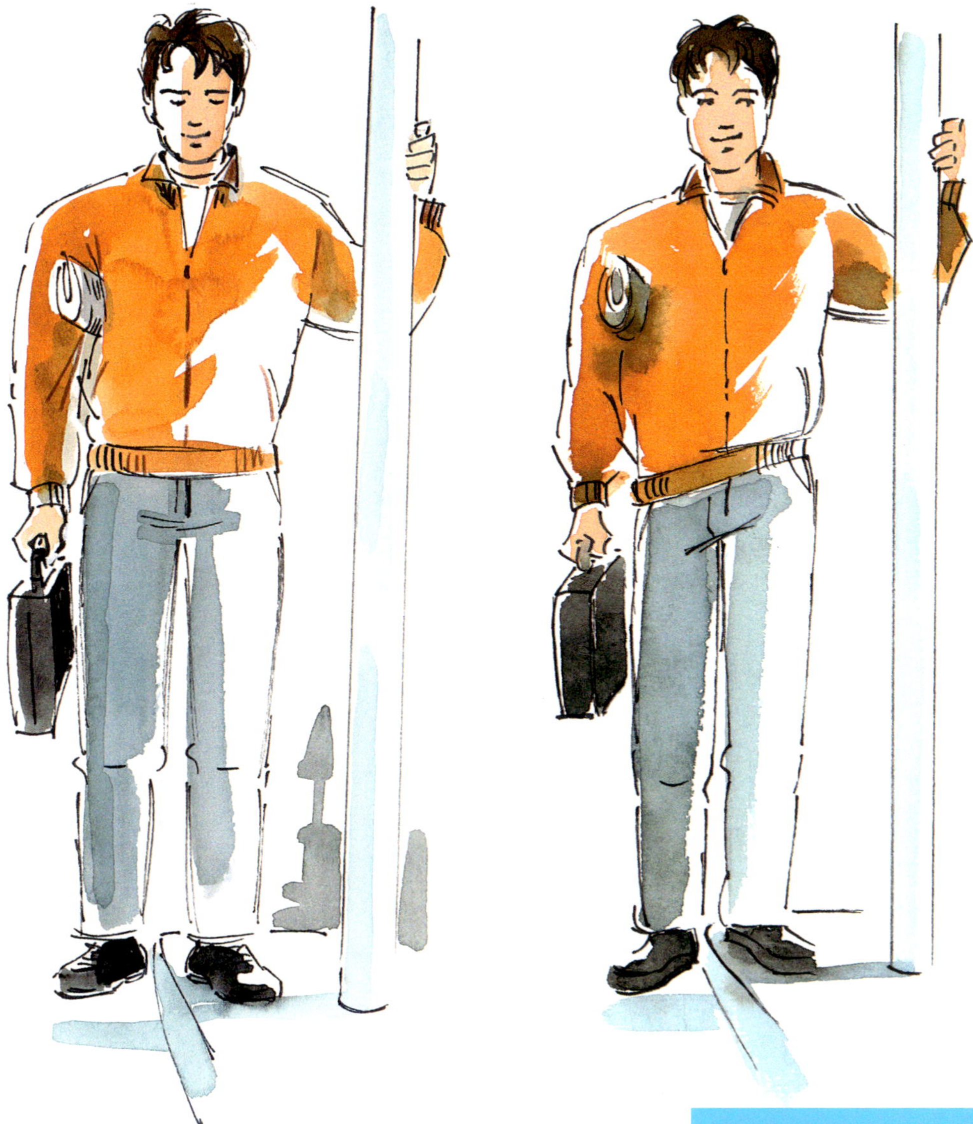

4 Hüftschaukel

Auch für diese Übung benötigen Sie eine Stufe und eine Möglichkeit zum Festhalten. Das kann zum Beispiel eine Treppe oder Bordsteinkante sein. Haben Sie keine Bedenken, niemand wird merken, dass Sie »undercover« trainieren. Stellen Sie sich seitlich zur Stufe und halten Sie sich mit einer Hand fest. Ein Fuß steht auf der Stufe, das andere Bein hängt in der Luft. Die Hüfte bleibt gerade. Richten Sie nun Ihren Köper auf und strecken Sie sich lang nach oben. Dann lassen Sie die »hängende« Hüfte fallen. Anschließend ziehen Sie die Hüfte wieder nach oben in die gerade Position. Sie kräftigen dabei die Gesäßmuskulatur. Nach einigen Wiederholungen drehen Sie sich um und führen die Übung mit der anderen Hüfte durch.

Diese Übung verbessert die Stellung des Beckens und verhilft Ihnen zu einem stabilen Gang. Sie beugen damit Rückenschmerzen vor und vermeiden Hüftgelenksprobleme.

WIEDERHOLUNGEN

Wadendehnung
pro Bein 30 bis 40 Sekunden dehnen

Hüftschaukel
bis zu zehnmal pro Bein

Für zwischendurch

Aktive Bewegungspausen machen Sie leistungsfähiger.

Mach mal eine Pause

Gibt es bei Ihnen auch Tage, an denen Sie für lange Zeit konzentriert arbeiten müssen? Zu Beginn einer Aufgabe sind wir noch hoch motiviert, doch spätestens nach 90 Minuten ist ein merklicher Leistungsabfall zu erkennen. Die Konzentrationsfähigkeit lässt nach und die Muskeln beginnen sich zu verspannen. Eine kleine Bewegungspause kann Wunder wirken. Schon nach kurzer Zeit sind Sie wieder konzentriert und aufmerksam bei der Sache.

Oft befinden wir uns bei der Arbeit in einer typischen, einseitigen Körperhaltung. Wir nehmen häufig eine sitzende Haltung ein, bei der die Muskeln, die wir für eine aufrechte Haltung benötigen, vernachlässigt werden. Eine passive Sitzposition mit hängenden Schultern verhindert eine Aktivität in den oberen Rückenmuskeln, erhöht die Spannung in der Nackenmuskulatur und lässt den Brustkorb regelrecht zusammenfallen. Das Becken wird auf der Sitzfläche nach vorn geschoben und somit der Rücken im Bereich der Lendenwirbelsäule gerundet. Rückenschmerzen im Bereich der Brust- und Lendenwirbelsäule können die Folge sein. Kennen Sie dieses Problem?

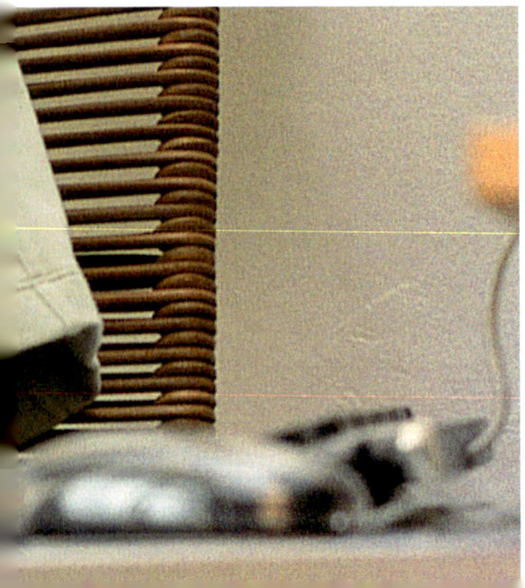

Stehen Sie auf, bewegen Sie Ihre Muskeln und Gelenke nur für einige Minuten und Ihr Körper wird es Ihnen danken. Und auch Ihr Kopf wird wieder frei werden für die weiteren Tätigkeiten, denn durch gezielte Konzentration auf die Bewegungen entspannt sich Ihr Geist.
Planen Sie in Ihrem Arbeitstag regelmäßige Bewegungspausen! Nehmen Sie sich vor, bestimmte Handlungen, die immer wieder im Alltag vorkommen, mit Bewegung zu verbinden. Schon beim Thema »Undercover« haben wir Sie darauf hingewiesen, dass sich zum Beispiel jeder Telefonanruf für eine kleine Bewegungspause eignet. Stehen Sie beim Telefonieren auf und dehnen Sie Ihre Wade. Wenn Sie ein schnurloses Telefon benutzen, können Sie im Raum spazieren gehen. Ein positiver Nebeneffekt ist, dass Ihre Stimme im Vergleich zum Telefonieren im Sitzen aktiver klingt.
Eine weitere Möglichkeit mehr körperliche Bewegung in den Alltag zu bringen, ist die Gestaltung des Arbeitsplatzes. Stellen Sie bewusst den Drucker an das andere Ende des Raumes und die Ordner nicht direkt an den Schreibtisch, sondern ganz nach oben in ein Regal, das Sie nicht von Ihrem Bürostuhl aus erreichen. So müssen Sie hin und wieder aufstehen oder sich beim Ein- bzw. Ausräumen der Ordner nach oben strecken.
Der »Sitzkreislauf« ist somit unterbrochen.

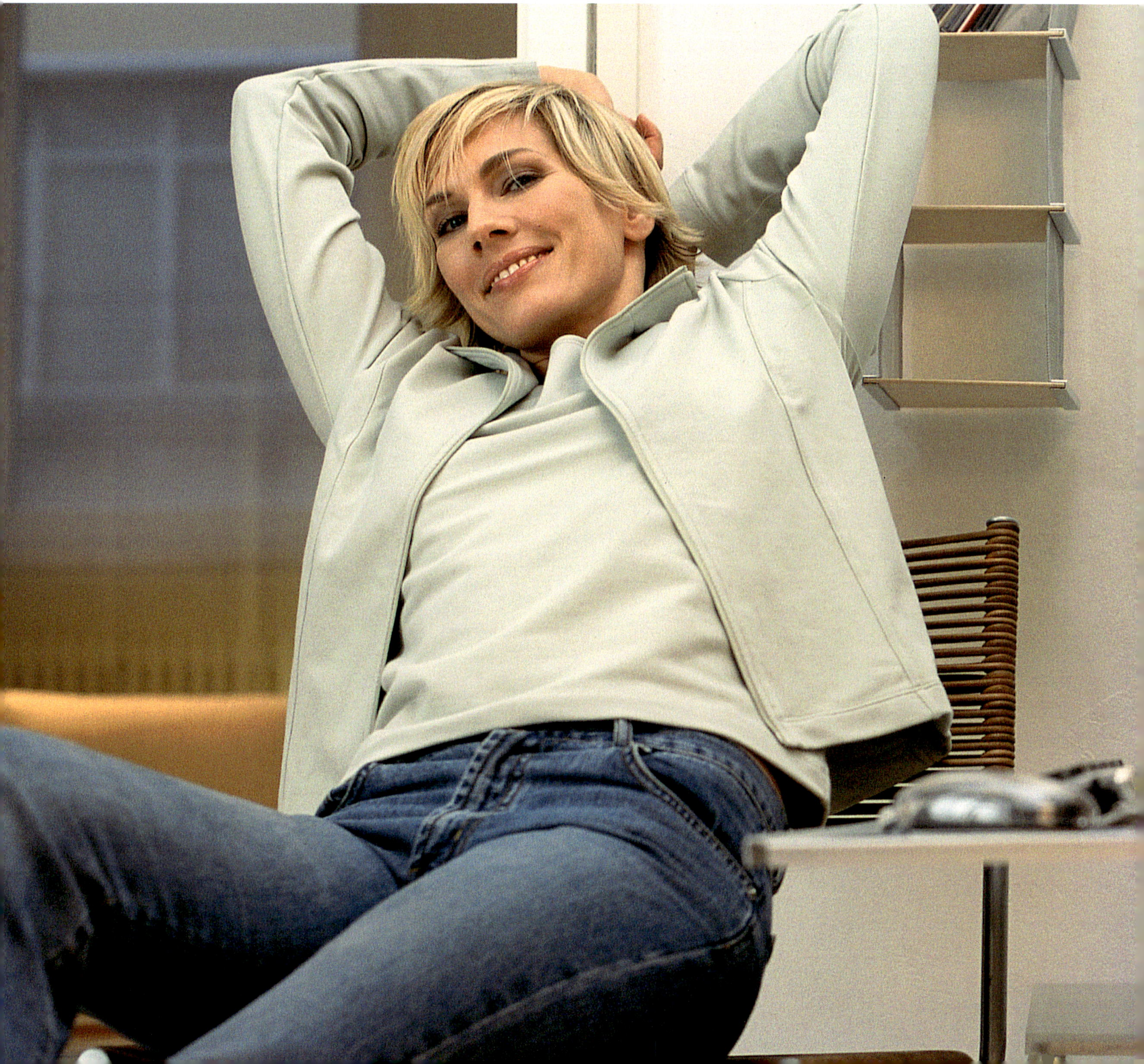

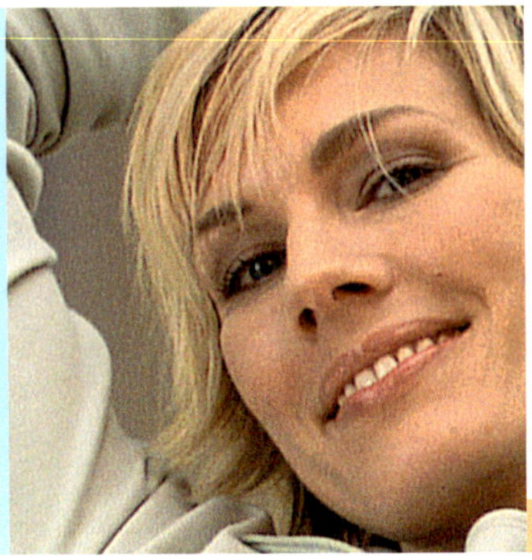

Gönnen Sie sich eine Pause!

Abschalten und Auftanken

1 Schultermobilisation

Sind Ihr Nacken und Ihre Schultern verspannt? Dann sollten Sie diese Übung mehrmals täglich durchführen. Setzen Sie sich auf die vordere Kante Ihres Stuhls. Der Rücken ist aufgerichtet und die Arme hängen locker neben dem Körper. Halten Sie Ihren Kopf in Verlängerung der Wirbelsäule und schauen Sie geradeaus nach vorn. Ziehen Sie nun beide Schultern nach oben zu den Ohren und anschließend wieder nach unten. Dabei schieben Sie die Hände, Arme und Schultern in Richtung Boden. Atmen Sie beim Hochziehen der Schultern tief ein und beim Nachuntenziehen intensiv aus!
Diese Übung bringt Ihnen in kürzester Zeit Entspannung und Frische. Probieren Sie sie aus!

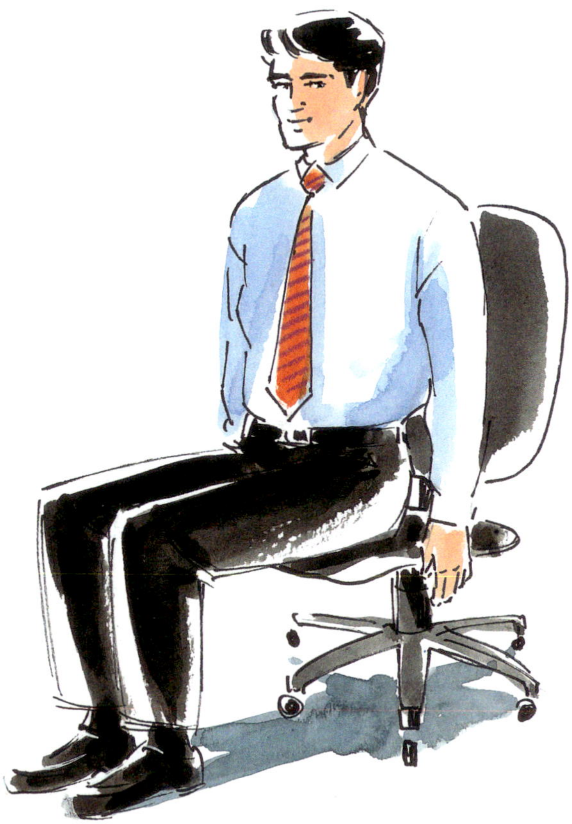

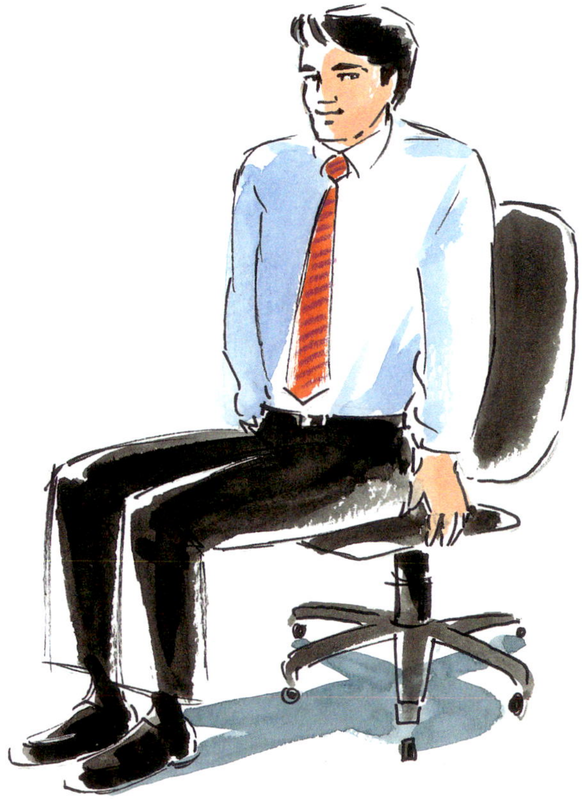

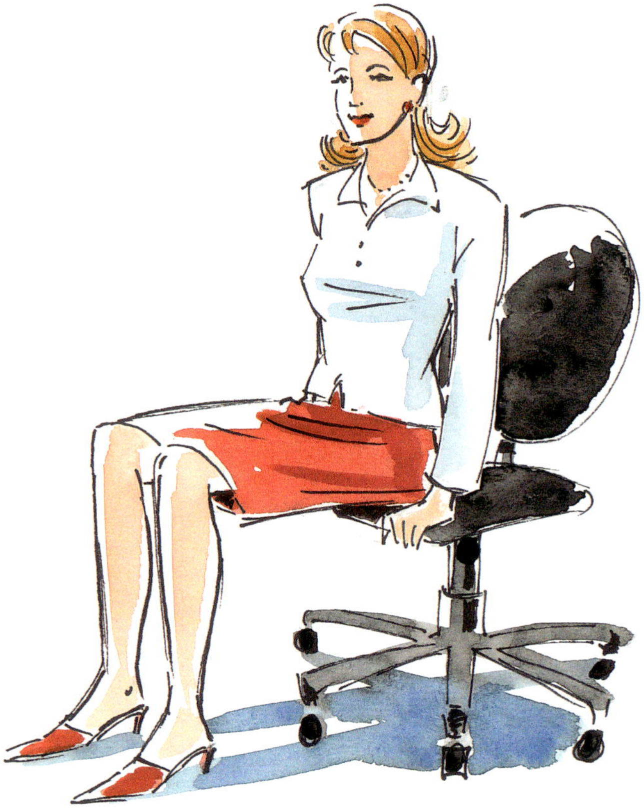

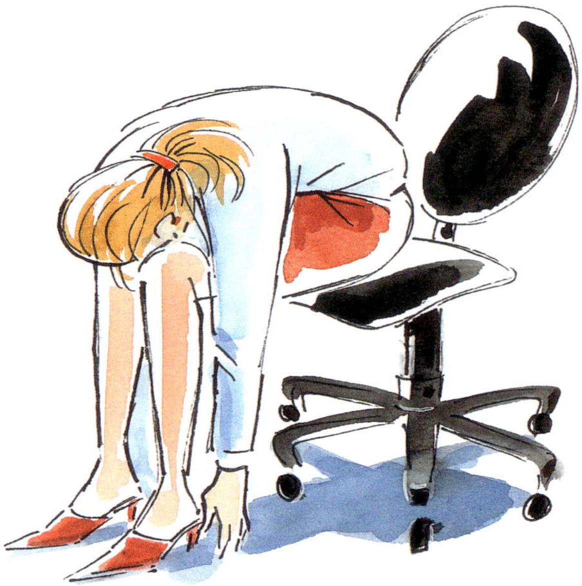

2 »Rund und gerade«

Wenn Ihr Rücken durch die Arbeit schmerzt, Sie keine Zeit und vielleicht auch keine Lust für ein ausgiebiges Rückentraining haben, kann Ihnen die nächste Übung ein wenig Linderung verschaffen.
Setzen Sie sich mit aufgerichteter Wirbelsäule auf die vordere Kante eines Stuhls. Die Füße stehen hüftbreit geöffnet am Boden, wobei Unter- und Oberschenkel in einem Winkel von 90 Grad zueinander stehen. Die Arme hängen locker an der Seite. Nun atmen Sie tief ein und strecken den Oberkörper dabei ganz lang in Richtung Decke.

Mit der Ausatmung bringen Sie das Kinn zum Brustbein und rollen die Wirbelsäule Wirbel für Wirbel nach unten ab, bis der Rücken und der Kopf völlig entspannt in der Tiefhalte angekommen sind. Die Hände streichen währenddessen an den Beinen entlang nach unten. Nach einer kurzen Atempause rollen Sie den Oberkörper mit der einsetzenden Einatmung wieder zum aufrechten Sitz auf. Schenken Sie der Wirbelsäule beim Auf- und Abrollen besondere Aufmerksamkeit. Bei stechenden Schmerzen in der Wirbelsäule raten wir von dieser Übung ab!

WIEDERHOLUNGEN

Schultermobilisation
fünf- bis zehnmal,
2 bis 3 Serien

»Rund und gerade«
drei- bis fünfmal

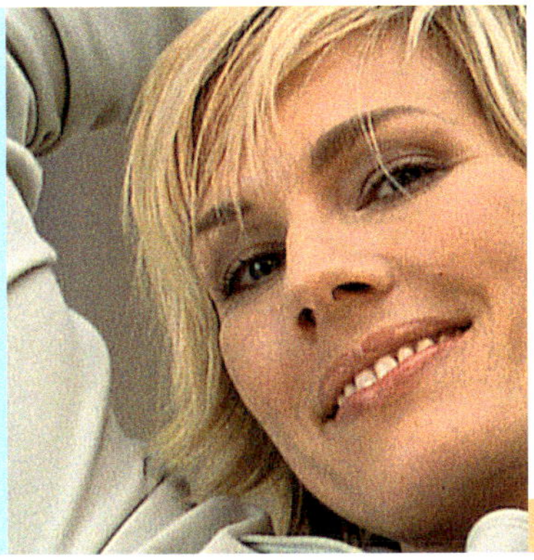

Gönnen Sie sich eine Pause!

Abschalten und Auftanken

3 Tischübung

Bei längerem Sitzen neigt ein wichtiger Muskel im Körper – der Hüft-Lendenmuskel – zu Verspannungen. In der Folge leiden Sie an schmerzhaften Beschwerden im unteren Rücken oder der Hüft- oder Kniegelenke. Die »Tischübung« kann vorbeugend wirken.
Suchen Sie sich eine Abstellmöglichkeit für Ihren Fuß. Dies kann ein niedriger Tisch sein, ein Hocker, ein Stuhl oder ein anderer stabiler Gegenstand. Stellen Sie den rechten Fuß bei gebeugtem Bein auf den Stuhl.
Das Standbein (linkes Bein) ist gestreckt und der Oberkörper aufrecht. Die Hände können Sie entspannt auf den Oberschenkel legen.
Schieben Sie nun vorsichtig die Hüfte nach vorn. Dabei werden Sie möglicherweise einen leichten Dehnungsreiz in der linken Leistengegend spüren.

4 Türübung I

Die folgende Übung dient zur Kräftigung des oberen Rückens und beugt damit der weit verbreiteten Haltungsschwäche »Rundrücken« vor. Sie stellen sich mit dem Rücken zu einem Türrahmen. Sie führen die Arme und Ellenbogen eine Handbreit unter Schulterhöhe seitlich nach oben. Bilden Sie nun mit beiden Armen eine großes U, indem die Unterarme im Winkel von 90 Grad zu den Oberarmen

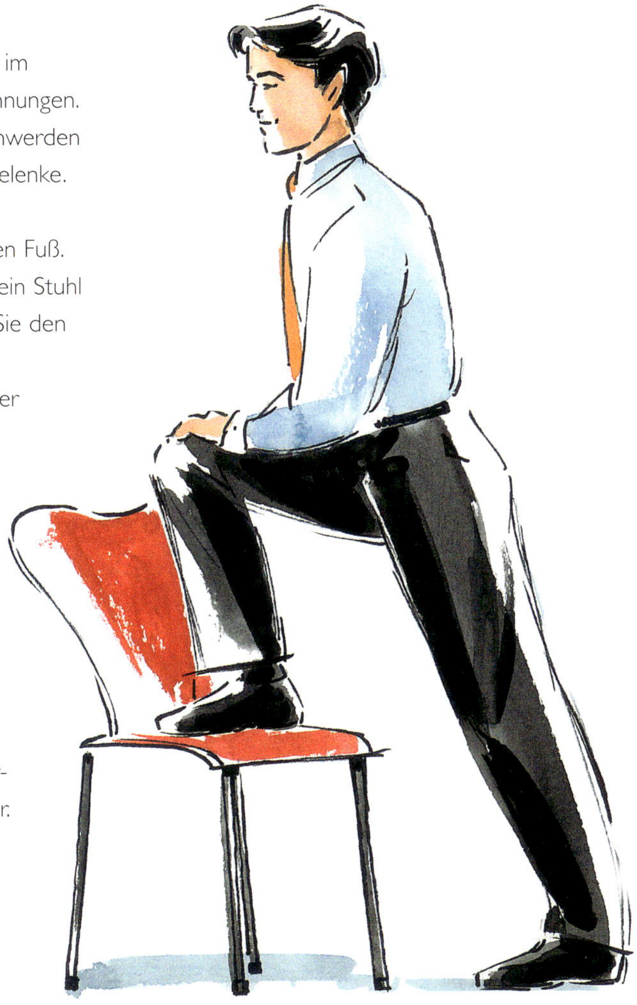

3 Tischübung

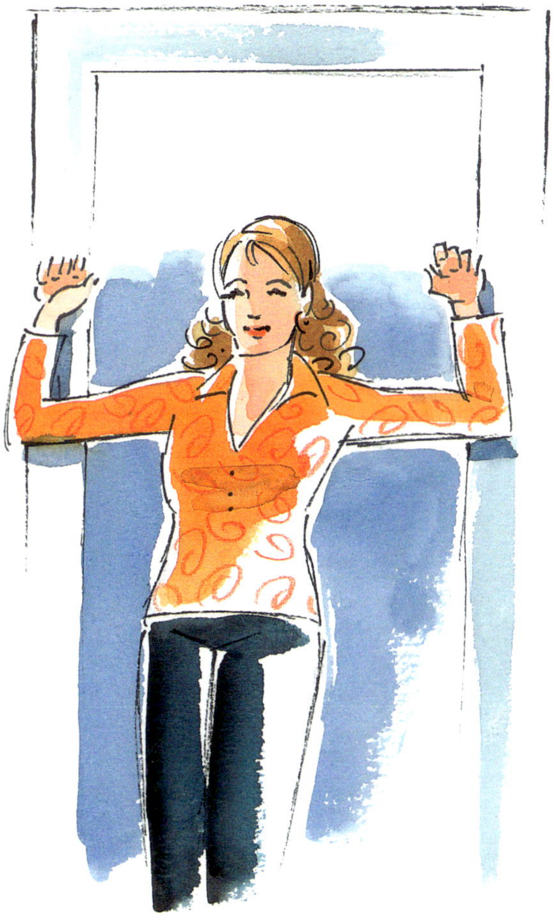

4 **Türübung 1**

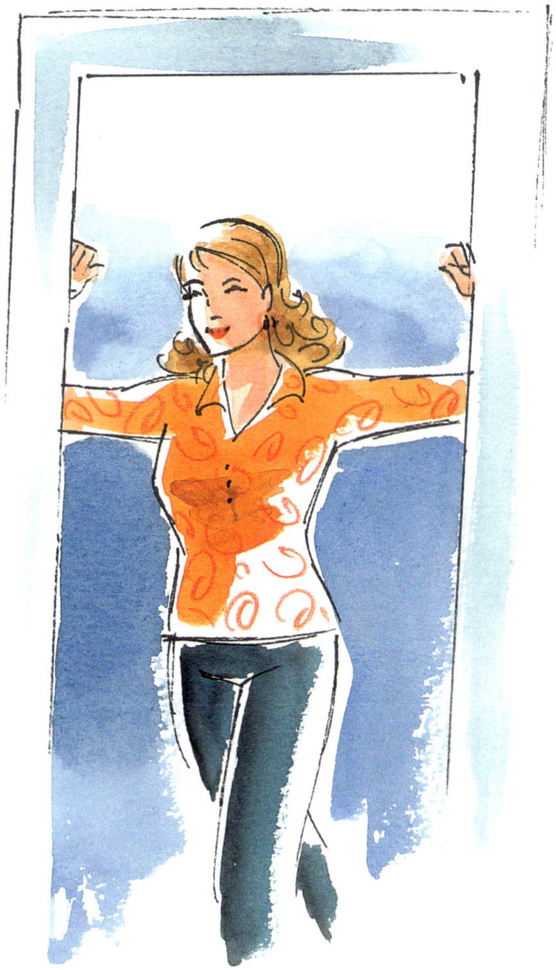

5 **Türübung 2**

gebeugt werden. Spannen Sie den ganzen Körper fest an und drücken Sie sich gleichzeitig mit den Ellenbogen und Unterarmen vom Türrahmen ab, das heißt, der Körper bewegt sich ein paar Zentimeter nach vorn. Halten Sie diese Position für einige Atemzüge!

5 Türübung 2

Diese Übung ist das Pendant zur Türübung 1. Hier wird im Bereich der Brust die Muskulatur gedehnt, die bei vielen Menschen durch eine inaktive Haltung große Spannung aufweist. Sie sollten beide Türübungen immer in Kombination ausführen, um einen optimalen Effekt für Ihren Rücken zu erzielen.
Stellen Sie sich in einer leichten Schrittstellung mit dem Gesicht zum Türrahmen. Heben Sie die Arme wie bei der Türübung 1 zu einem großen U und legen Sie sie anschließend am Türrahmen ab. Verlagern Sie Ihr Gewicht auf das vordere Bein. Der Oberkörper »wandert« dadurch leicht nach vorn. Sie spüren die Dehnung der Brustmuskulatur und eventuell der Schulter.

WIEDERHOLUNGEN

Tischübung
pro Bein 30 bis 40 Sekunden dehnen

Türübung 1
10 Sekunden die Position halten, 2 bis 3 Serien

Türübung 2
30 bis 40 Sekunden dehnen

Spannungen lösen

Tipps und Tricks gegen Verspannungen

Schmerz lass nach...

Spannung und Entspannung sind zwei Begriffe, die zueinander gehören wie Yin und Yang aus der asiatischen Lebensphilosophie. Ohne Spannung gibt es keine Entspannung und umgekehrt. Sie bedingen sich gegenseitig. Der Mensch erlebt während des Tages einen permanenten Wechsel zwischen Spannungs- und Entspannungszuständen. Diese werden sowohl auf der psychischen als auch auf der physischen Ebene sichtbar, denn Psyche und Körper des Menschen bilden eine Einheit.
Der Körper des modernen Menschen befindet sich häufig in einer permanenten physiologischen Anspannungssituation. Durch erhöhte Spannungszustände, die unter Umständen über einen längeren Zeitraum anhalten, wird eine uneffektive Muskelspannung aufgebaut, die eigentlich nicht gebraucht wird.
Konzentriertes Arbeiten, Zeitdruck, Ärger in der Familie oder im Beruf oder Leistungsdruck verlangen eine ständige psychische und im Folgenden physiologische Anpassung. Es bleibt wenig oder gar kein Raum für ausgleichendes Verhalten – für Entspannung.
Wie sieht das bei Ihnen aus? Haben Sie in Ihrem Leben ein Gleichgewicht von Spannung und Entspannung geschaffen? Stellen Sie sich eine Linie zwischen den beiden Polen vor (Spannung unten und Entspannung oben). Wo auf dieser Linie würden Sie sich platzieren? Ideal wäre eine Platzierung in der Mitte, zwischen Spannung und Entspannung.
Viele Untersuchungen der letzten Jahre zeigen allerdings, dass die meisten Menschen unter Verspannungen leiden. Man unterscheidet zwischen akuten und chronischen Verspannungen. Akute Verspannungen im Bereich der Wirbelsäule sind oft Folgen von übergroßer Anstrengung, einseitigen oder auch ungewohnten Belastungen. Wie schon erwähnt können aber auch seelische Belastungen Verspannungen auslösen.
In der Folge wird der Betroffene einige Tage an Schmerzen leiden, die nach einer gewissen Zeit aber wieder völlig verschwinden.

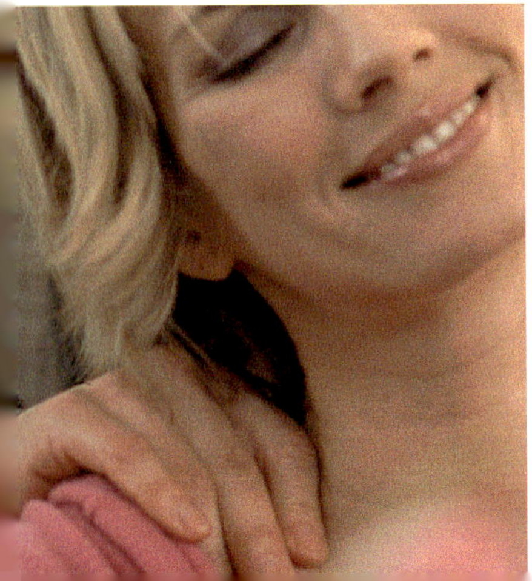

Chronische Verspannungen entstehen durch angeborene Krankheitsbilder oder Fehlstellungen, Bandscheibenerkrankungen, entzündliches Rheuma u. Ä. Die Übungen auf den folgenden Seiten können Ihnen bei akuten Verspannungen helfen, bei chronischen Beschwerden werden sie möglicherweise eine kurze Schmerzlinderung bringen. Grundsätzlich können die Übungen auch präventiv angewendet werden.

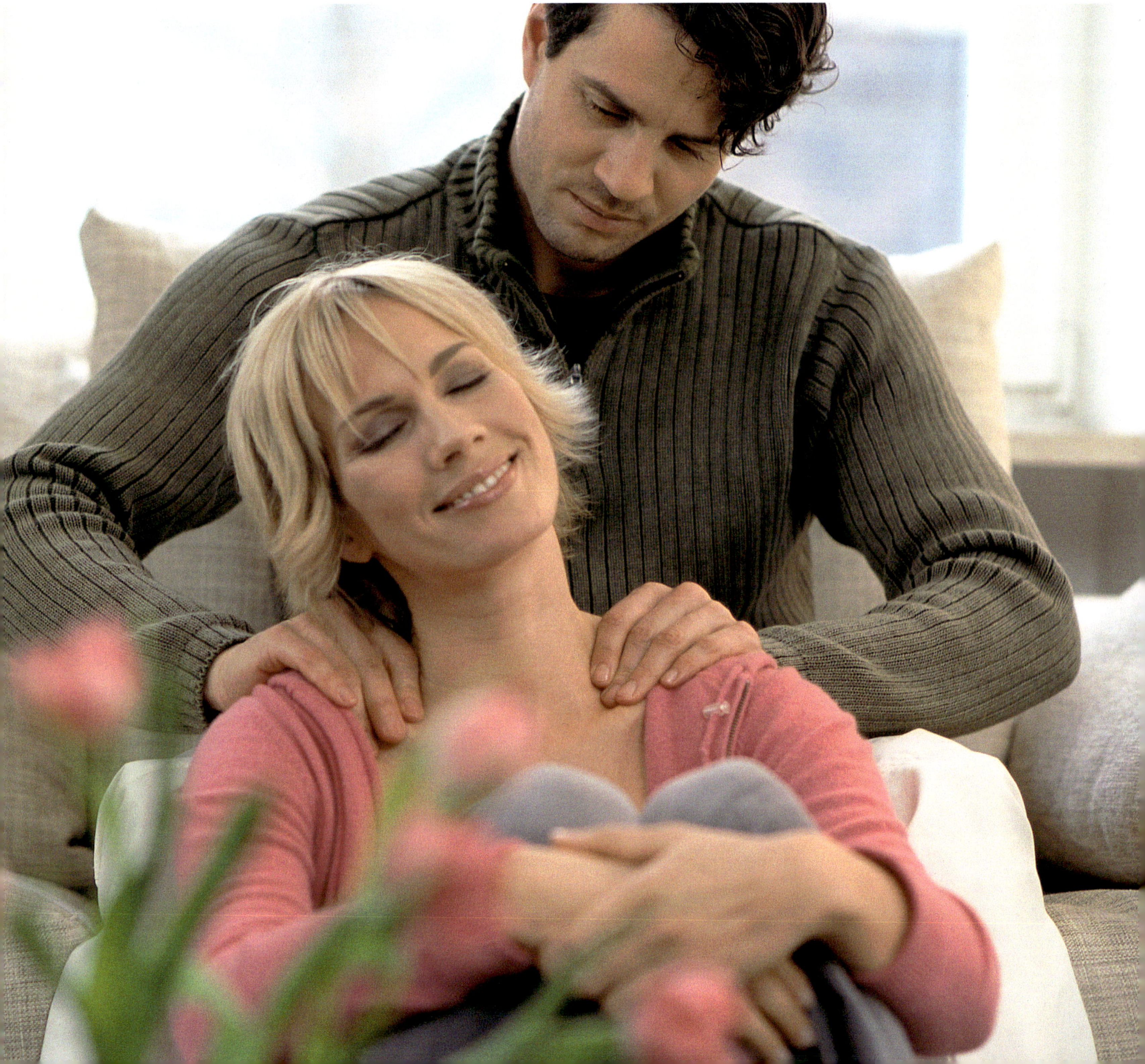

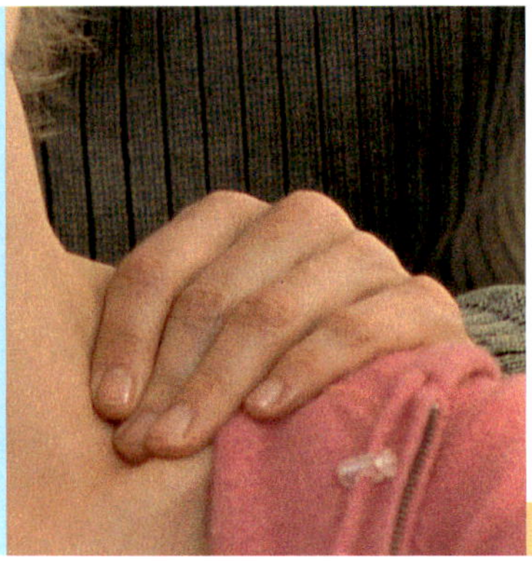

Werden Sie Ihr eigener Therapeut!

Durch Lockern und Dehnen zur Entspannung

Gesichtsmassage

Das Gesicht ist eines der wichtigsten Ausdrucksmittel des Menschen. Viele kleine Muskeln ermöglichen die Mimik. Lachen, weinen und kauen werden durch Muskelarbeit ausgelöst. Die Gesichtsmuskeln arbeiten ständig, sogar noch im Schlaf. Aus diesem Grund neigen sie durch Überlastungen zu Verspannungen, die sich zum Beispiel in Kopfschmerzen oder Faltenbildung äußern.
Ein weiteres Beispiel sind gesundheitliche Beschwerden durch einen verspannten Kaumuskel. Erhöhte psychische Belastungen führen oft zum Zusammenpressen des Kiefers und überlasten so die Muskulatur.
Die Kaumuskeln verspannen und damit entstehen gesundheitliche Beschwerden. Probleme mit dem Kiefergelenk sind eine Folge, Zahnfleischbluten durch das nächtliche Knirschen mit den Zähnen eine andere.

Eine Gesichtsmassage kann in diesem Zusammenhang sowohl vorbeugend als auch spannungslösend wirken. Die Massage kann von einem Therapeutin bzw. einer Kosmetikerin oder auch mit den eigenen Händen durchgeführt werden. Durch die verschiedenen Massagegriffe wird der Blut- und Lymphfluss angeregt. Das Gesicht bekommt sein strahlendes Aussehen zurück und Sie fühlen sich ruhig und entspannt.

Im Verständnis der Traditionellen Chinesischen Medizin (TCM) sind die Organe ähnlich den Fußreflexzonen mit entsprechenden Bereichen auch im Gesicht repräsentiert. Wenn Sie diese Reflexzonen also sanft massieren, wirken Sie nach dem Verständnis der TCM indirekt auch auf diese Organe ein. Ganz allgemein stehen beispielsweise die Nase für die Lunge, die Augen für die Leber und die Ohren für die Nieren. Erzeugen Sie beim Massieren mit Ihren Fingern einen weichen, aber doch spürbaren Druck. Massieren Sie langsam und fließend. Dabei sollten Sie keinen Schmerz verspüren, sondern bestenfalls fühlen, wie sich Wärme und Entspannung unter Ihren Fingern und im Gesicht ausbreiten.

Sie können die Gesichtsmassage in der Rückenlage oder im Sitzen durchführen. Für die streichenden, drückenden und klopfenden Bewegungen werden hauptsächlich die Zeige-, Mittel- und Ringfinger in Kombination und/oder die Daumen benutzt.
Helfen Sie mit etwas Öl oder Creme nach, wenn Ihre Finger dann leichter über Ihre Gesichtshaut gleiten. Wollen Sie sich einen besonderen Luxus gönnen, sollten Sie wie die Ayurveda-Therapeuten mit Rosenessenz aromatisierte Cremes verwenden. Wärmen Sie diese mit den Händen an.

TIPP

Lassen Sie es dunkel werden: Zur Entspannung Ihrer Augen nach langen Autofahrten oder nach Stunden langer Arbeit am Computer legen Sie die Hände mit geschlossenen Fingern auf Ihre geschlossenen Augen. Sie werden spüren, wie sich die Augen schon nach wenigen Minuten entspannt haben.

Legen Sie Zeige-, Mittel- und Ringfinger beider Hände in die Stirnmitte am Haaransatz und streichen Sie langsam nach außen zu den Schläfen, dann über die Wangenknochen nach unten zur Kinnmitte. Üben Sie dabei einen leichten Druck auf das Gesicht aus!

Zeige-, Mittel- und Ringfinger beider Hände liegen zwischen Ihren Augenbrauen. Streichen Sie diese nach außen aus.

Legen Sie Zeige- und Mittelfinger beider Hände rechts und links an Ihre Nasenwurzel. Streichen Sie entlang der Nase nach unten zu den Nasenlöchern.

Nehmen Sie Zeige- und Mittelfinger beider Hände und klopfen Sie entlang Ihrer Jochbeine unter den Augen von innen nach außen.

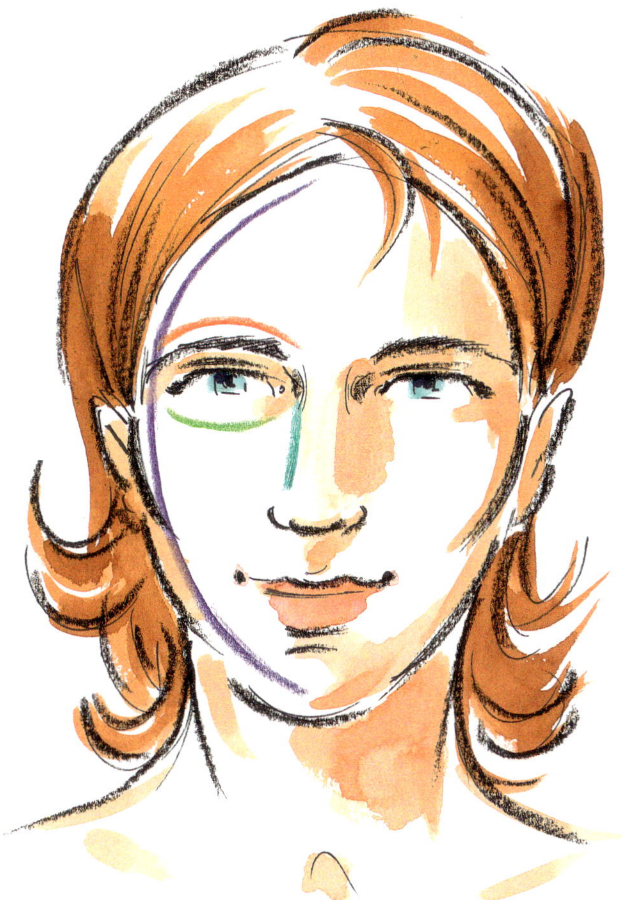

WIEDERHOLUNGEN

Jede Streichung drei- bis fünfmal

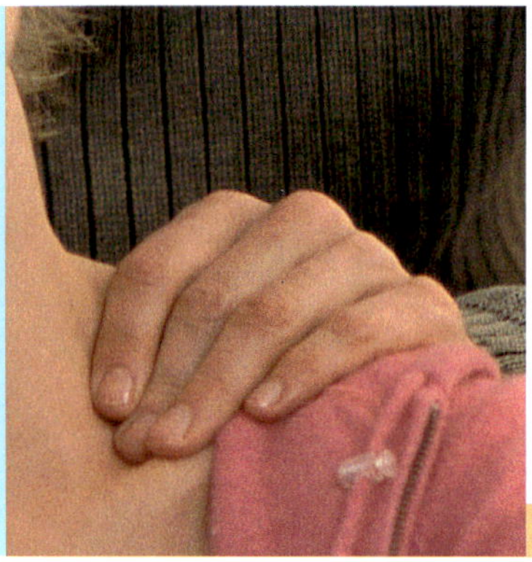

Werden Sie Ihr eigener Therapeut!

Durch Lockern und Dehnen zur Entspannung

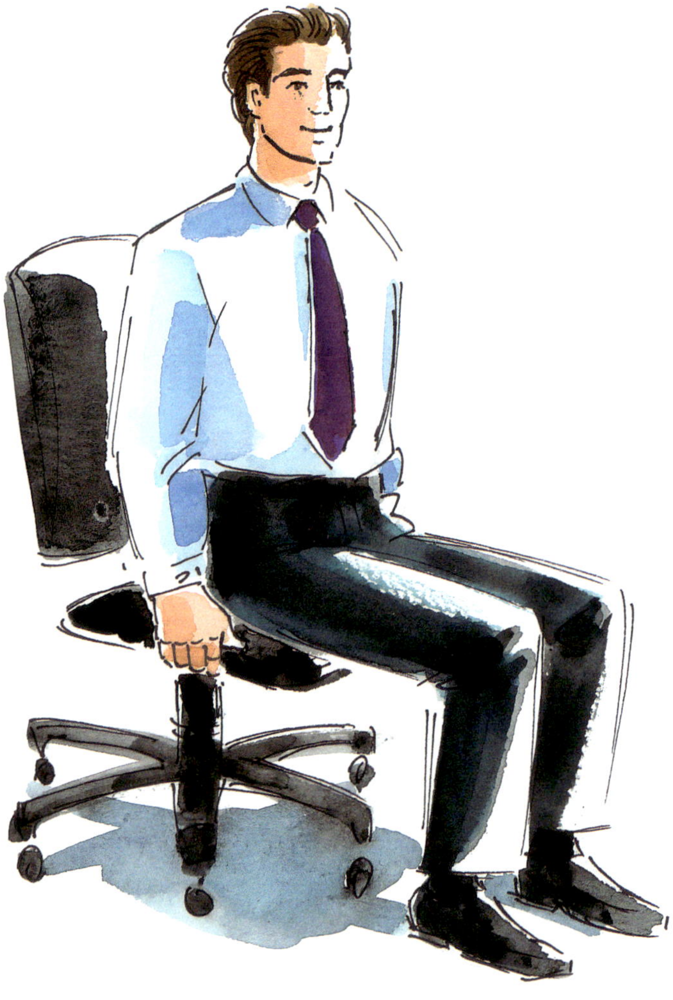

2 Entspannung von Nacken und Schultern

2 Entspannung von Nacken und Schultern

Wenn Sie mal wieder dieser unangenehme Spannungsschmerz im Nacken- und Schulterbereich überfällt, sollten Sie sich kurz für die nächste Übung Zeit nehmen. Setzen Sie sich auf die vordere Kante eines Stuhls. Lassen Sie die Arme neben dem Körper hängen und umfassen Sie nun mit beiden Händen seitlich die Sitzfläche. Richten Sie Ihren Oberkörper auf und stützen Sie sich auf dem Stuhl fest ab, so dass sich Ihr Gesäß leicht von der Sitzfläche abhebt. Die Arme sind dabei leicht gebeugt, die Handgelenke bleiben fest und die Schultern ziehen nach unten. Dann setzen Sie das Gesäß wieder auf der Sitzfläche ab. Atmen Sie im Sitzen ein und beim Abstützen, das heißt, beim Anheben des Gesäßes aus.

3 Feldenkraisuhr

Die »Feldenkraisuhr« ist eine Lockerungs- bzw. Entspannungsübung für die Lendenwirbelsäule und den Beckenbereich. Sie entstammt dem Entspannungsverfahren »Bewusstheit durch Bewegung« nach M. Feldenkrais. Für diese Übung legen Sie sich bitte auf den Rücken. Suchen Sie sich dafür eine feste, aber dennoch bequeme Unterlage. Stellen Sie Ihre gebeugten Beine auf und legen Sie die Arme seitlich neben den Körper. Nun schließen Sie die Augen und stellen sich vor, dass Sie mit Ihrem Becken auf einer Uhr liegen würden. Die 12 ist oben in der Nähe des Kopfes, die 6 zeigt in

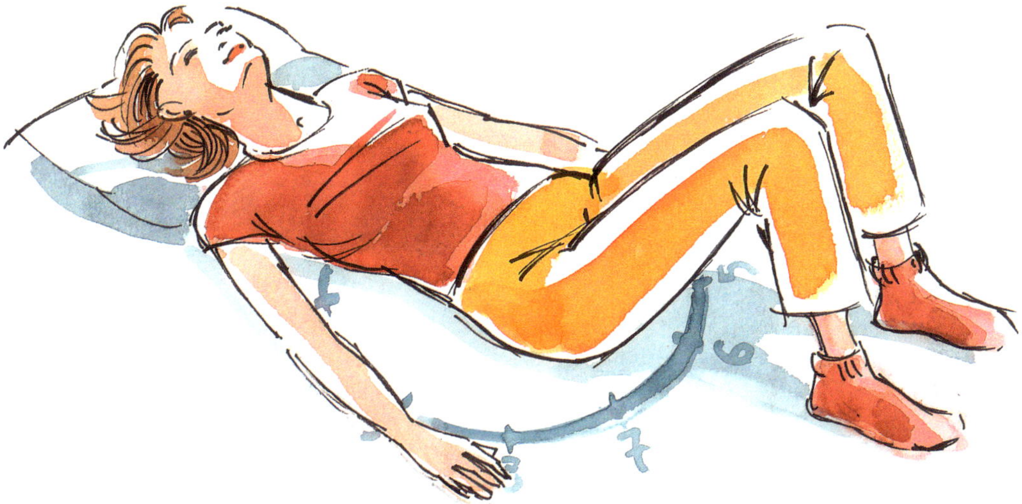

3 Feldenkraisuhr

WIEDERHOLUNGEN

Entspannung von Nacken und Schultern
fünf- bis zehnmal,
2 bis 3 Serien

Feldenkraisuhr
Hier entscheiden Sie! Führen Sie die Schaukelbewegungen so lange aus, wie Sie möchten. Denken Sie an das Nachspüren!

Brücke
drei- bis fünfmal auf- und abrollen, 2 bis 3 Serien

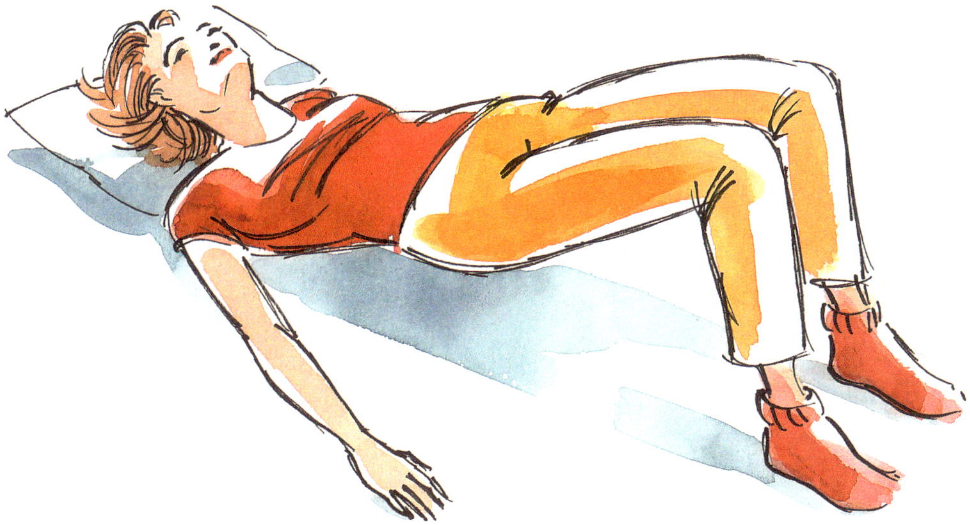

4 Brücke

Richtung Füße, die 3 zur linken Hand und die 9 zur rechten Hand. Führen Sie nun folgende Bewegungen aus:

1. Schaukeln Sie mit Ihrem Becken ganz leicht vor und zurück: von der 12 zur 6 und umgekehrt.

2. Schaukeln Sie mit Ihrem Becken seitlich von rechts nach links, von der 3 zur 9 und zurück. Dabei können sich die Beine mitbewegen.

3. Bewegen Sie Ihr Becken im Uhrzeigersinn ganz langsam von der 12 zur 1, zur 2, zur 3 usw.

4. Nun wiederholen Sie den Bewegungsablauf gegen den Uhrzeigersinn.

Entspannen Sie sich bei dieser Übung. Gehen Sie mit all Ihren Gedanken in den Körper und spüren Sie nach. Was passiert im Körper? Wie reagieren die anderen Körperteile auf die Beckenbewegungen?

4 Brücke

Die Brücke dient zur Entspannung der gesamten Hüftbeugemuskulatur, die durch langes Sitzen zu Verspannungen neigt. Rollen Sie Ihr Becken aus der Rückenlage mit angestellten Beinen Wirbel für Wirbel langsam nach oben auf. Das Gesäß wird dabei fest angespannt, der Bauch ist flach und der Körper bildet eine Linie von den Schultern bis zu den Knien. Dann rollen Sie die Wirbelsäule genauso langsam wieder nach unten auf den Boden ab. Atmen Sie dabei gleichmäßig ein und aus!

Cardiofit

Ein Rundumservice für Herz und Gefäße

Ohne Schweiß kein Preis?

Tagtäglich schlägt unser faustgroßes Herz ca. 100 000- bis 120 000-mal. Dabei pumpt es etwa 7 000 Liter Blut durch den ca. 100 000 Kilometer langen Blutkreislauf. So versorgen Herz und Kreislauf unseren Körper mit allen Nährstoffen, die er braucht und entsorgen gleichzeitig die Abfallprodukte des Stoffwechsels. Je besser das starke und unermüdliche Herz-Kreislauf-Duo funktioniert, desto länger bleiben Sie gesund. Ihr Herz sollte Ihnen am Herzen liegen!

Die allermeisten »Zivilisationsmenschen« widmen allerdings der Pflege ihrer Wohnung oder ihres Autos mehr Zeit als ihrer Gesundheit. Dabei ist es gar nicht so schwer, sich die lebensverlängernden positiven Effekte eines moderat betriebenen und nebenwirkungsfreien Ausdauertrainings zu Nutze zu machen. Keine Angst, diese gesunde Medizin muss nicht bitter schmecken. Sie müssen sich erstens weniger anstrengen, als Sie denken, um die günstigen Effekte in Anspruch nehmen zu können, und zweitens werden Sie dabei sicher eine Menge Spaß haben. Bringen Sie also Ihren Stoffwechsel auf Trab, es lohnt sich, denn Ausdauertraining senkt zudem Ihren Ruhe- und Belastungspuls. Das verbessert die herzeigene Sauerstoffversorgung und macht die Herzarbeit ökonomischer. Wenn Sie Ihren Ruhepuls nur um 10 bis 15 Schläge pro Minute senken, muss das Herz pro Tag ca. 15 000- bis 20 000-mal weniger schlagen. Das Herz arbeitet effizienter und die positiven Effekte wie Stabilisierung des Herzrhythmus, Blutdruckreduktion und verbesserter Fettstoffwechsel stellen sich ohne Nebenwirkungen ein.

Das Herz-Kreislauf-Training (Cardiotraining) wirkt wie ein Kundendienst für Ihr Herz, es bringt Herz und Gefäße in Schwung und ist besonders wirkungsvoll und gesund, wenn Sie sich geärgert haben oder wenn Sie gestresst sind. Ausdauertraining entspannt. Durch die Bewegung reduzieren Sie nämlich den Spiegel Ihrer Stresshormone Adrenalin und Noradrenalin und vermeiden auf Dauer gesundheitsbeeinträchtigende Wirkungen auf Ihre Blutgefäße.

Außerdem werden Sie schnell merken, wie Ihre Laune steigt, je entspannter Sie werden. Das liegt unter anderem an dem durch das regelmäßige Training gesteigerten Spiegel des so genannten Glückshormons Serotonin. Dieses Hormon kommt bei Menschen, die an Depressionen leiden, nur in geringer Menge vor. Man kann also sagen: Training hilft in gewissem Sinne auch gegen Depressionen.

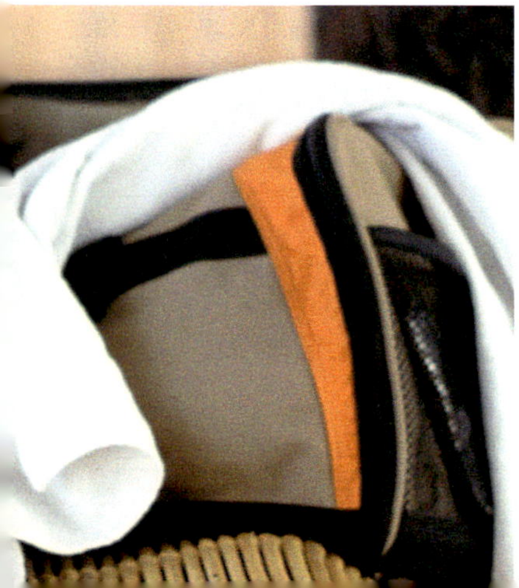

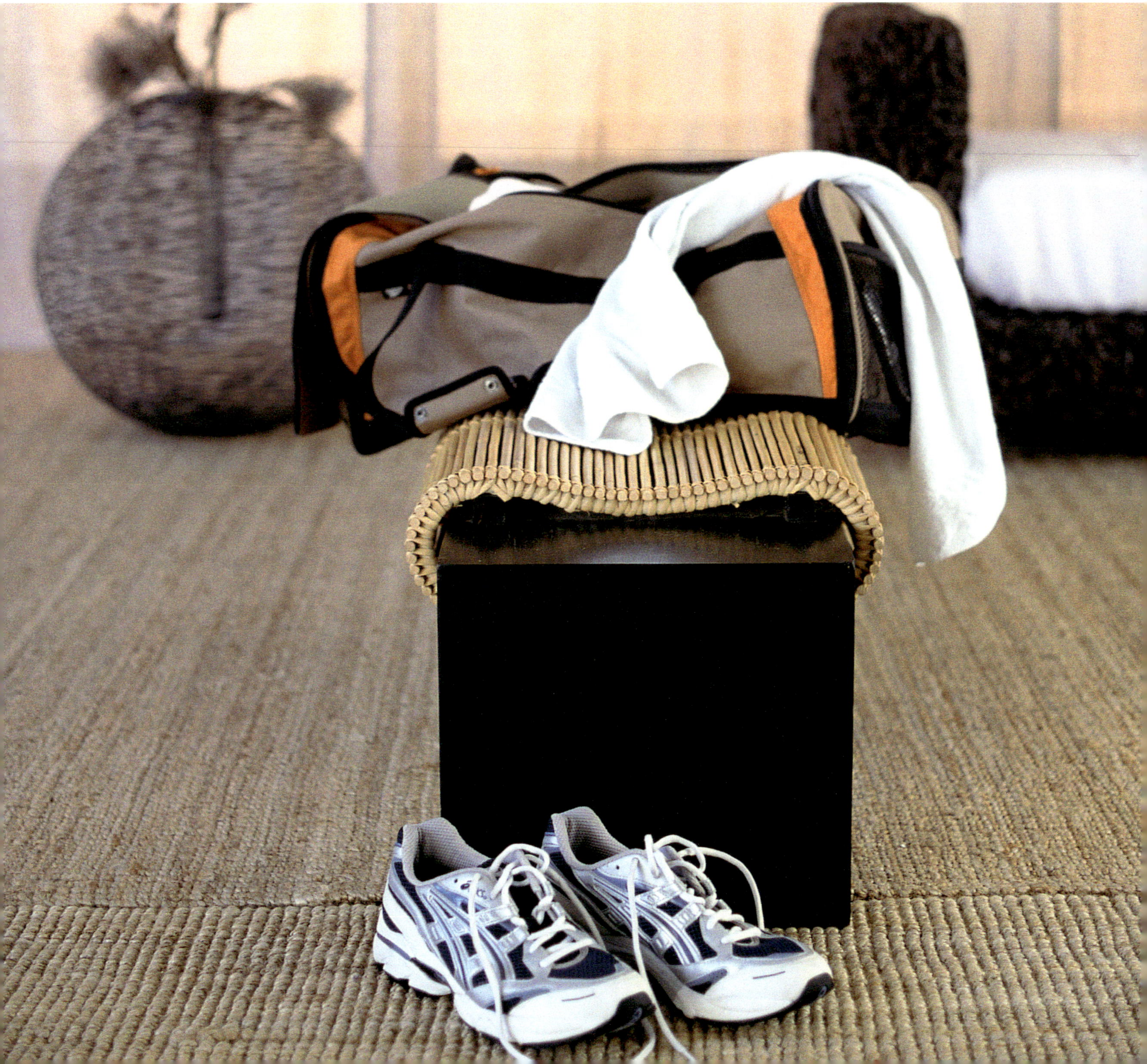

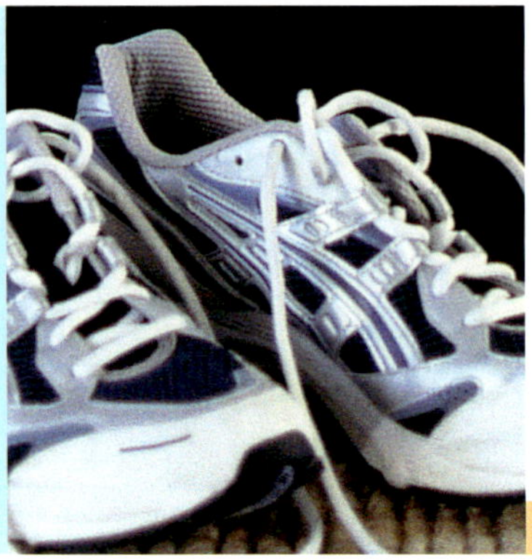

Trainieren Sie Ihre Ausdauer!

Mäßig, aber regelmäßig zum Erfolg

Bereits im Alltag finden sich viele Gelegenheiten Ihr Herz und Ihren Kreislauf zu beanspruchen. Die Activities of Daily Life (ADL) sind Bewegungsmuster aus dem täglichen Leben und die ersten leichten Trainingsreize. Benutzen Sie statt des Aufzuges die Treppen oder legen Sie den Weg zur Arbeit oder zum Einkauf teilweise zu Fuß zurück. Vielleicht fahren Sie auch gleich mit dem Fahrrad. Verlassen Sie beispielsweise die öffentlichen Verkehrsmittel ein oder zwei Stationen vor Ihrem Ziel und gehen Sie den Rest zu Fuß. Wenn Sie mit dem Auto fahren, sollten Sie sich einen Parkplatz suchen, der Sie zwingt einen kleinen Spaziergang zu machen. So können Sie vor und nach der Arbeit bereits Ihren Körper und Ihr Herz trainieren. Sie verbrennen gleichzeitig einige Kalorien und sorgen für eine bessere Durchblutung der Muskulatur und des Gehirns. Zündende Einfälle haben Sie dann fast wie von selbst und manches Problem, über das Sie bereits lange nachgedacht haben, klärt sich plötzlich, weil Sie beim Spazieren gehen Ihren Standpunkt ändern und die Lösung finden.

Kommen Sie mindestens einmal am Tag etwas aus der Puste! Das ist der erste Schritt zu mehr Ausdauer. Je regelmäßiger Sie das tun, desto fitter werden Sie. Die mithilfe des Pulses gemessene Belastungsintensität ist dabei zuerst einmal nebensächlich. Es kommt einfach darauf an, dass Sie sich bewegen. Es spielt auch keine Rolle, ob Sie stramm marschieren (Walking) oder mit Stöcken durch den Wald eilen (Nordic Walking). Dem

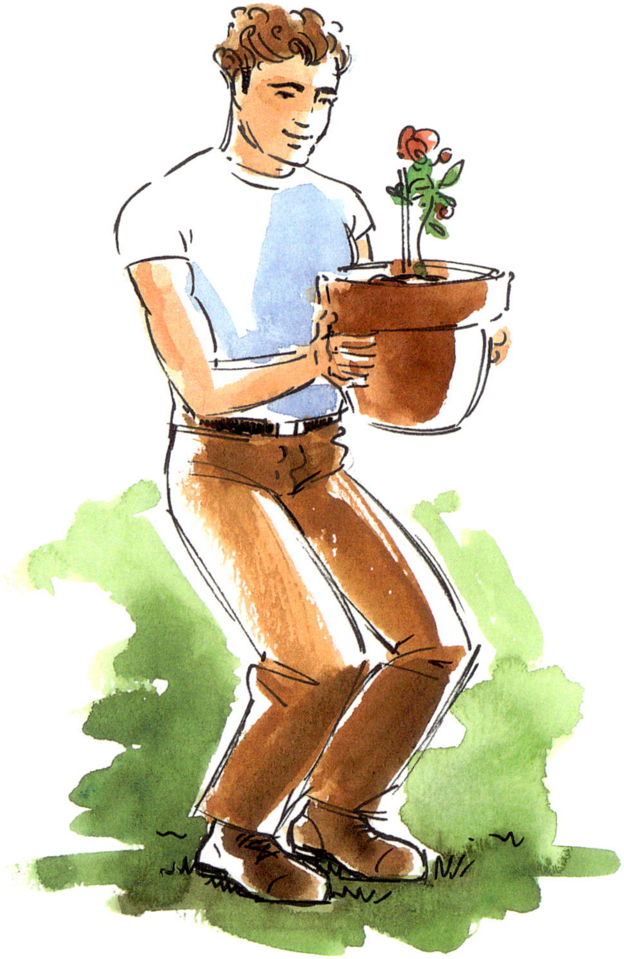

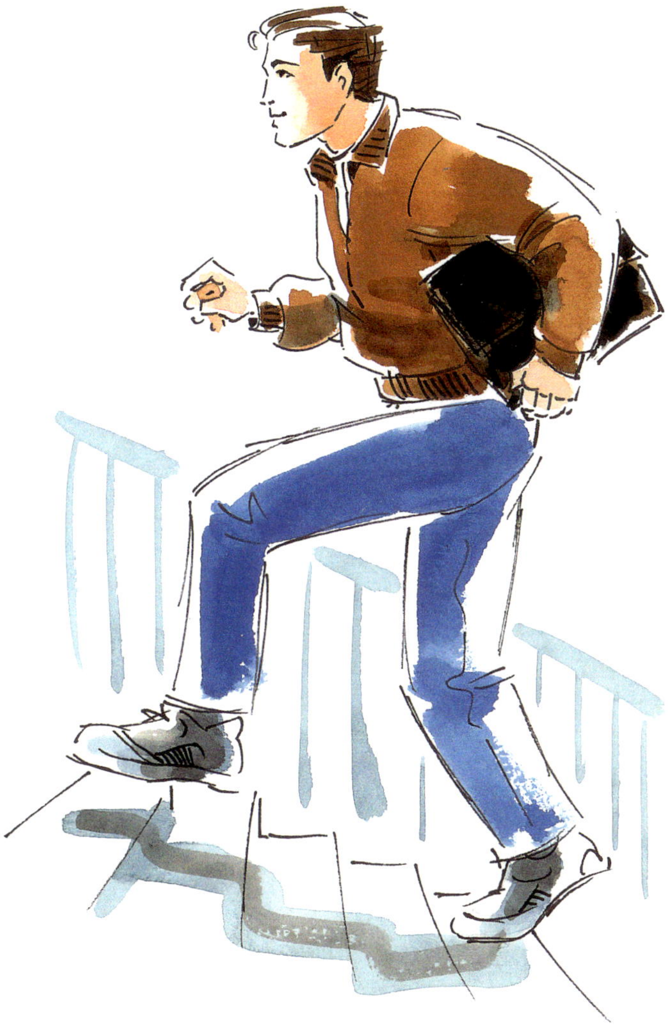

Herz ist es egal, was Sie tun, so lange der Puls steigt. Sicher gibt es empfehlenswerte und weniger empfehlenswerte Bewegungsformen, das Wichtigste aber ist der Spaß, den Sie bei allen Aktivitäten haben sollen. Suchen Sie sich also die Bewegung, die Ihnen Freude bereitet oder zumindest kein Unbehagen verschafft. Und denken Sie daran: Je ausdauernder Sie werden, desto mehr Freude und Erfolgerlebnisse werden sich einstellen. Machen Sie sich bewusst, dass Ihnen nach einer Weile das Treppensteigen leichter fällt oder dass Sie beim Spaziergang zur Arbeit kaum noch außer Atem kommen. Dann ist es an der Zeit, über andere Trainingsformen nachzudenken. Vielleicht finden Sie dann Spaß an effektiven Ausdauersportarten wie zum Beispiel Walking, Inlineskating, Nordic Walking, Schwimmen, Radfahren oder gar Jogging.
Bevor es allerdings so weit ist, sind die Activities of Daily Life (ADL) die ersten Schritte zu mehr Fitness, Leistungsfähigkeit und Wohlbefinden.

1 Haushalt, Garten und Büro

Bauen Sie über den Tag verteilt immer wieder kleine Trainingseinheiten mit Alltagsbewegungen ein (ADL). Wenn Sie im Garten arbeiten, sollten Sie zwischendurch mit den Blumenkübeln oder den Gartenwerkzeugen einige Kniebeugen ausführen oder sich damit zum Himmel strecken. Im Büro können Sie immer dann an ein Minitraining denken, wenn Sie ein Buch oder einen Ordner aus dem Regal holen. Im Haushalt finden Sie andere »Geräte«, mit denen Sie Ihren Kreislauf in Schwung bringen und Verspannungen vermeiden können.

2 Treppensteigen

Treppensteigen ist ein echter Klassiker. Oberschenkel und Po werden straff und Ihr Puls kommt auf Touren. Gehen Sie möglichst oft einige Stockwerke im Treppenhaus und nehmen Sie dabei so viele Stufen, wie Ihnen angenehm ist. Etwas leichter ist der Fußmarsch ins Büro. Lassen Sie das Auto stehen, bevor Sie am Ziel sind und gehen Sie etliche Meter zu Fuß.

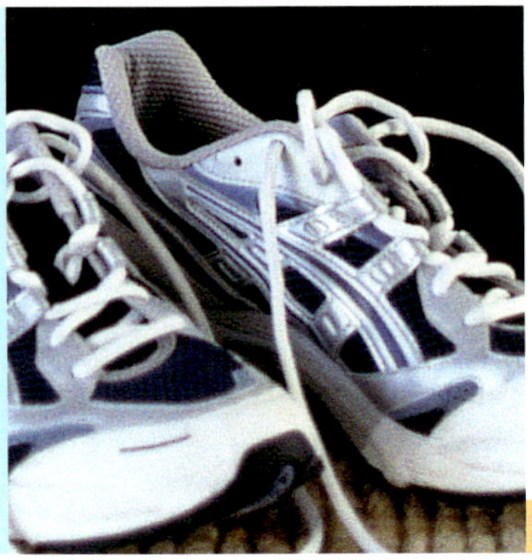

Trainieren Sie Ihre Ausdauer!

Mäßig, aber regelmäßig zum Erfolg

Die Ausdauersportarten Walking, Inlineskating, Nordic Walking, Skilanglauf, Schwimmen, Radfahren oder Jogging sind die nächste Belastungsstufe, mit der Sie die Ausdauer trainieren können. Diese Bewegungsformen sind deshalb so gut geeignet, weil Sie große Muskelgruppen Ihres Körpers beanspruchen und damit für einen erhöhten Energie- und Kalorienverbrauch sorgen. Das kommt Ihnen entgegen, wenn Sie kleine Pölsterchen loswerden wollen. Außerdem lassen sich diese Sportarten sehr gut über eine Pulsmessung dosieren und damit können Sie eine Überforderung vermeiden.

Gegen eine Überlastung des Herz-Kreislauf-Systems schützen Sie sich am besten durch die Verwendung eines EKG-genauen Pulsmessers oder durch das Messen des Pulses am Handgelenk (Daumenseite) oder Hals. Verwenden Sie dazu gleichzeitig Ihren Zeige-, Mittel- und Ringfinger. Sie spüren das Pochen des Pulses dann besser. Je mehr Sie sich beim Ausdauertraining in einem angenehmem Tempo bewegen, desto mehr danken es Ihnen Ihre Blutgefäße. Die Bewegungen der Muskeln wirken wie eine Pumpe auf Ihre Venen. Das entlastet nicht nur Ihr Herz, sondern hält auch Ihre Adern elastisch.

TIPP

Ausdauersportarten

- *Minimal dreimal 20 bis 30 Minuten pro Woche*
- *Optimal dreimal 45 bis 60 Minuten pro Woche*
- *Die Pulsfrequenz soll von 160 bis 180 minus Lebensalter betragen.*

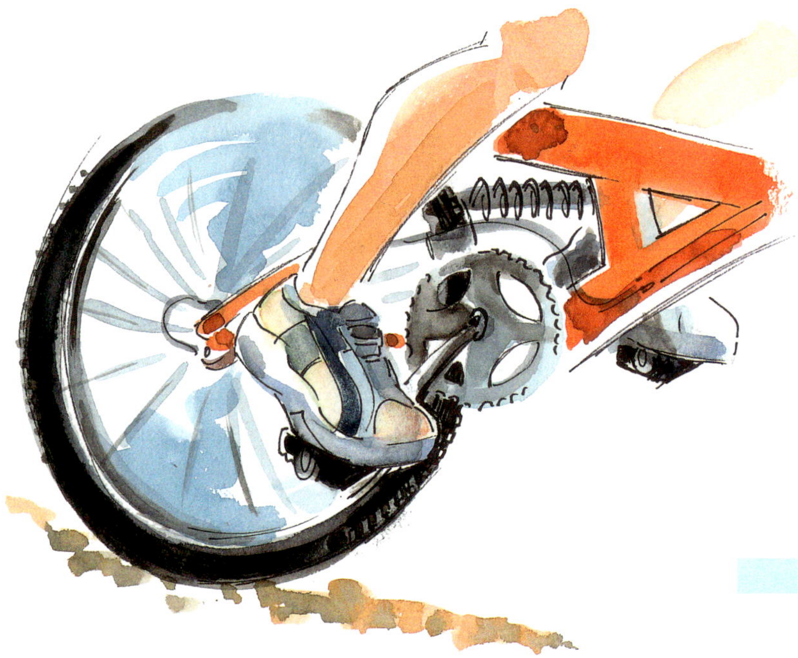

3 Radfahren

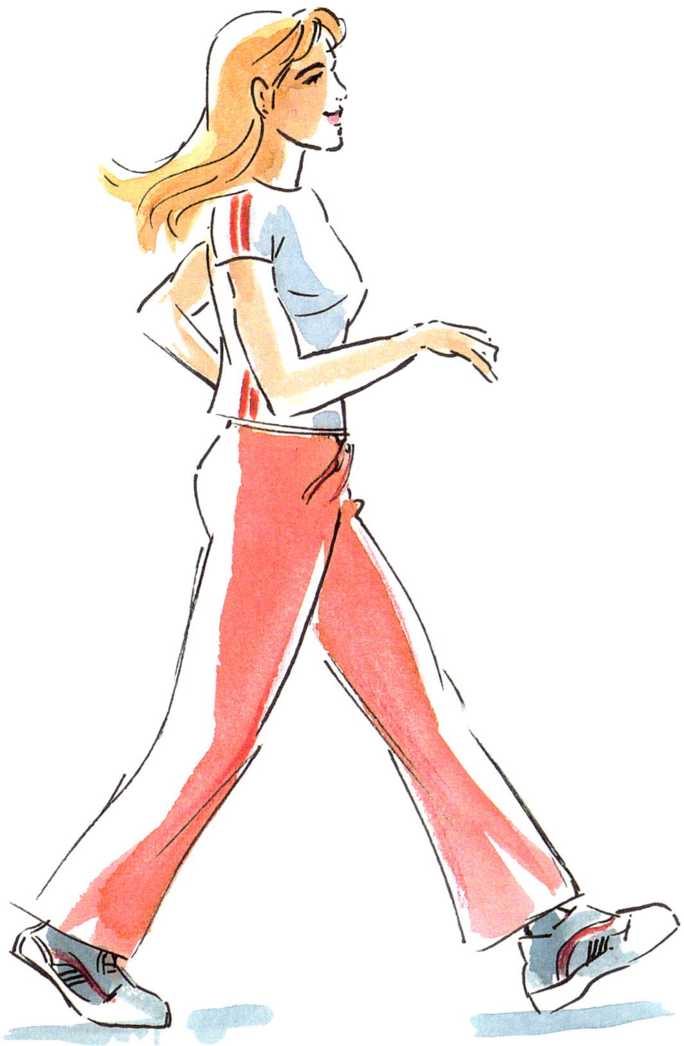

4 Walking

Für das Walken und das Radfahren benötigen Sie weder besondere Kleidung noch Schuhe. Und das Gute ist, Sie können diese Aktivitäten fast überall durchführen. Selbst in der Großstadt finden Sie Gelegenheit dazu. Zudem sind die beiden Bewegungen sehr schonend und deshalb selbst bei Gelenk- oder Rückenbeschwerden gut und ohne große Schwierigkeiten auszuführen. Das einzige was Sie brauchen, ist ein bisschen Lust auf frische Luft und eine dem Wetter angepasste Kleidung, mit der Sie sich frei bewegen können. Mit Walking und Radfahren trainieren Sie Ihren Körper und können sich nebenbei an der Umgebung erfreuen. Es steht Ihnen offen, welche Gegend Sie wählen. Der städtische Raum ist eher erlebnisreich und wird Sie viel mehr von der Bewegung ablenken. Sie merken hier vielleicht gar nicht, dass Sie trainieren. Wenn Sie im Grünen unterwegs sind, haben Sie mehr Ruhe und Entspannung und können viel Sauerstoff tanken. Ohne die Ablenkungen der Stadt oder einer menschenreichen Umgebung werden Sie sich mehr auf sich selbst konzentrieren und die Beanspruchung bewusster und intensiver wahrnehmen.

3 Radfahren

Die kreisrunde und stoßfreie Pedalbewegung beim Radfahren tut Ihren Kniegelenken gut. Sie sollten allerdings darauf achten, Ihren Sattel so hoch einzustellen, dass Ihr Knie beim Treten fast gestreckt werden kann. Das Treten ist dann weniger anstrengend und macht Sie nicht so schnell müde. Stellen Sie außerdem den Lenker so ein, dass Sie gerade sitzen können. Denken Sie daran, nur die Zeit in der Sie wirklich treten, hilft Ihnen weiter. Also halten Sie die Beine auf Trab.

4 Walking

Fast alle Muskeln des Körpers sind beim Walken im Einsatz und das macht diese Bewegungsform so wirkungsvoll. Sie können allerdings noch ein bisschen mehr tun, um zusätzliche Effekte zu nutzen. Lassen Sie Ihre gebeugten Arme leicht und schwungvoll neben dem Körper pendeln. Ihre Hände sollten nach oben, etwa bis zum Brustbein, und nach unten hinten, etwa bis zur Hüfte, schwingen. Halten Sie Ihre Hände locker und leicht geschlossen und die Ellenbogen immer im gleichen Winkel. So stärken Sie den Schultergürtel, mobilisieren die Brustwirbelsäule und Sie gehen außerdem mit dynamischeren Schritten. Versuchen Sie bei der Gehbewegung mit Ihren Fußsohlen den Staub unter sich nach hinten wegzukehren. Dann spüren Sie Ihre Gesäßmuskulatur intensiver.

Sofa-Gymnastik

Das Programm für Couch Potatoes

Schwitzen statt Sitzen

Folgen Sie diesem Motto nur zwei- bis dreimal am Tag, dann haben Sie schon extrem viel für Ihre Gesundheit getan. Wie sieht Ihr persönlicher Alltag aus und wie können Sie diese Devise umsetzen? Gehören Sie zu den Menschen, die viel sitzen? Beginnt Ihr Tag nach dem Frühstück mit der Fahrt zum Büro, in dem Sie bis zur Mittagspause vor dem PC sitzen? Dann ein kurzer Gang in die Kantine und wieder zurück an den Arbeitsplatz. Gegen 17.00 oder 18.00 Uhr die Fahrt nach Hause und endlich erfolgt das Ausruhen auf dem Sofa. Die Experten sprechen in diesem Fall von dem so genannten »Sitzkreislauf«, dem sich unser Körper schnell anpasst. Die Wirbelsäule, die Gelenke und besonders das Bindegewebe gewöhnen sich an diese einseitige Belastung und reagieren folglich auf andere, neue Belastungen oft mit Schmerzen und Unbeweglichkeit.

In diesem Kapitel werden wir auf eines der liebsten Sitzmöbel eingehen – auf das Sofa. Viele Menschen verbinden sehr angenehme Gedanken mit ihrem Lieblingsstück. Immer wenn Menschen an Ausruhen, an Faulenzen, einfach an Nichtstun denken, verspüren sie eine große Sehnsucht nach ihrem Sofa. Kennen Sie diese Gedanken?

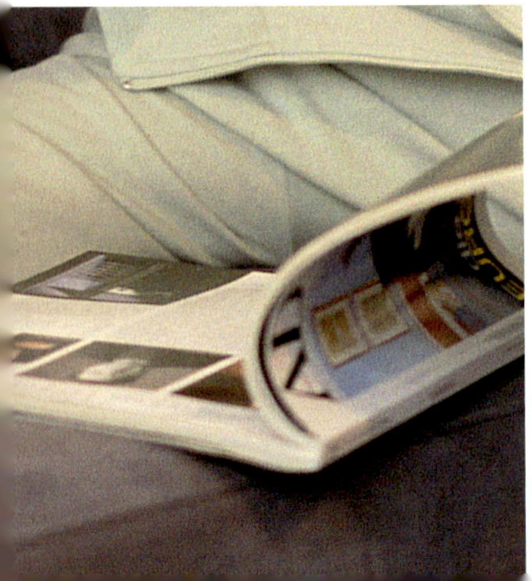

Generell ist gegen das Lümmeln auf der Couch aus gesundheitlichen Gründen nichts einzuwenden. Sie dürfen nur nicht zu lange lümmeln und in immer der gleichen Position verharren. Denn dann unterstützt das Ausruhen keinesfalls die Regeneration, sondern verschlechtert sie sogar durch die lange Inaktivität. Verspannungen sind vorprogrammiert. Der Mensch wird träger und träger, verliert die Lust an jeglicher Aktivität und entwickelt sich langsam zu einer so genannten »Couch Potato«. Wenn Sie sich das nächste Mal in dieser eben beschriebenen Situation ertappen, geben Sie sich einen Ruck. Durchbrechen Sie diesen Kreislauf! Nehmen Sie die Übungen zum Anlass aktiv zu werden.

Setzen Sie sich dafür gezielte Signale! Vielleicht besitzen Sie einen Radiowecker, der Sie jede Stunden an die Bewegungen erinnert. Natürlich wird das in den ersten Wochen einige Überwindung kosten. Sie werden aber schon bald Spaß an unserer Sofa-Gymnastik finden und das geliebte Lümmeln am Abend oder am Sonntag bekommt eine andere Bedeutung. Bedenken Sie: Während eines Spielfilmes mit fünf Werbepausen können Sie fünfmal trainieren. Wenn man das auf einen verregneten Sonntag hochrechnet, kommen Sie auf eine stolze Trainingszeit. Und hinterher haben Sie sicher kein schlechtes Gewissen.

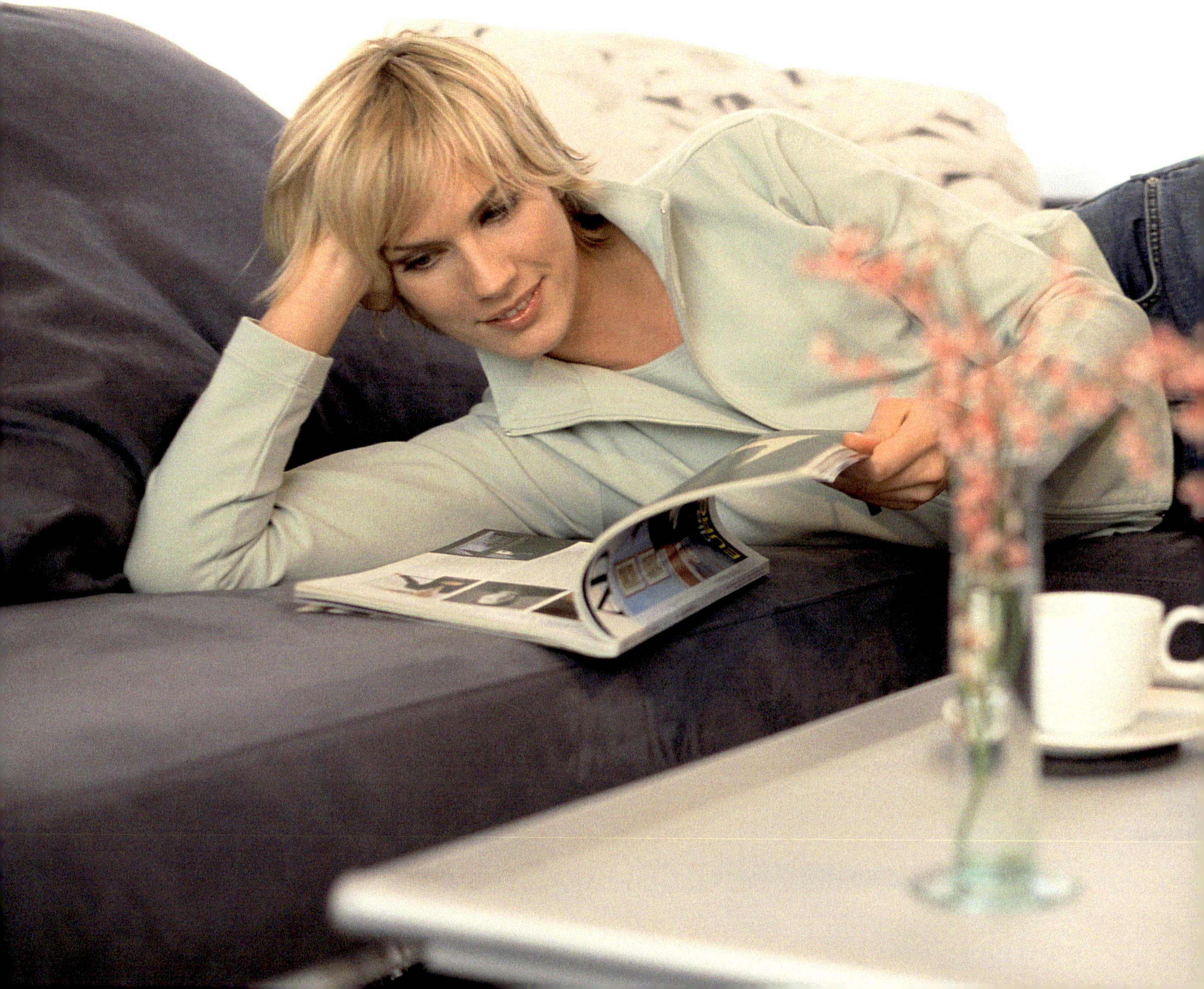

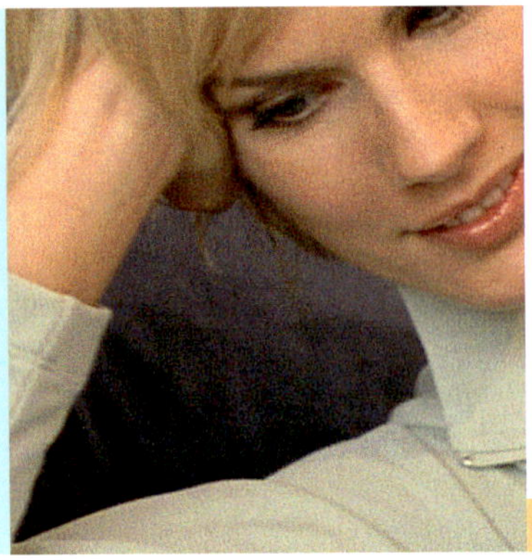

Erleben Sie Ihr Sofa neu!

Fernsehzeit wird Trainingszeit

I Sofaliegestütz

Bewundern Sie nicht auch manchmal Menschen, die schöne definierte Arme haben? Insbesondere im Sommer, wenn man luftige Kleidung tragen möchte. Auch Sie können das erreichen! Mit der folgenden Übung kräftigen Sie vor allem die Oberarme und den Schultergürtel. Sie können sogar Nackenverspannungen abbauen, wenn Sie diese Liegestütze regelmäßig ausführen.
Setzen Sie sich aufrecht hin und stützen Sie sich an der Vorderkante der Sitzfläche ab. Die Finger zeigen nach vorn, in Richtung Körper. »Wandern« Sie jetzt mit den Füßen nach vorn, bis Ihr Gesäß in der Luft hängt. Die Fußspitzen sind angezogen, Oberschenkel und Oberkörper bilden einen 90-Grad-Winkel, die Arme sind fast gestreckt und Ihr Blick geht geradeaus nach vorn. Stabilisieren Sie während der Bewegung Ihren Körper. Beugen Sie Ihre Arme, bis Ober- und Unterarm einen 90-Grad-Winkel bilden. Strecken Sie Ihre Arme dann wieder und kommen Sie zurück in die Ausgangsstellung. Der Körper folgt der Bewegung der Arme. Halten Sie

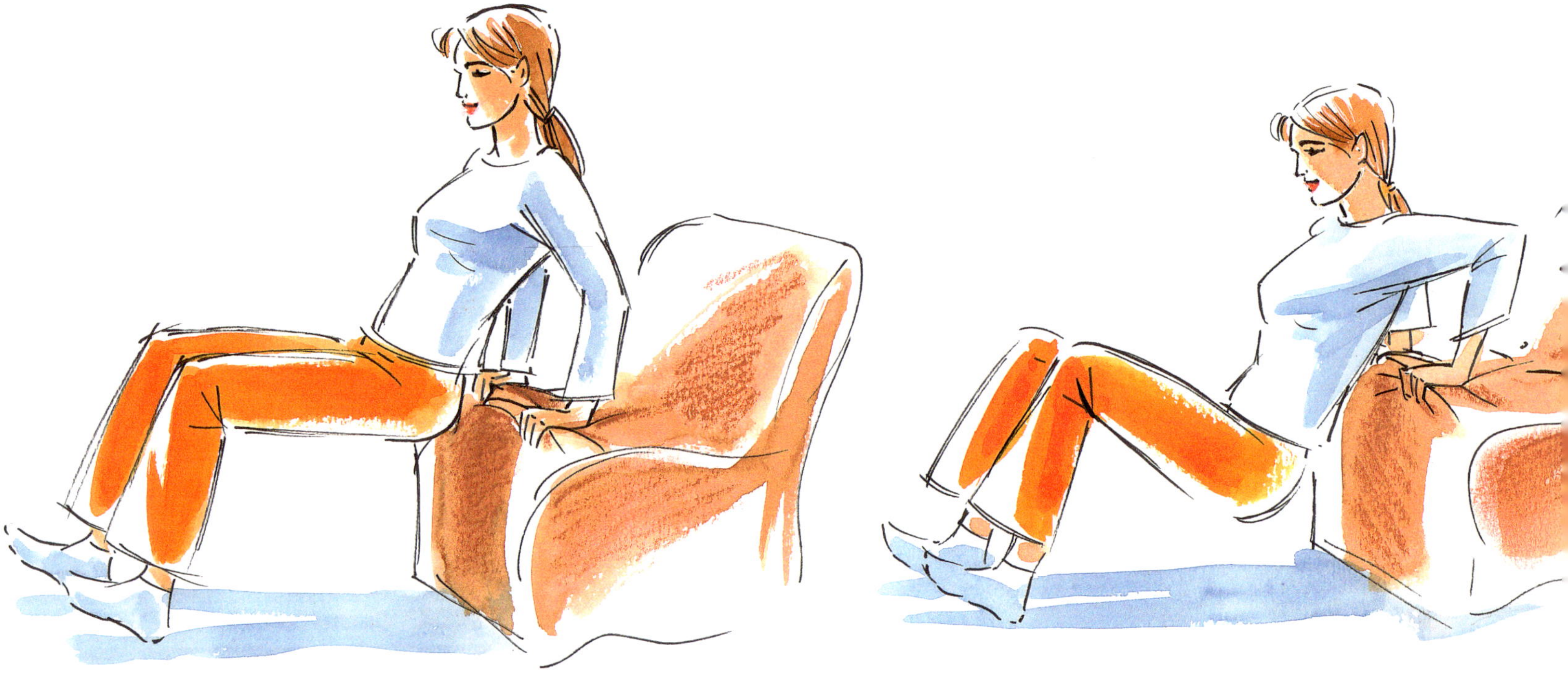

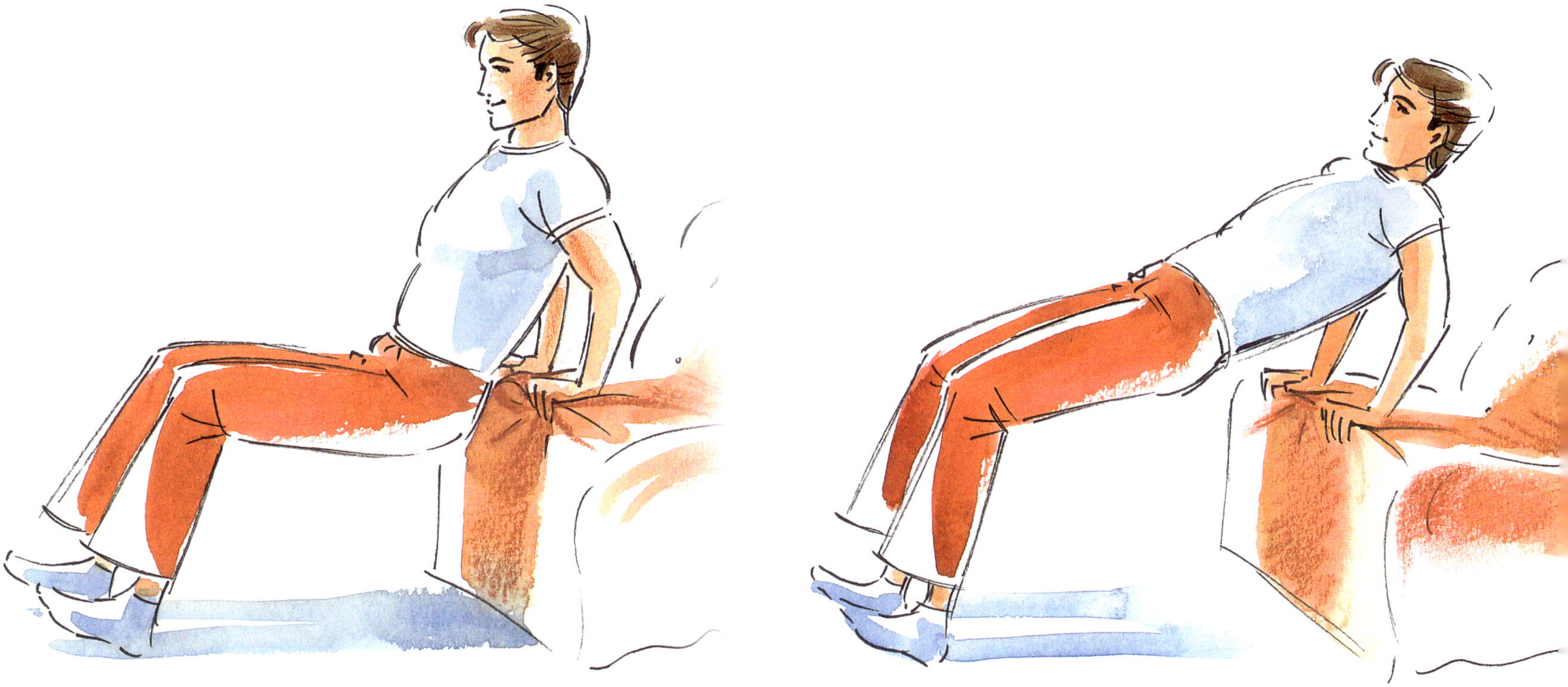

Ihre Schultern ruhig und stabil. Das heißt, der Abstand zwischen Ohr und Schulter verändert sich während der Übung nicht.

2 Sofabrücke

Die folgende Übung bringt Ihren Körper aus der typischen Sitzposition heraus. Die Muskeln auf der Vorderseite Ihres Körpers, die durch die entstehenden Winkelstellungen beim Sitzen in eine verkürzte Position kommen, werden bei der Sofabrücke gedehnt. Dies trifft besonders auf den Bereich der Hüfte und des Beckens zu. Die Muskeln auf der Rückseite des Körpers, besonders der obere Rücken und das Gesäß sowie die Beinrückseiten, werden gekräftigt. Sie neigen durch langes Sitzen zur Abschwächung. Auch mit dieser Übung können Sie den täglichen Sitzkreislauf unterbrechen. Setzen Sie sich wie bei der Übung »Sofaliegestütz« an die Vorderkante der Sitzfläche. Die Finger zeigen nach vorn in Richtung Körper. »Wandern« Sie jetzt mit den Füßen nach vorn, bis sich das Gesäß in der Luft befindet. Die Fußspitzen sind angezogen, Oberschenkel und Oberkörper bilden einen 90-Grad-Winkel, die Arme sind fast gestreckt und Ihr Blick geht geradeaus nach vorn. Atmen Sie ein und heben Sie das Becken mit der Ausatmung nach oben, bis Knie, Oberschenkel und Oberkörper eine Linie bilden. Ihr Kopf befindet sich in Verlängerung der Wirbelsäule und Ihr Blick richtet sich nach oben. Mit der nächsten Einatmung senken Sie das Becken wieder und kommen zurück in die Ausgangsstellung.

WIEDERHOLUNGEN

Sofaliegestütz
fünf- bis zehnmal,
1 bis 3 Serien

Sofabrücke
fünf- bis zehnmal,
1 bis 3 Serien

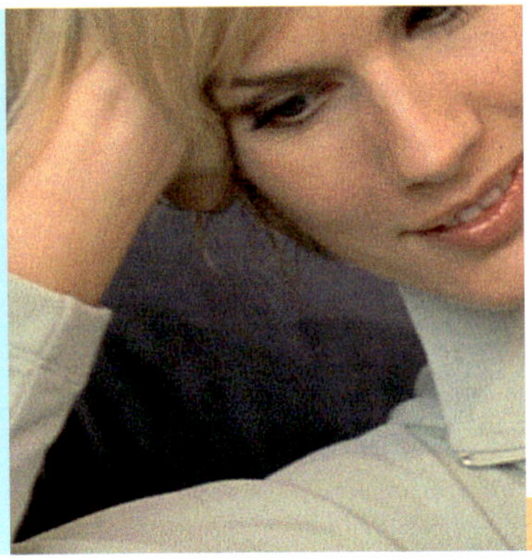

Erleben Sie Ihr Sofa neu!

Fernsehzeit wird Trainingszeit

3 »Zeig her Deine Füße«

Für die folgende Übung können Sie auf der Coach sitzen bleiben und gleichzeitig Ihre Beine trainieren. Setzen Sie sich aufrecht hin. Wenn möglich bilden die Fußgelenke und Schienbeine sowie der Oberschenkel und Ihr Oberkörper einen 90-Grad-Winkel. Die Hände legen Sie ganz bequem neben die Oberschenkel auf die Sitzfläche. Strecken Sie nun ein Bein in die Waagerechte und ziehen Sie die Fußspitze zum Schienbein, während Sie Ihre Ferse von sich wegstrecken. Der vordere Oberschenkel leistet bei der Bewegung volle Kraftarbeit und die hintere Beinmuskulatur wird gedehnt. Am meisten werden Sie den Dehnungsreiz in der Wade und im Bereich der Kniekehle spüren.

Halten Sie Ihr Bein dreimal 10 Sekunden in der Waagerechten und führen Sie es zwischendurch kurz nach unten. Dann führen Sie die Übung fünf- bis zehnmal dynamisch durch. Das heißt, Sie führen das Bein mit der Ausatmung nach oben und mit der Einatmung nach unten, ohne es in der Waagerechten zu halten. Lockern Sie die Muskulatur danach kurz aus und wiederholen Sie dann die Übung mit dem anderen Bein!

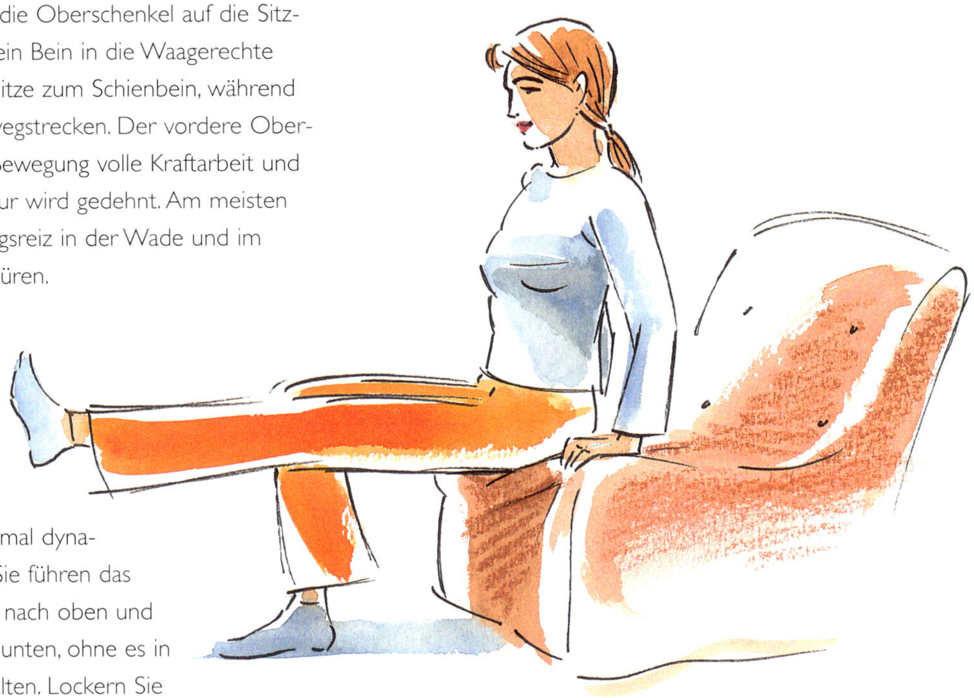

TIPP

»Zeig her Deine Füße« für Fortgeschrittene: In der waagerechten Halteposition können Sie zusätzlich den Fuß des gehobenen Beines strecken und beugen.

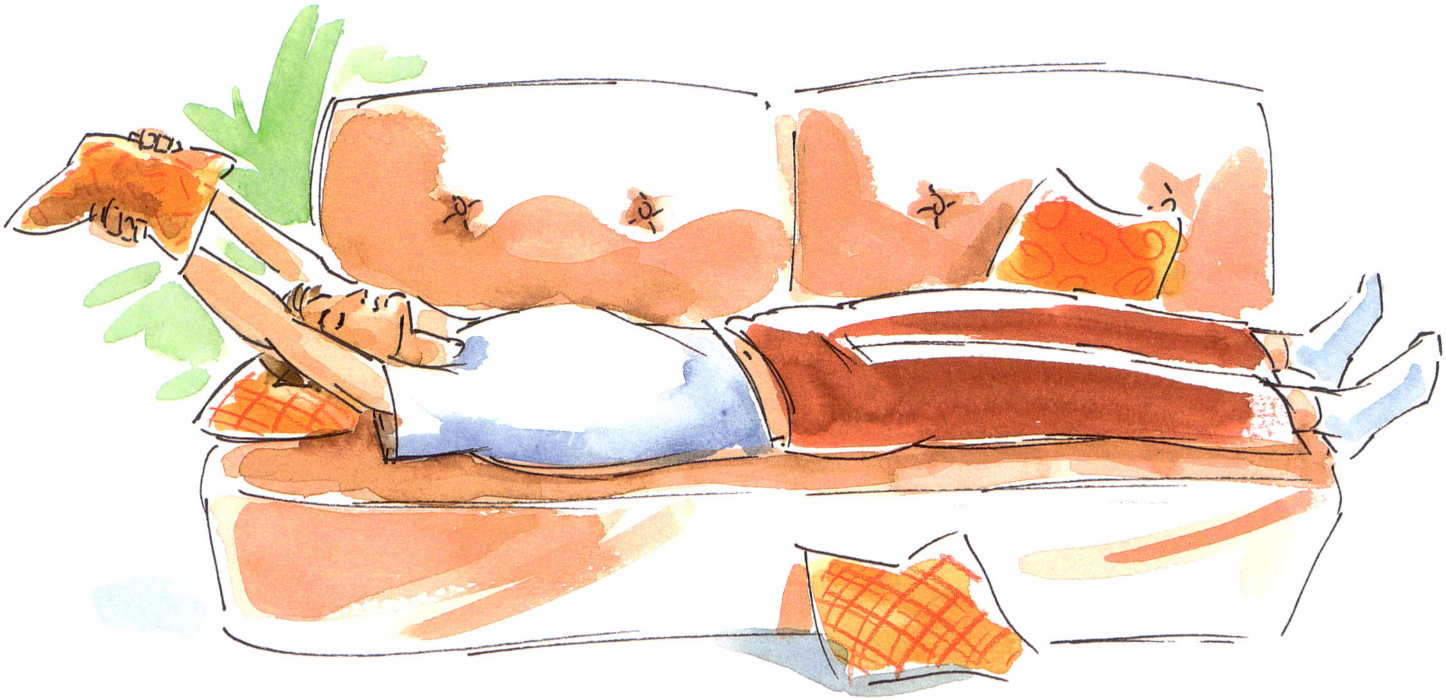

4 »Zeig her Deine Kissen«

Das Training wird immer besser, Sie werden es sehen! Die nächste Übung können Sie sogar im Liegen ausführen. Sie benötigen dazu ein großes Sofakissen, ein Tablett oder auch ein großes Buch. Je schwerer das »Trainingsgerät« ist, um so schwerer wird die Übung! Legen Sie sich flach auf den Rücken und halten Sie das Kissen vor dem Bauch. Spannen Sie den ganzen Körper an. Beginnen Sie bei den Füßen: Ziehen Sie die Zehenspitzen fest in Richtung Oberkörper, spannen Sie Waden, Oberschenkel und Gesäß an, halten Sie den Bauch flach und drücken Sie die Schulterblätter in das Sofa. Vermeiden Sie ein Hohlkreuz! Atmen Sie in dieser Position ein und heben Sie bei der Ausatmung das Kissen mit gestreckten Armen weit über den Kopf, bis die Arme neben Ihrem Gesicht sind. Mit dem nächsten Einatmen senken Sie die Arme in die Ausgangsstellung zurück.

Geben Sie während der Übung niemals die Ganzkörperspannung auf und versuchen Sie stets gleichmäßig und ruhig zu atmen. Wiederholen Sie diese Übung fünf- bis zehnmal und nutzen Sie danach die Zeit zum Nachspüren. Bleiben Sie einen Moment mit geschlossenen Augen liegen und spüren Sie der völligen Entspannung nach.

WIEDERHOLUNGEN

»Zeig her Deine Füße«
jedes Bein dreimal 10 Sekunden statisch in der Waagerechten halten und dann fünf- bis zehnmal dynamisch auf und ab bewegen

»Zeig her Deine Kissen«
fünf- bis zehnmal, 2 bis 3 Serien

Lazy Partner

Ein kurzweiliges Training zu zweit

Geteiltes Leid ist halbes Leid

Die bisherigen Übungen mussten Sie alleine durchführen. Auf den folgenden Seiten wollen wir Sie dazu motivieren, sich eine Trainingspartnerin oder einen Trainingspartner zu suchen. Das kann der Partner sein, ein/e Freund/in, die Eltern oder auch Ihre Kinder. Jede der folgenden Übungen wird durch den Partner zum Erlebnis, bringt Spaß und Freude. Zu zweit trainiert es sich gleich viel leichter. Und vielleicht finden Sie sogar für die Zukunft einen Gleichgesinnten, einen Menschen, der auch etwas für seine Gesundheit tun möchte.

Das Training zu zweit benötigt wenig Aufwand. Das Wohnzimmer eignet sich besonders gut als Trainingsraum. Gerade die faulen, gemütlichen Stunden zu Hause, in denen jeder in seinem Lieblingssessel versinkt, können Sie nutzen, um gemeinsam zu lachen, zu quatschen, zu kämpfen, sich auszuprobieren und sich zu bewegen.

Das Üben zu zweit hat viele positive Effekte, nicht nur aus trainingswissenschaftlicher Sicht. Gemeinschaftliche Aktivitäten mit Freunden oder der Familie verbessern das Zusammengehörigkeitsgefühl und bringen die Menschen weiter. Sie lernen sich kennen, sie müssen sich aufeinander verlassen können, sie testen ihre Kräfte und sie »arbeiten« an einer gemeinsamen Sache. Diese Aspekte sind Ihnen sicher nicht neu. Warum probieren Sie diese Art der Gruppendynamik nicht einmal mit der ganzen Familie aus?

Das Partnertraining bietet aber noch mehr Vorteile. Nachdem Sie eine neue Bewegung erlernt haben und sicher beherrschen, können Sie mit dem Partner die Ausführungsbedingungen verändern und die Übung vielfältiger gestalten.

Als Beispiel haben wir für Sie die Partner-Kniebeuge gewählt. Natürlich können Sie die Kniebeuge auch allein durchführen (Seite 116). Durch den Partner wird die Übung jedoch anspruchsvoller. Die Körperstabilität und die Koordination werden stärker gefordert, zum Teil beanspruchen Sie zusätzliche Muskelgruppen (Arme und Schultergürtel). Sie werden die Übung mit mehr Aufmerksamkeit durchführen. Auch Lachen ist erlaubt, denn Lachen kräftigt zusätzlich Ihre Bauchmuskeln und setzt Glückshormone frei!

Sind das nicht Gründe genug, um einen Versuch zu starten? Überreden Sie gleich heute Ihren persönlichen Lazy-Partner und probieren Sie die Übungen der folgenden Seiten aus. Viel Spaß dabei!

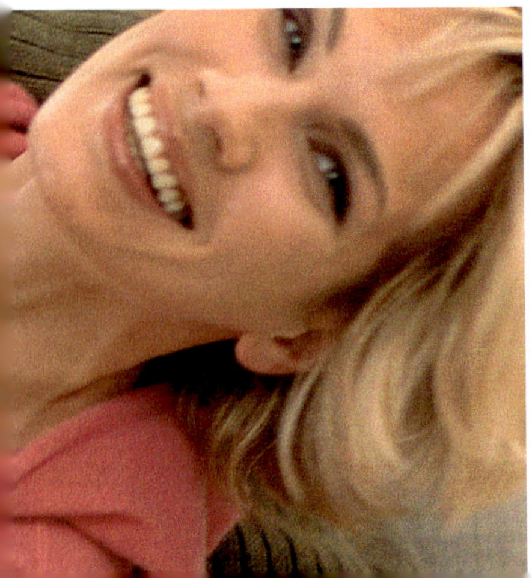

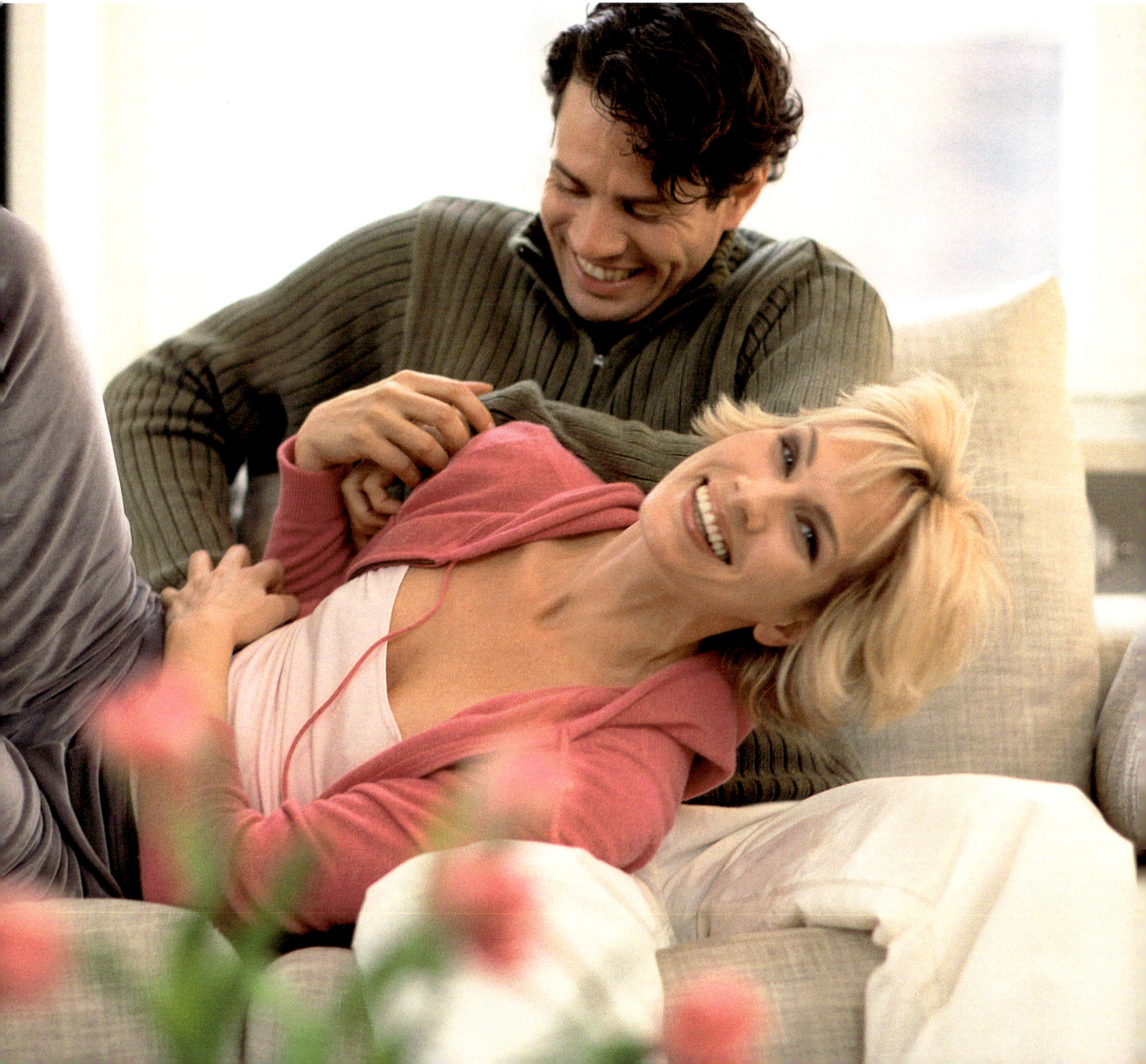

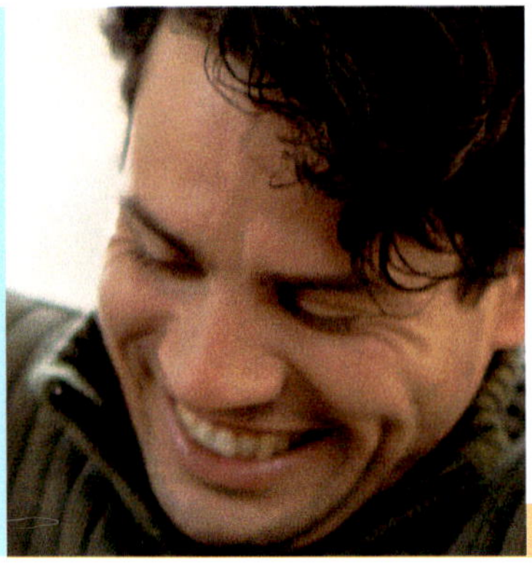

Der Partner – Ihr neues Trainingsgerät

Abwechslungsreich und kommunikativ macht's doppelt Spaß

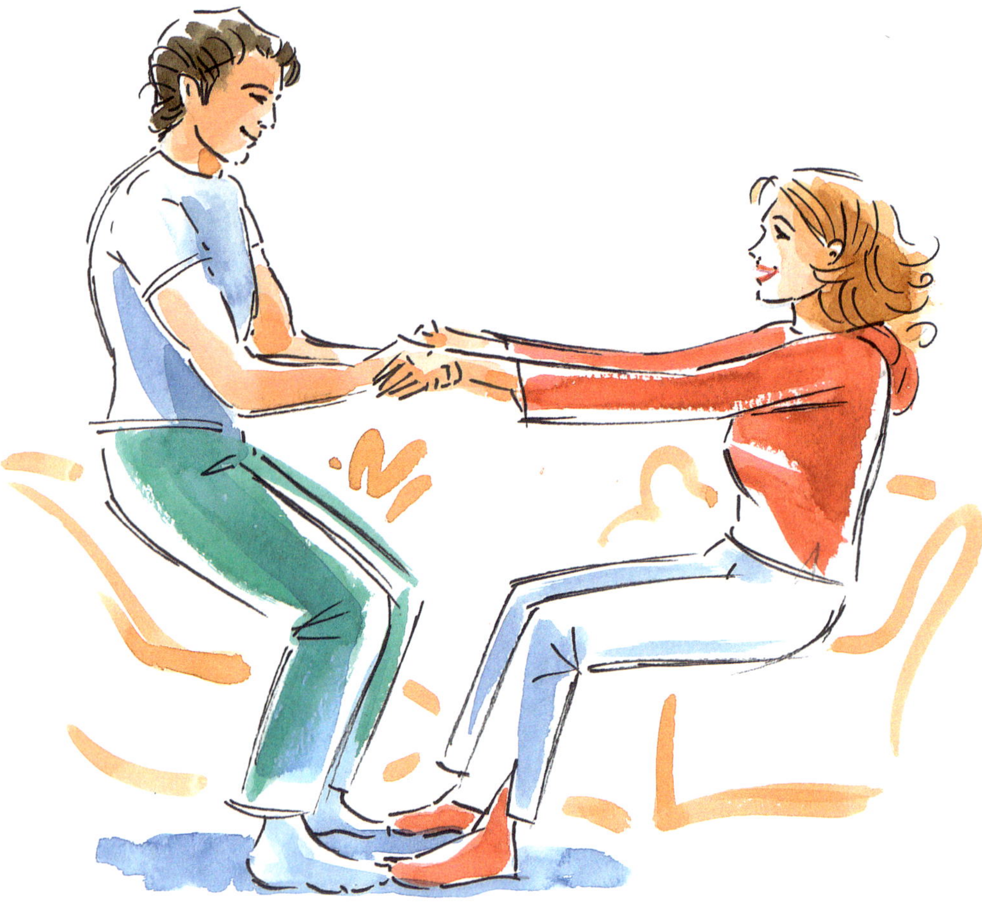

I Partnerkniebeuge

Ihr Partner führt Kniebeugen aus und Sie halten ihn. Ihr Lazy-Partner sitzt an der Vorderkante der Sitzfläche. Stellen Sie sich vor Ihren Partner und reichen Sie ihm die Hände. Richten Sie beide den Rücken auf und bauen Sie eine leichte Spannung in Ihren Armen auf. Ziehen Sie Ihre Schultern von den Ohren weg nach unten und etwas nach hinten. Dabei bleibt der Bauch flach und fest. Bevor es losgeht, lehnen Sie sich etwas zurück und beugen ganz leicht Ihre Beine. Während Sie in dieser Position verharren, steht Ihr Partner vom Sofa auf und streckt die Beine. Anschließend beugt er sie wieder, ohne sich jedoch auf das Sofa zu setzen. Das kann auf Dauer recht anstrengend werden.

Bei dieser Übung verlieren Sie beide leicht das Gleichgewicht. Sie verbessern Ihr Körpergefühl und Ihre Balance. Für diese Übung benötigen Sie aber auch Vertrauen. Verschieben Sie eventuelle Späße also besser auf später. Während der Übung sollten Sie die Spannung in Armen, Schultern und Rücken beibehalten. Wenn Sie diese Übung sicher beherrschen, benötigen Sie keine Sitzfläche mehr. Sie beginnen die Übung dann im Stand.

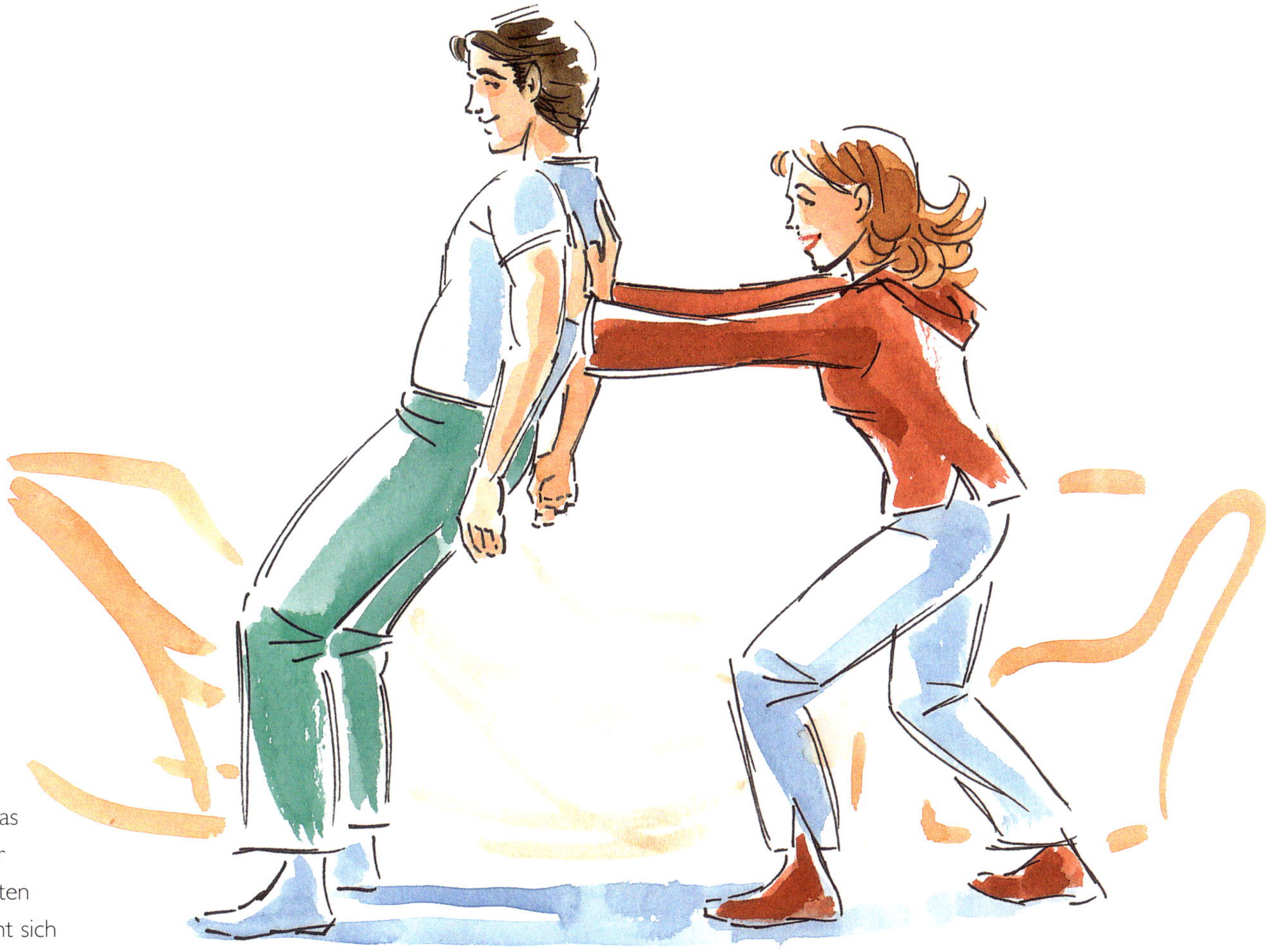

2 Der Baum

Bei dieser Übung verwandelt sich Ihr Lazy-Partner. Keine Angst, Sie benötigen dazu kein Kostüm, der Partner muss sich einfach nur vorstellen, ein Baum zu sein. Er stellt sich aufrecht in den Raum. Sie platzieren sich in einer stabilen Schrittstellung hinter ihm und legen Ihre Hände mit gespreizten Fingern auf das rechte und linke Schulterblatt. Ihr »Baum« hält ab jetzt den gesamten Körper unter Spannung und lehnt sich ganz leicht gegen Ihre Hände. Ihre Arme sind fast gestreckt, der Rücken ist gerade und der Bauch flach. Nun beginnen Sie die eigentliche Übung. Wenn Sie Ihre Arme beugen und Sie einen kleinen Ausfallschritt nach hinten ausführen, kippt der Baum in seiner ganzen Länge und Schwere auf Sie zu. Drücken Sie ihn langsam wieder in die Senkrechte, indem Sie Ihre Arme strecken und Ihr eigenes Gewicht nach vorn verlagern. Geben Sie Ihrem Baum Sicherheit, denn er verlässt sich auf Sie! Falls der Lazy-Partner unsicher ist, wird die gesamte Übung schwierig. Die einzige Sicherheit, die er hat, sind Sie. Das setzt ein enges Vertrauensverhältnis zwischen Ihnen und Ihrem Partner voraus. Werden Sie sich der Verantwortung bewusst und geben Sie Ihrem Partner ein sicheres Gefühl! Begleiten Sie mit Ihren Händen, die sich an den Schulterblättern des Partners befinden, von Anfang an die Bewegung nach hinten.

WIEDERHOLUNGEN

Partnerkniebeuge
fünf- bis zehnmal,
2 bis 3 Serien

Der Baum
fünf- bis zehnmal,
2 bis 3 Serien

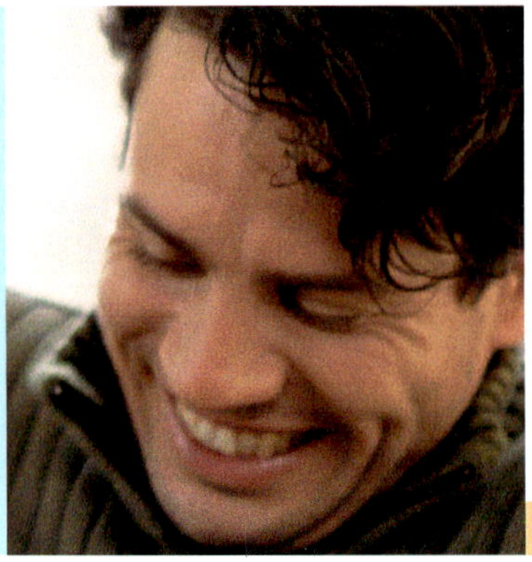

Der Partner – Ihr neues Trainingsgerät

Abwechslungsreich und kommunikativ macht's doppelt Spaß

3 Kraftprobe

Jetzt wird sich zeigen, ob Ihre Beinmuskeln stark genug sind, Ihren Lazy-Partner zu halten. Am besten, Sie suchen sich für diese Übung einen Partner, der Ihre Statur hat. Erst nach einigem Training erhöhen Sie das »Trainingsgewicht«.

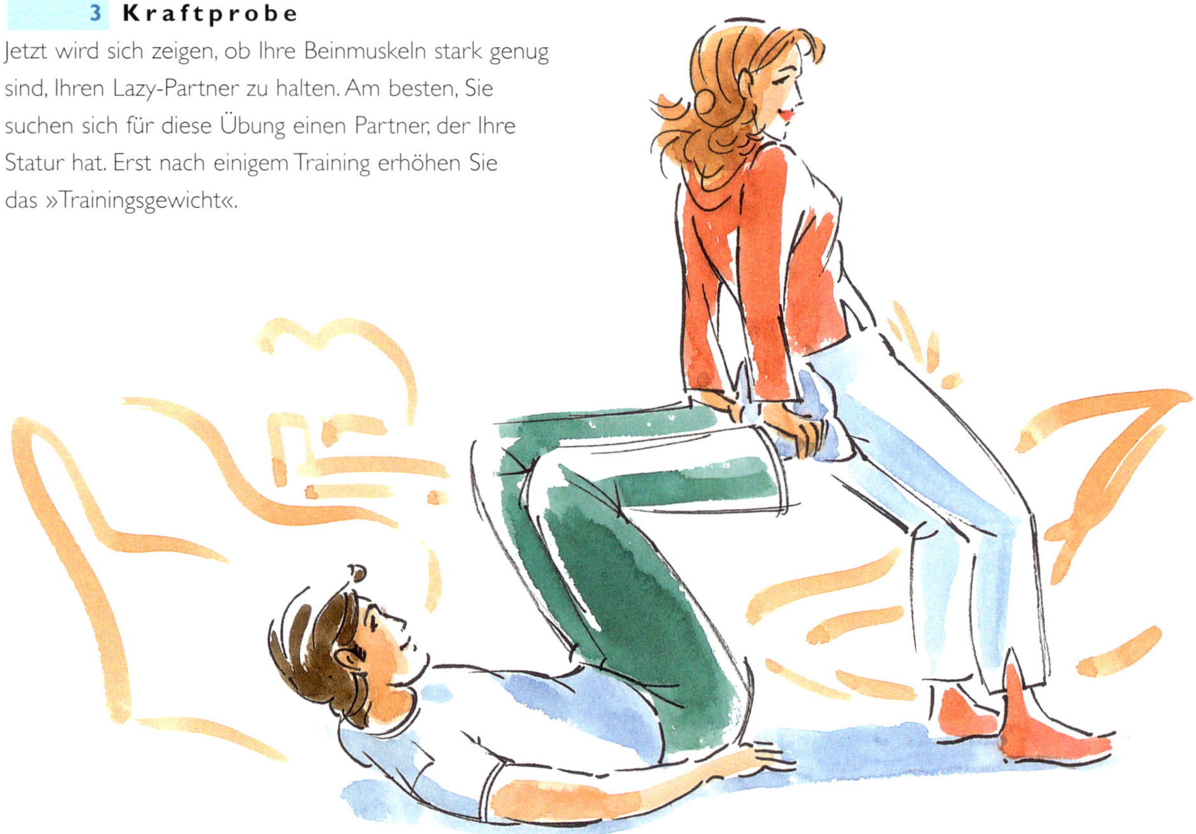

Legen Sie sich mit dem Rücken auf den Boden. Heben Sie Ihre Beine in die Luft. Die Knie- und Hüftgelenke sollten ungefähr einen 90-Grad-Winkel bilden. Die Arme liegen lang neben Ihrem Körper. Ihr Lazy-Partner stellt sich mit dem Rücken zu Ihnen und lehnt sein Gesäß vorsichtig an Ihre Fußsohlen. Dabei umfasst er mit den Händen die Füße. Mit der Ausatmung spannen Sie Ihren Bauch an und heben gleichzeitig Ihren Kopf.

TIPP

Zeigen Sie, was in Ihnen steckt! Bauch und Rücken stabilisieren als ein starkes Team Ihre Wirbelsäule. Mit Ihrem Lazy-Partner trainieren Sie diese Muskeln spielend im Sitzkampf.

4 Sanfter Sitzkampf

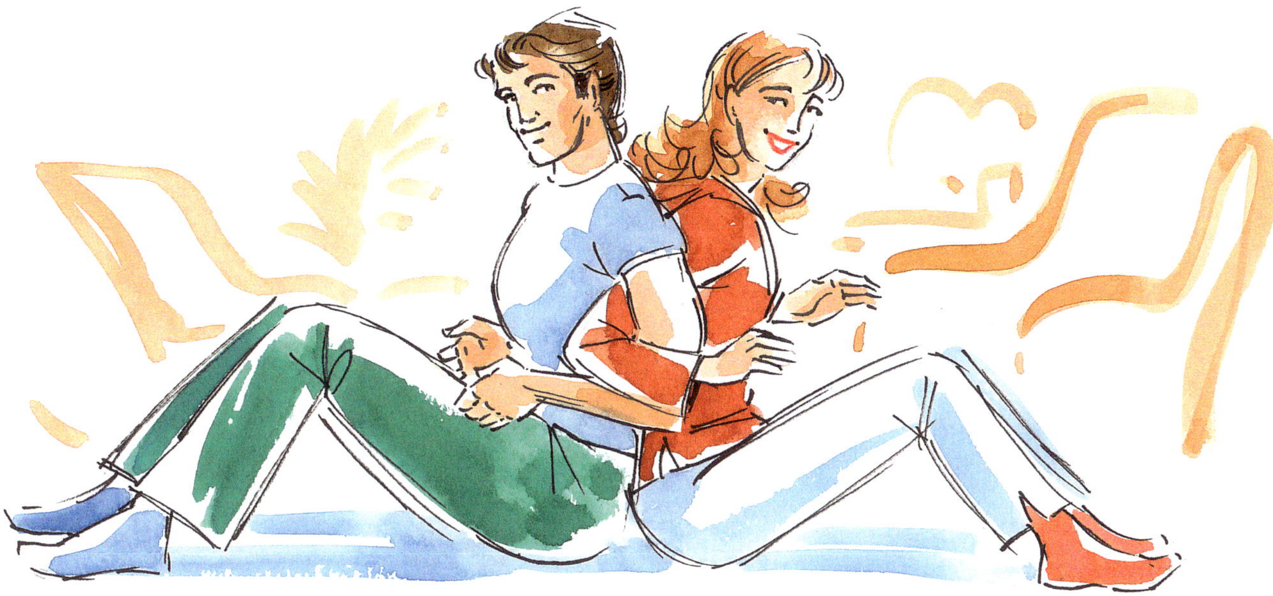

Dann geht es los! Mit der Einatmung beugen Sie Ihre Beine und ziehen die Knie in Richtung Brust. Sie müssen dabei das ganze Gewicht Ihres Partners halten. Und mit der nächsten Ausatmung schieben Sie den Partner nach schräg oben wieder in die Ausgangsstellung zurück. Führen Sie die Übung langsam und vorsichtig aus, um sich und Ihrem Partner Sicherheit zu geben. Halten Sie während der gesamten Bewegung die Spannung im Rumpf und atmen Sie flüssig und ruhig. Die einzige Aufgabe des Lazy-Partners ist, die Körperposition zu halten und steif stehen zu bleiben wie ein Brett.

4 Sanfter Sitzkampf

Beim sanften Sitzkampf können Sie Ihrem Partner zeigen, wie stark Sie sind und was in Ihnen steckt. Dazu setzen Sie sich beide auf den Boden – Rücken an Rücken. Die Beine werden vor dem Körper aufgestellt. Die Rücken sind aufgerichtet und lang, wobei Sie Ihren Partner vom unteren Rücken bis zu den Schultern spüren müssen. Nun verhaken Sie Ihre Arme mit denen des Partners und versuchen ganz sanft, Ihren Partner zur Seite zu drücken, mal links mal rechts. Der wehrt sich natürlich und hält dagegen. Atmen Sie trotz der großen Körperspannung, die Sie beide vor allem im Bauch und Rücken aufbauen, gleichmäßig weiter. Zählen Sie laut und langsam bis zehn. Dann lassen Sie locker und ruhen sich für einen Moment aus. Gehen Sie sanft mit Ihrem Partner um. Es gibt keinen Verlierer bei dieser Übung! Beide – Sie und Ihr Lazy-Partner – gehen als Gewinner aus diesem »Kampf« hervor. Sie sind beide für Ihre Gesundheit aktiver geworden und haben Ihre Muskeln trainiert!

WIEDERHOLUNGEN

Kraftprobe
drei- bis fünfmal,
1 bis 2 Serien

Sanfter Sitzkampf
ein- bis dreimal jeweils
10 Sekunden

Chill out

Anregungen für die Erholung im Alltag

Kühlen Sie ab!

Wörtlich übersetzt heißt chill out »abkühlen«. Es ist ein Wort aus der Sprache der Raver, einer Subkultur der heutigen Gesellschaft. Die Raver tanzen und feiern exzessiv über mehrere Stunden und ziehen sich danach zurück, um abzukühlen und sich zu erholen. Das nennen sie dann to chill out. Wir verstehen chill out als ein Erholen vom beruflichen Alltag. Es soll Ihnen helfen abzuschalten, sich besser auszuruhen und zu regenerieren, damit Sie am nächsten Tag wieder bei Kräften und voll einsatzfähig sind. Wir möchten Ihnen verschiedene Maßnahmen vorstellen, die Ihre Erholung unterstützen können. Einige davon haben Sie vielleicht schon kennen und schätzen gelernt. Andere kennen Sie vielleicht noch nicht. Sicher sind aber auch für Sie einige Anregungen dabei. Wichtig ist, sich die bekannten Effekte erneut bewusst zu machen und aktiv einzusetzen.

Freuen Sie sich auf den Feierabend. Leben Sie den Augenblick ganz bewusst und genießen Sie die alltäglichen Kleinigkeiten, die Sie überall wahrnehmen können. Sie haben tagsüber hart gearbeitet und sich jetzt eine Erholungspause verdient. Nehmen Sie sich etwas Schönes vor oder belohnen Sie sich nach einem erfolgreichen Tag mit einem Spaziergang. Schalten Sie zuerst einen Gang zurück, denn erholen können Sie sich nur, wenn Sie dies auch zulassen. Direkt nach der Arbeit ins Auto zu steigen und nach Hause zu fahren, endet häufig im Stau. Wenn Sie mit den öffentlichen Verkehrsmitteln unterwegs sind, müssen Sie sich zur Hauptverkehrszeit auf Gedränge und Getümmel einstellen. Da gibt es bessere Voraussetzungen zur Entspannung.

Genießen Sie in jedem Fall alle angenehmen Eindrücke ganz bewusst. Machen Sie Ihre Antennen frei für gute Laune und positive Gedanken. Sie wissen am besten, was Ihnen Spaß macht. Vielleicht haben Sie Lust nach der Arbeit etwas mit Ihren Kollegen zu unternehmen oder Sie treffen sich mit Freunden in einer Bar oder zum Essen. Der Spaß wird nicht auf sich warten lassen, wenn Sie sich mit netten Leuten umgeben und Sie werden sich gut unterhalten. Nachdem der Arbeitstag vorbei ist, sind manche Kollegen erwartungsgemäß viel lockerer und zugänglicher. Es wird wesentlich leichter sein mit ihnen zu kommunizieren und das ist die Basis für gutes Verstehen. Davon profitieren Sie auch noch am nächsten Tag.

Sie können auch eine After Work Party besuchen, um sich ein bisschen zu bewegen und so die Zeit zu überbrücken, bis die Rushhour vorbei ist.

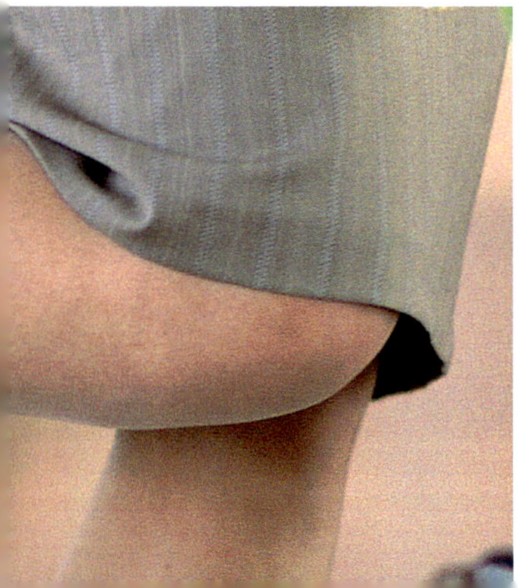

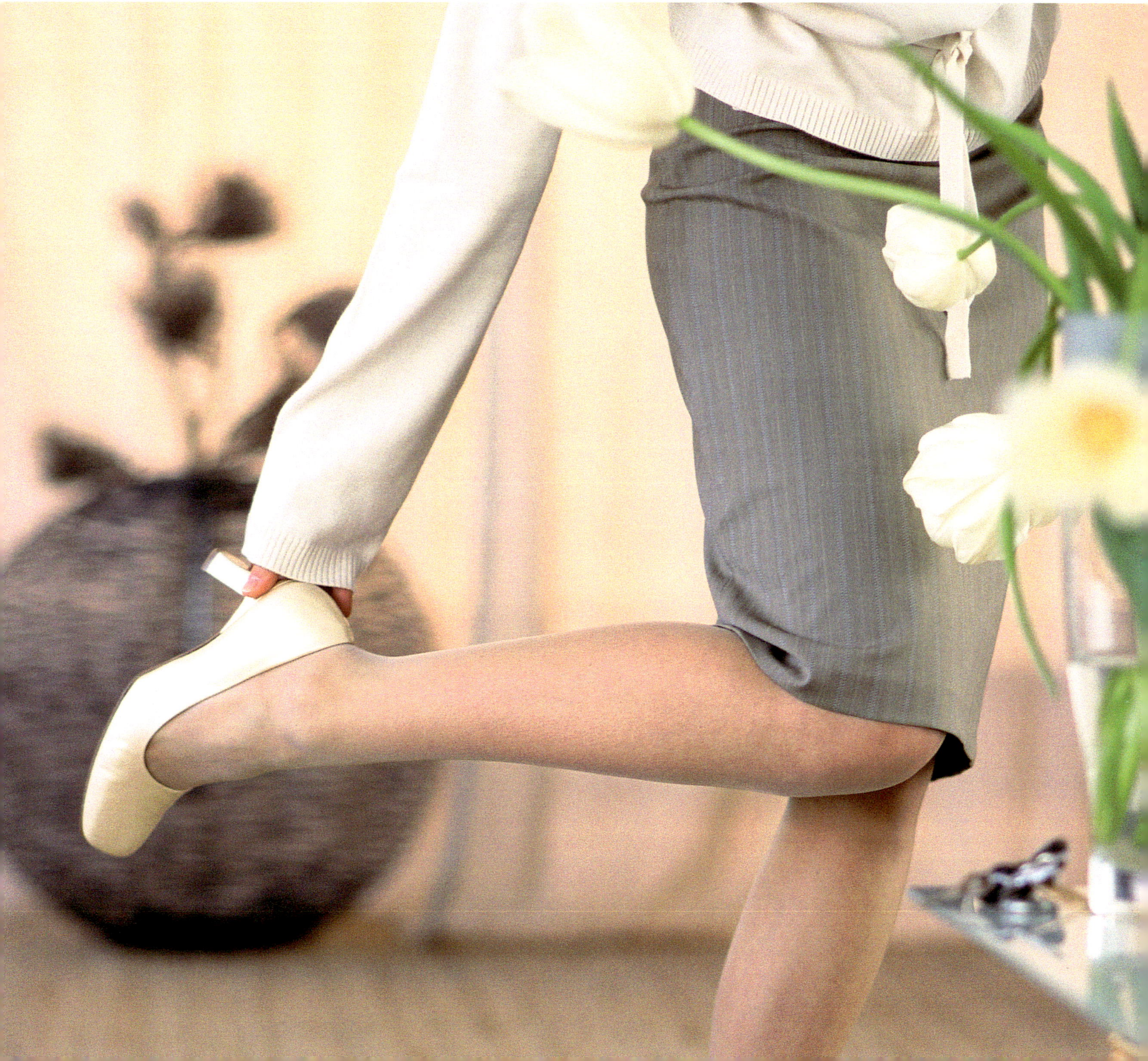

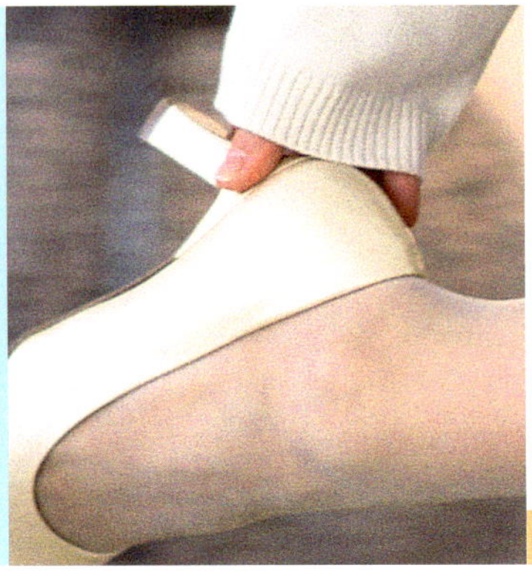

Entspannung im Alltag

Effektives Erholen ist wichtig!

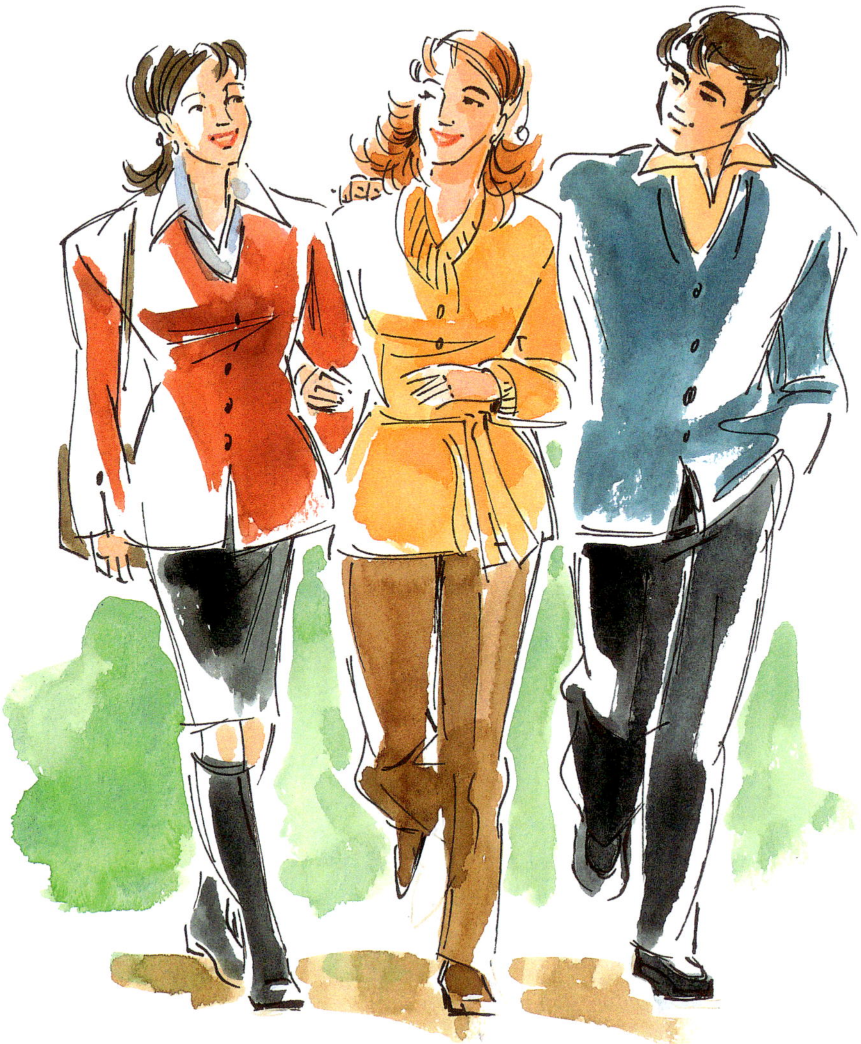

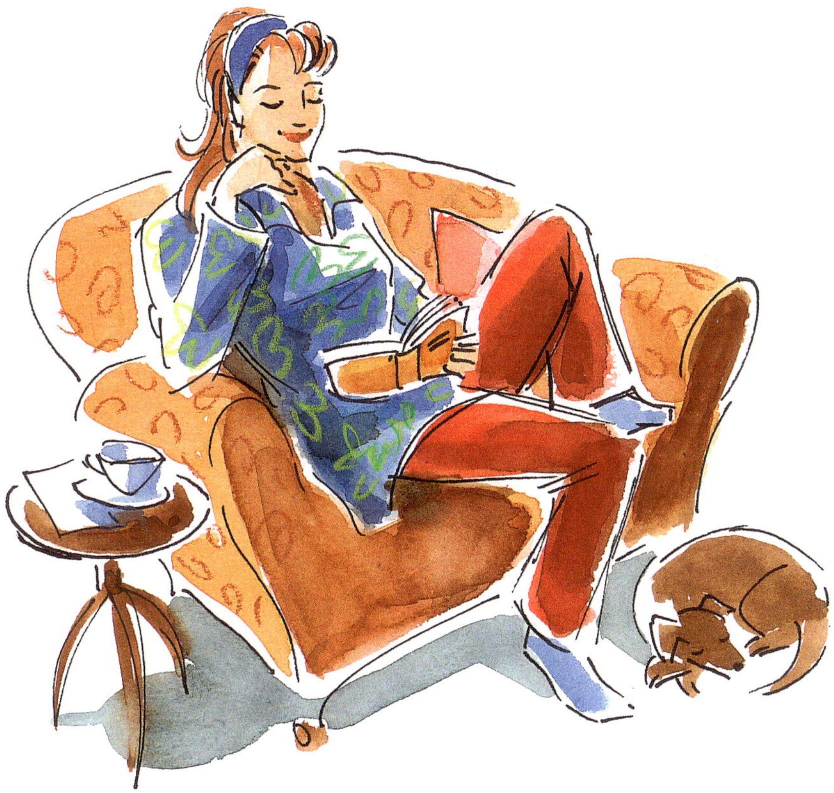

Ein Spaziergang
Bei einem Spaziergang sind Sie an der frischen Luft und gehen dem Stau aus dem Weg. Sie können dabei Ihre nach dem Arbeitstag verspannten Glieder ein wenig in Schwung bringen und schonen gleichzeitig Ihre Nerven, weil Sie sich nicht über den Verkehr und das Gedränge ärgern müssen. Gehen Sie ein paar Schritte zusammen mit Ihren Kollegen und Sie werden ganz neue Seiten an ihnen entdecken.

Entspannen beim Baden
Warum gehen Sie im Sommer nach getaner Arbeit nicht in ein Freibad oder an einen Badesee und schwimmen noch ein paar Runden? Nach Feierabend sind die Anlagen meist nur noch schwach besucht und Sie können sich so richtig treiben lassen.

Gemütlich zu Hause
Wenn Sie keine Lust auf Gesellschaft haben, machen Sie sich eben alleine auf den Weg, Sie allein sind Ihres Glückes Schmied. Und erleben können Sie dabei mindestens genauso viel.
Geht es Ihnen darum sich zu entspannen, in sich zu gehen und zur Ruhe kommen? Dann sollten Sie sich möglichst schnell in Ihre gewohnte Umgebung zurückziehen, um ein gutes Buch zu lesen oder ein bisschen Musik zu hören. Möglicherweise nehmen Sie auch ein entspannendes Vollbad. Es spielt gar keine Rolle, was Sie tun, solange Sie sich nur darauf freuen und es in vollen Zügen genießen.

Gute-Nacht-Geschichten

Ein, zwei Übungen und der Schlaf kommt wie von selbst

Schlaf ist das halbe Leben

Schlaf ist neben guter Ernährung und regelmäßiger Bewegung eine der wichtigsten Komponenten von einem langen und gesunden Leben. Schlaf ist für uns von großer Bedeutung, bei Schlafmangel werden wir schlapp und müde. Die Leistungsfähigkeit ist dann eingeschränkt. Das Gleiche gilt, wenn wir sehr unruhig schlafen. Zum besseren Verständnis wollen wir Ihnen einige Informationen zum Thema Schlaf geben:
Nachts schläft ein junger Erwachsener durchschnittlich 8 Stunden, ältere Menschen dagegen schlafen weniger. Der Tiefschlaf ist für uns am wichtigsten. Er findet in den ersten vier bis fünf Schlafstunden statt. In dieser Zeit wird die größte Menge des Wachstumshormons ausgeschüttet. Es spielt beim Zellaufbau eine wichtige Rolle. Das Wachstumshormon fördert bei Kindern das Wachstum, bei Erwachsenen unterstützt es die Regeneration des Körpers. Je besser Sie schlafen, desto besser können Sie regenerieren.
Während des Schlafes sinkt unsere Körpertemperatur, der Blutdruck, die Atem- und die Herzfrequenz passen sich während der Nacht den Schlafphasen an und die inneren Organe arbeiten auf »Sparflamme« weiter.

TIPP

Schreiben Sie Dinge auf, die Sie am nächsten Tag unbedingt erledigen wollen. So haben Sie den Kopf frei und sparen sich das nächtliche Grübeln.

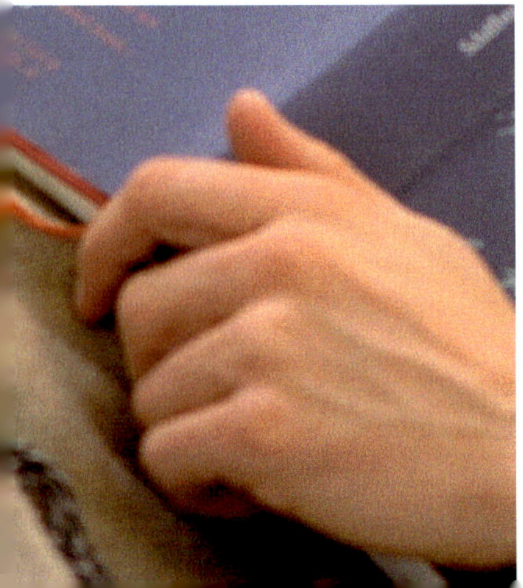

Die tagsüber strapazierten Bandscheiben erholen sich nachts und nehmen wieder an Dicke zu. Die Muskulatur entspannt sich und zwar umso mehr, je tiefer wir schlafen. Das Gehirn arbeitet in der Nacht weiter. In den Traumphasen ist der Energieumsatz des Gehirns sogar größer als im Wachzustand. Die Träume selbst setzen sich zum größten Teil aus Inhalten und Eindrücken vom Tag zusammen, wobei die Psyche und das Unterbewusstsein nun die Möglichkeit bekommen diese Inhalte aufzuarbeiten, neu zu bewerten und damit zu bewältigen. Schlafen bedeutet Regeneration von Körper und Geist.
Wie sehen Ihre Schlafgewohnheiten aus? Wie lange schlafen Sie? Schlafen Sie eher ruhig oder unruhig? Können Sie gut einschlafen oder liegen Sie noch lange wach? Jeder sechste Bundesbürger klagt nach einer Untersuchung des Allensbacher Instituts über Einschlafschwierigkeiten. Treten diese über längere Zeit auf, kann allein der Gedanke an die allabendliche Qual zu Schlaflosigkeit führen.
Zum Glück gibt es viele unterschiedliche Möglichkeiten, das Einschlafen durch aktive und passive Maßnahmen zu unterstützen. Wir zeigen Ihnen auf den nächsten Seiten einige Übungen, die Ihnen sanft beim Einschlafen helfen können.

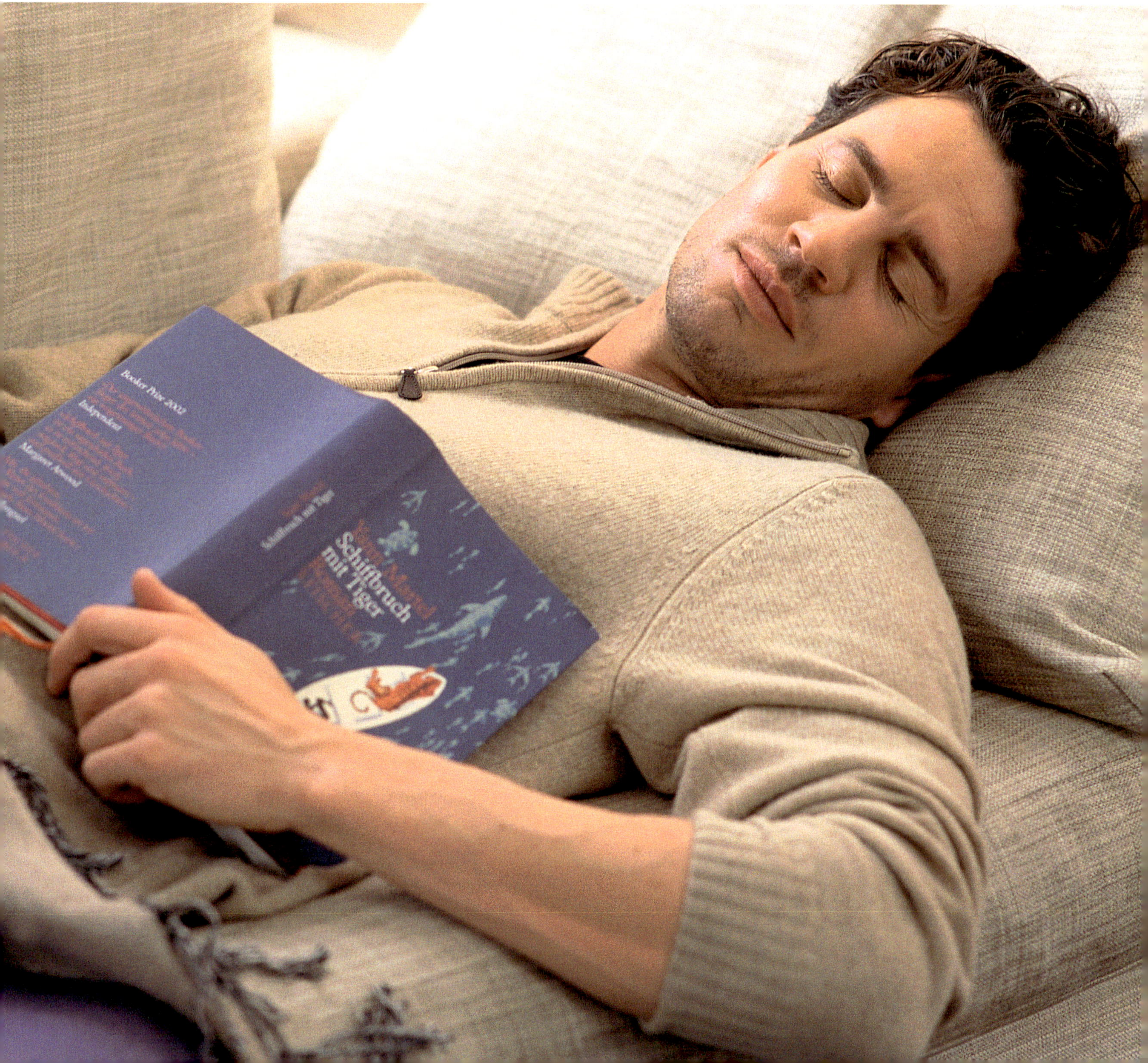
Booker Prize 2002
Schiffbruch mit Tiger

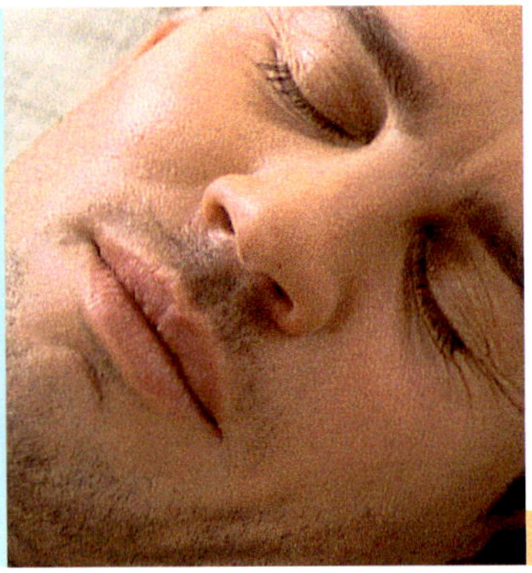

Verkürzen Sie die Einschlafzeit!

Schlaf – der Jungbrunnen für Körper, Geist und Seele

Über die Anspannung zur Entspannung. Das ist das Motto der Progressiven Muskelrelaxation (PR) von Jacobson, einer Entspannungsmethode, die Ihnen beim Einschlafen helfen kann.

Am Anfang unseres Jahrhunderts befasste sich der Arzt und Wissenschaftler Edmund Jacobson mit der Funktionsweise der Muskulatur und fand heraus, dass auf eine kurze Anspannung einer Muskelgruppe eine tiefe Entspannung folgt, die sich wiederum positiv auf die Psyche auswirkt.

Bei der Progressiven Muskelrelaxation wird folgende Reaktion ausgelöst: Je mehr Sie Ihre Muskeln entspannen, desto ruhiger werden Sie. Je ruhiger Sie werden, desto mehr entspannen sich Ihre Muskeln – rundherum ein positiver Prozess.

Bei der Übungsdurchführung spannen Sie einzelne Muskelgruppen jeweils 5 bis 10 Sekunden an. Lassen Sie die Spannung dann langsam entweichen und genießen Sie die Entspannung pro Muskelgruppe bis zu 2 Minuten. Lenken Sie Ihre Gedanken zu dieser Muskelgruppe, spüren Sie nach! Wie fühlt sich dieser Bereich des Körpers an? Spüren Sie Spannung, Schmerzen, Wärme? Konzentrieren Sie sich nur auf die Muskelgruppe, die Sie gerade angespannt haben!

I Progressive Muskelrelaxation

Legen Sie sich in Ihrem Bett bequem auf den Rücken. Die Beine sind lang ausgestreckt und die Arme liegen entspannt neben dem Körper. Falls Sie in dieser Position Rückenschmerzen haben, können Sie nach der »Fuß- und Beinübung« die Beine gebeugt anstellen, um den Rücken zu entlasten. Führen Sie dann die folgenden Übungen aus!

Füße: Ziehen Sie Ihre Zehenspitzen kräftig an und schieben Sie gleichzeitig die Fersen nach unten. Bewegen Sie die Fußspitzen in Richtung Boden und strecken Sie den Fußrist.

Ablauf: Dreimal Anziehen und Strecken, dann locker lassen und entspannen.

Beine und Gesäß: Spannen Sie Ihre ausgestreckten Beine fest an und kneifen Sie Ihr Gesäß zusammen. Bauen Sie die Spannung von den Unterschenkeln über die Oberschenkel bis hin zum Gesäß langsam auf.

Ablauf: Dreimal die Spannung aufbauen und locker lassen, dann entspannen.

TIPP

Ein heißes Lavendelbad bei gedämpftem Licht versetzt Sie in eine angenehme Schlafstimmung. Geben Sie hierzu einige Tropfen Lavendelöl oder 2 Hand voll getrocknete Lavendelblüten in das Badewasser!

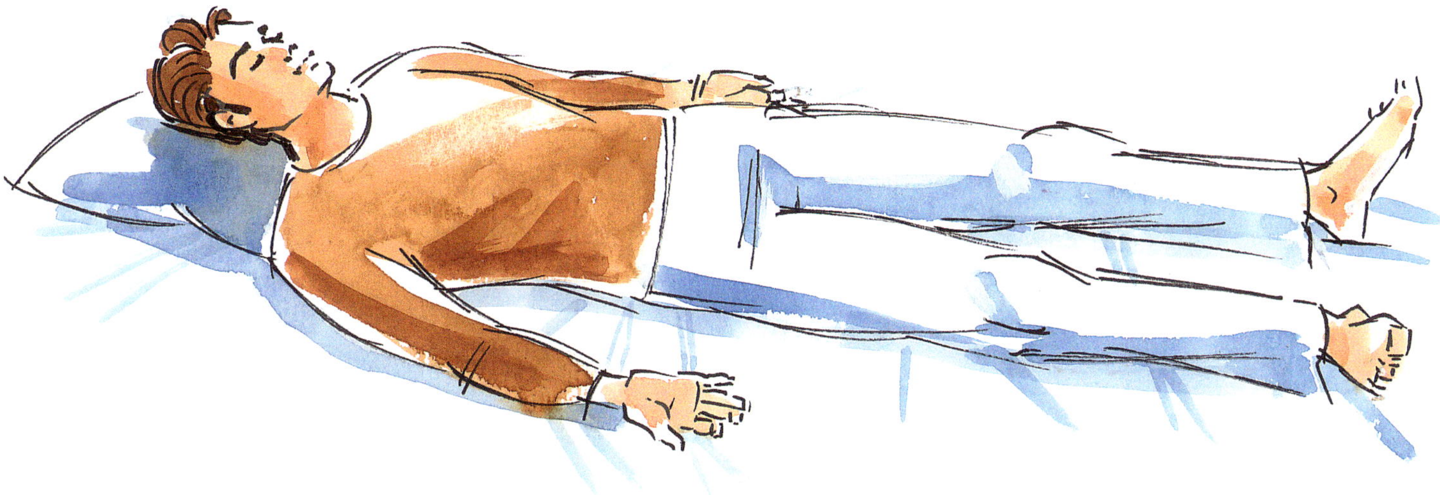

Bauch und Rücken: Spannen Sie Ihren Bauch an und drücken Sie gleichzeitig die Lendenwirbelsäule in die Matratze nach unten.
Ablauf: Dreimal Anspannen und locker lassen, dann entspannen.

Hände, Arme und Schultern: Drücken Sie die Handflächen, Arme und Schultern fest nach unten in die Matratze.
Ablauf: Dreimal Hände, Arme und Schultern in die Matratze drücken, locker lassen und dann entspannen.

Gesicht: Legen Sie Ihre Stirn in Falten, indem Sie die Augenbrauen nach oben ziehen. Dann kneifen Sie die Augen fest zusammen und zum Abschluss pressen Sie die Lippen ganz fest aufeinander.
Ablauf: Pro Übung dreimal Anspannen und locker lassen, dann erst entspannen.

Abschluss: Zum Abschluss der Progressiven Muskelrelaxation gehen Sie in Gedanken noch einmal Ihren ganzen Körper durch.
Beginnen Sie bei Ihren Füßen und »wandern« Sie mit Ihrer Aufmerksamkeit langsam über die Beine, das Gesäß, den Rücken, die Hände, die Arme und die Schultern hinauf zu Ihrem Gesicht. Was hat sich verändert? Spüren Sie die komplette Entspannung in Ihrem Körper nach.

WIEDERHOLUNGEN

Pro Übung:
- 5 bis 10 Sekunden anspannen
- Langsam die Spannung lösen
- Bis zu 2 Minuten entspannen

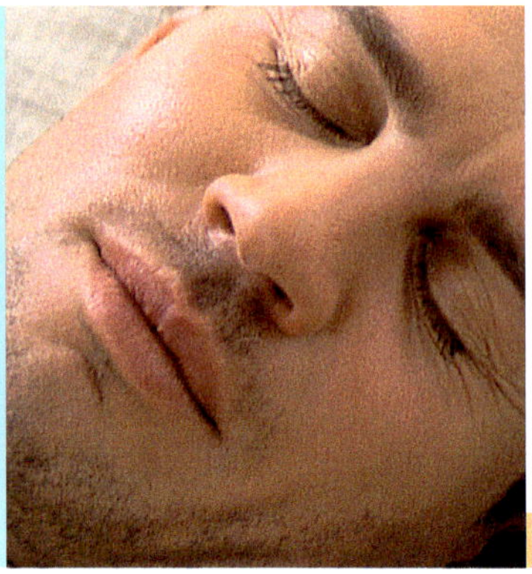

Verkürzen Sie die Einschlafzeit!

Schlaf – der Jungbrunnen für Körper, Geist und Seele

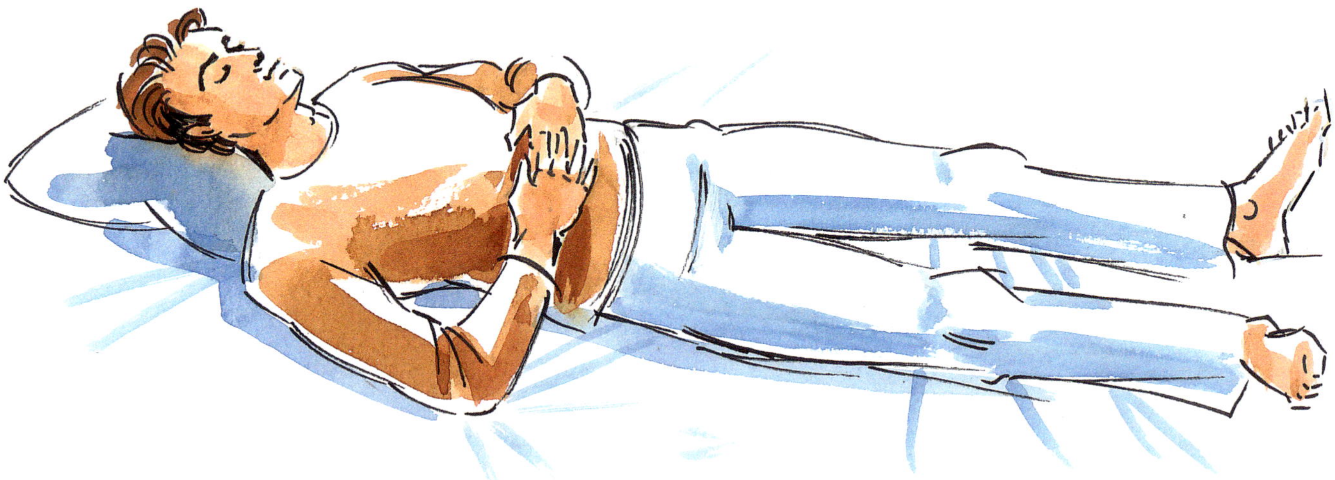

TIPP

Eine Eigenmassage entspannt! Die Übungen zum Einschlafen können Sie auch bei innerer Unruhe anwenden oder wenn Sie sich gestresst fühlen.

Sicher haben Sie schon einmal am eigenen Leib die Vorzüge einer Massage erlebt. Vielleicht erinnern Sie sich an das entspannte, warme Gefühl, das sich im Körper ausbreitet. Und vielleicht erinnern Sie sich auch noch daran, wie schwer Ihnen das Aufstehen gefallen ist. Wollten Sie nicht einfach liegen bleiben und noch ein wenig ruhen? Wir stellen Ihnen auf den nächsten Seiten zwei Massageübungen vor, die Sie selbst ausführen können und nach denen Sie nicht mehr aufstehen müssen. Diese Übungen helfen Ihnen auch beim Einschlafen.

2 »Den Bauchnabel streicheln«

Diese Übung entstammt dem Qi Gong und erwärmt Ihr Energiezentrum, das ungefähr 2 Finger breit unterhalb des Bauchnabels liegt. Ihre Körpermitte fühlt sich

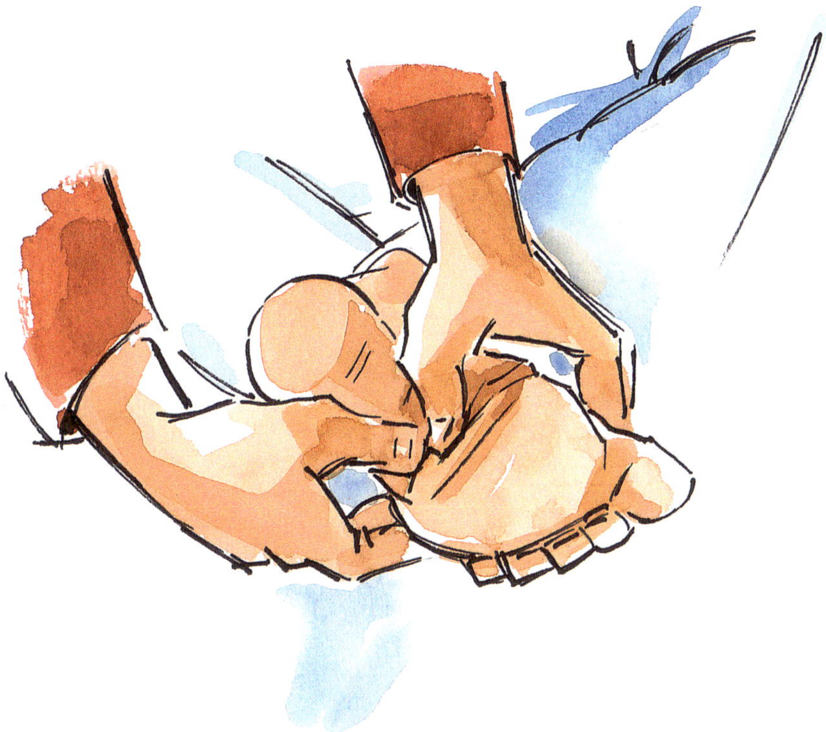

nach der Übung wohlig warm an und Sie werden entspannt und ruhig.
Sie liegen entspannt auf dem Rücken und bringen die Hände übereinander auf Ihr Energiezentrum. Richten Sie Ihre ganze Aufmerksamkeit auf diesen Punkt und atmen Sie ruhig ein und aus.
Kreisen Sie nun mit den Händen im Uhrzeigersinn langsam um den Bauchnabel herum. Beim Einatmen beginnen Sie mit der Kreisbewegung nach rechts oben, bei der Ausatmung streichen Sie nach links unten und kommen zum Ausgangspunkt zurück.

3 Fußmassage

Eine kurze Fußmassage kann zur allgemeinen Verbesserung Ihres Wohlbefindens und zur Entspannung nach einem anstrengenden Tag beitragen. Ihre Füße fühlen sich danach wohlig warm an.
Für die Fußmassage setzen Sie sich bequem auf einen Stuhl oder das Bett. Lehnen Sie Ihren Rücken dabei an. Nun winkeln Sie das linke Bein an und legen es so auf oder neben den rechten Oberschenkel, dass Sie den linken Fuß mit beiden Händen bequem fassen können. Führen Sie dann folgende Massagegriffe aus:

1. Legen Sie beide Daumen auf den Großzehenballen und streichen Sie an der Innenkante des Fußgewölbes mit kreisenden Bewegungen langsam bis zur Ferse. Üben Sie dabei mit den Daumen einen leichten Druck auf Ihren Fuß aus!

2. Ballen Sie Ihre linke Hand zur Faust und streichen Sie mit den Fingerknöcheln mehrmals das Fußgewölbe von oben nach unten, von den Zehen zur Ferse, aus.

3. Zum Abschluss kneten Sie Ihren linken Fuß mit beiden Händen kräftig durch. Wechseln Sie dann zum rechten Fuß!

WIEDERHOLUNGEN

»Den Bauchnabel streicheln«
mindestens achtmal im Uhrzeigersinn kreisen

Fußmassage
Sie entscheiden die Dauer der Massage!

Die Kurzkur für zu Hause

Ihr persönliches Wellness-Programm

Zu Hause entspannen und Energie tanken

Mental gut drauf und körperlich fit – fürs Immunsystem ein echter Hit.

Professor Uhlenbruck

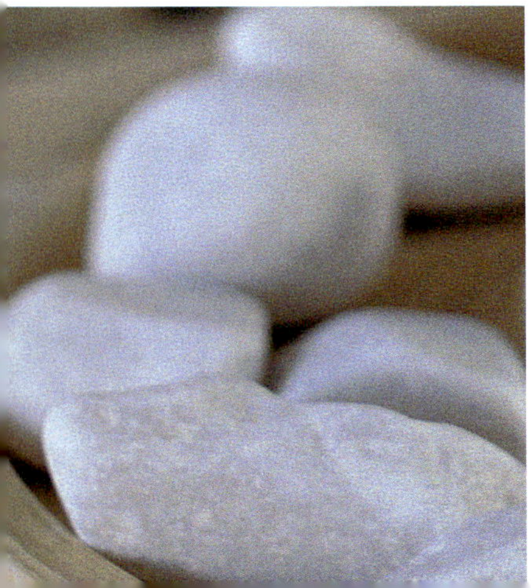

Der Begriff Wellness wird heute wie selbstverständlich von jedermann verwendet und in bedeutungsschwangeren Sätzen in wichtige Gespräche eingebracht. Wer etwas auf sich hält, möchte bei diesem Thema mitreden können. Aber was bedeutet Wellness denn nun wirklich und wie kann sie uns in Sachen Lazy Fitness helfen. Eine eindeutige Definition zu finden, ist fast unmöglich, zu vielfältig wird der Begriff heute verwendet. Eines aber ist klar, Wellness beschränkt sich nicht nur auf die Wasseranwendungen oder Kosmetikbehandlungen in den selbst erkorenen modernen Wellness-Tempeln. Wellness ist eine Art zu Leben, ein Lebensstil, eine Lebensweise und damit in gewissem Sinne eine Philosophie, die eine Rückbesinnung auf den eigenen Körper und auf den Geist beinhaltet.
Mit Wellness erlangen Sie eine positive Lebenseinstellung und führen Ihr Leben aktiv und bewusst. Entsprechend dieser Philosophie bringen Sie Ihr körperliches und seelisches Wohlsein ins Lot.
Wellness ganzheitlich betrachtet kümmert sich um ein ausgewogenes Gleichgewicht zwischen Körper, Geist und Seele. Damit Sie dieses ganzheitliche Wohlfühlen auch erreichen und langfristig gesund bleiben, sollten Sie sich in einem ausgewogenen Verhältnis um die Bereiche Bewegung und Sport, gesunde Ernährung sowie mentale Entspannung und Regeneration bemühen.
Um die Wellness- und Wohlfühleffekte zu genießen, müssen Sie nicht zwangsläufig verreisen oder viel Geld ausgeben. Bereits zu Hause können Sie mit bescheidenen Mitteln in Ihren eigenen vier Wänden viel erreichen und Ihrem körperlichen und geistig-seelischen Wohlbefinden auf die Sprünge helfen. Dabei gilt wieder der Grundsatz, dass nicht jedes Programm für alle gleichermaßen gut geeignet ist. Der eine Mensch reagiert besonders gut auf Ruhe, Entspannung und Abgeschiedenheit, der andere auf Geselligkeit oder Aktivitäten. Zudem sind wir nicht jeden Tag gleich. Erlebte körperliche und psychische Belastungen im Alltag und schwankende Stimmungen machen es nötig vielschichtig zu agieren. Es gilt also auszuprobieren und dabei in sich hinein zu horchen, mit welchen Angeboten Sie persönlich am besten zurechtkommen. Nehmen Sie sensibel die eigenen Bedürfnisse und Reaktionen wahr, wenn Sie die Vorschläge erproben und werden Sie anschließend Ihr eigener Wellness-Berater. Entwerfen Sie aus den Angeboten, die wir Ihnen auf den nächsten Seiten vorstellen, Ihr persönliches Wohlfühl-Programm. Sie wissen selbst am besten, was gut für Sie ist.

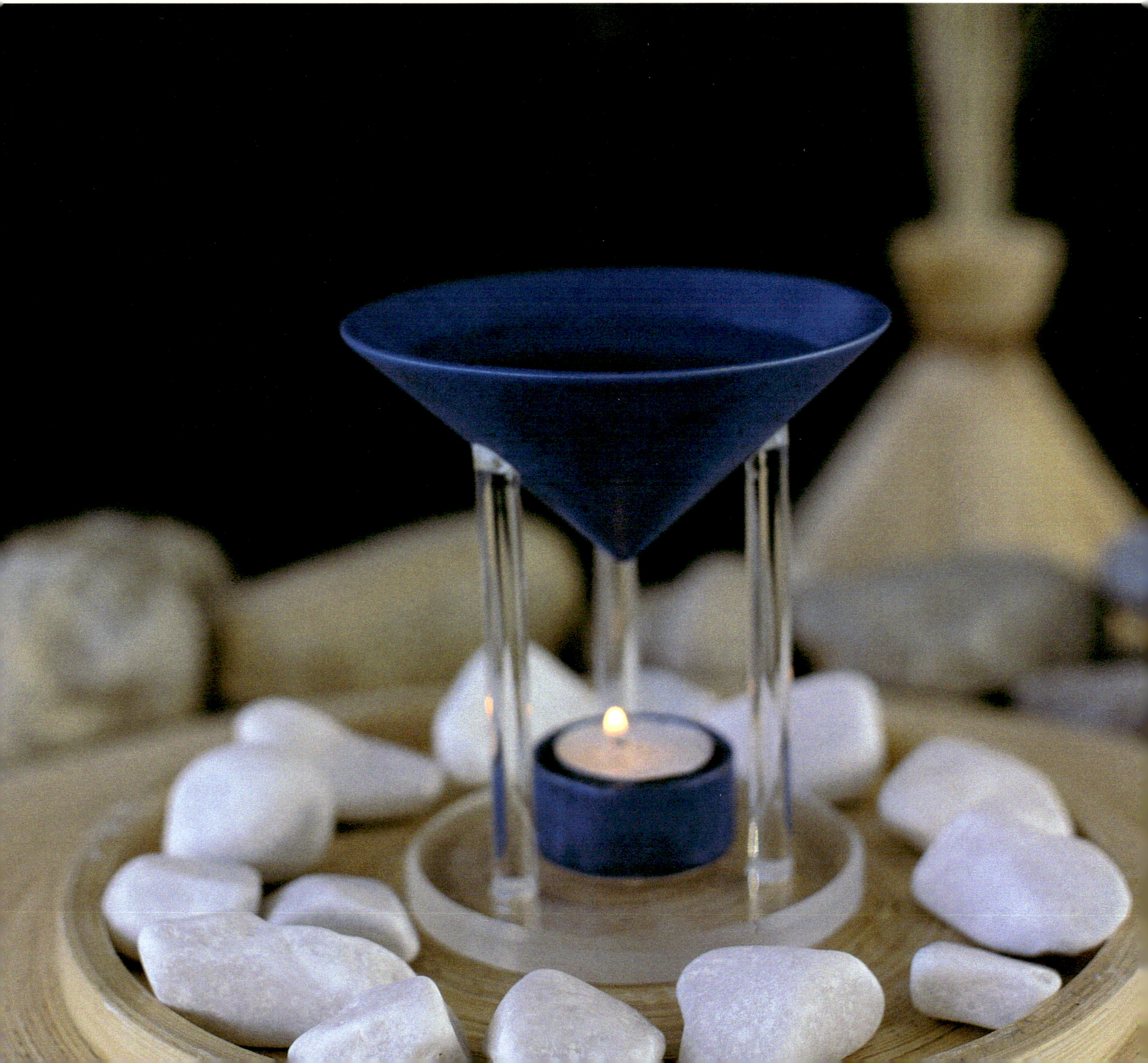

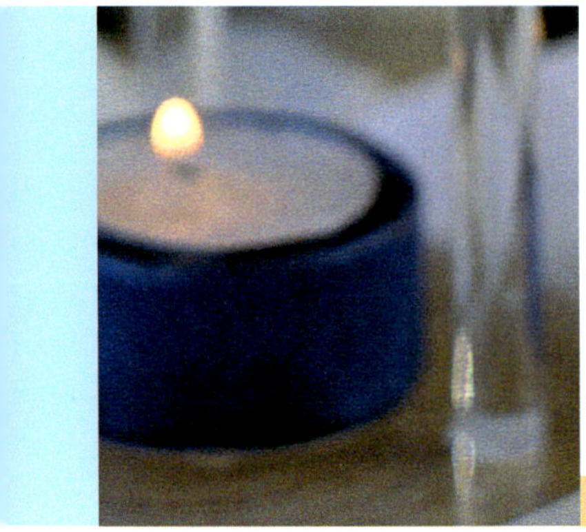

Das Aktiv-programm

Austoben oder Genießen

Körperliches Training bringt Sie in jedem Fall auf Trab. Es ist ganz egal, ob Sie sich dabei sehr ruhig und gemäßigt bewegen, um sich zu entspannen oder lieber richtig austoben, um sich abzureagieren und Ihre Leistungsfähigkeit zu steigern. Die Sportarten und Bewegungsformen, die wir Ihnen im Kapitel »Cardiofit« ab Seite 68 vorgestellt haben, sind alle geeignet, um beide Ziele zu erreichen. Zum Austoben und Verbessern Ihrer Leistungsfähigkeit müssen Sie sich nur noch an die Puls- und Trainingsempfehlungen aus dem Kapitel halten.

Den Wellnessgedanken im Hinterkopf scheint das ReKom-Training (Regenerations- und Kompensationstraining) die passende Alternative zu sein.

Dieses Training ist wie eine Sauerstoffdusche für Ihre Körperzellen. Es regeneriert und entspannt Sie durch und durch, nicht nur körperlich, sondern auch mental. Deshalb können Sie dieses Training direkt nach jedem Arbeitstag ausführen. Das ist Ihnen doch ein wenig zu aufwändig? Andere Dinge sind Ihnen wichtiger? Machen Sie die Probe aufs Exempel, dann können Sie selbst einschätzen, wann Sie sich dieses Wohlfühltraining zu Nutze machen wollen. Wir empfehlen Ihnen das ReKom-Wohlfühlprogramm, weil Sie damit die Balance zwischen Über- und Unterforderung finden.

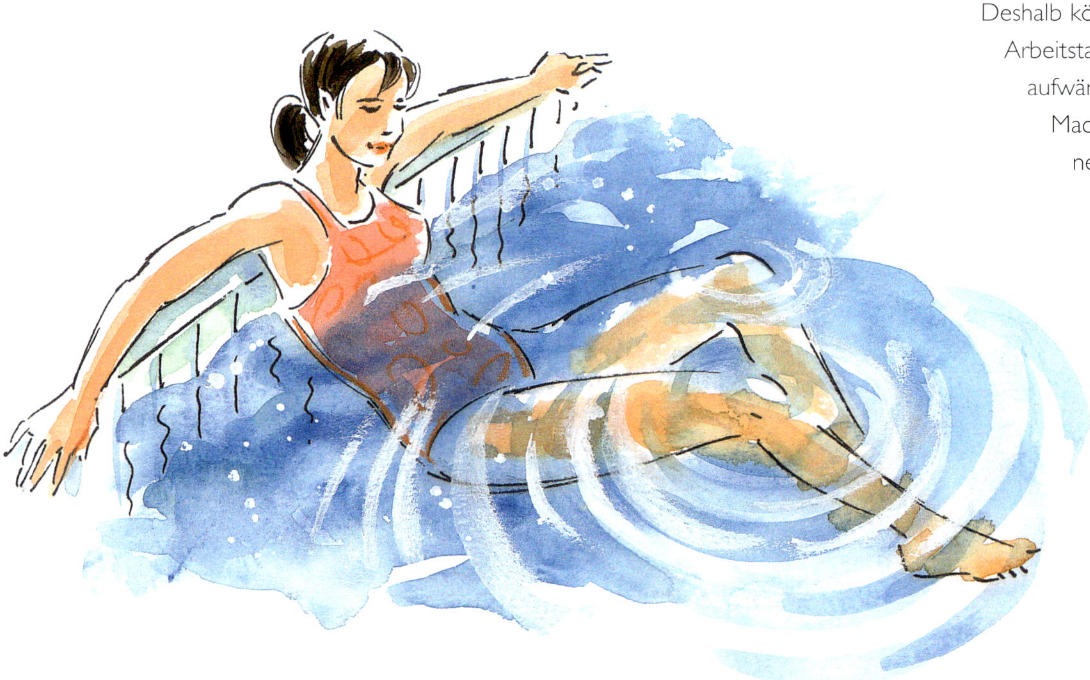

Die Anstrengung ist beim ReKom-Training nebensächlich, es ist eher ein Wellness-Training, deshalb sollten Sie den Puls unter 60 Prozent der HF_{max} halten und nur so lange trainieren, wie Sie sich wohl fühlen. Empfohlen wird eine Belastung von 30 bis 40 Minuten. Eine 50-jährige Frau beispielsweise müsste dann mit Puls 120 (60 Prozent

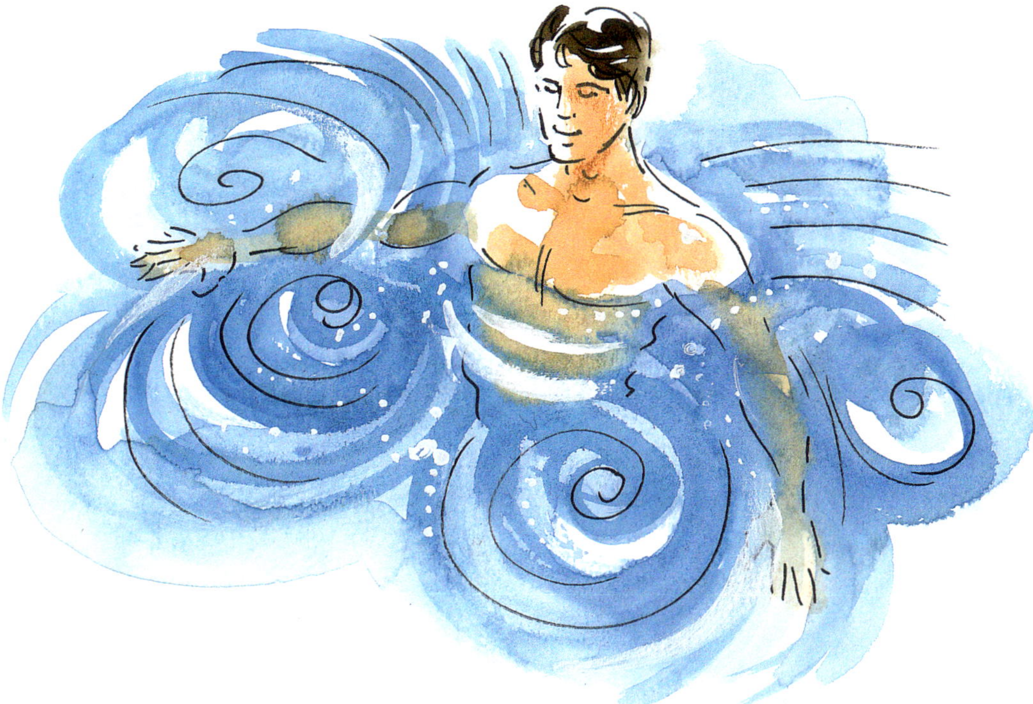

der HF_{max}) trainieren, das ist nicht viel mehr als ein zügiger Spaziergang. Aber er wirkt Wunder. Sie werden es spüren.

Zum ReKom-Wohlfühltraining eignen sich leichte Bewegungsformen besonders gut. Diese können Sie mit niedrigem Puls ausführen und darauf kommt es an. Gehen Sie spazieren und erfreuen Sie sich dabei an der Natur! Das wäre eine Möglichkeit. Schwimmen Sie einige langsame Runden oder führen Sie im warmen Wasser Aquagymnastik-Übungen aus, bei denen Sie sich treiben lassen können. Prinzipiell können Sie mit niedrigem Puls alle Bewegungsformen anwenden, die im Kapitel »Cardiofit« erwähnt werden.

Das ReKom-Training beansprucht Sie nur sehr gering. Trainieren Sie allerdings mit einer zu geringen Intensität, passiert gar nichts. Andererseits riskieren Sie Überforderung und schwindende Effekte, wenn Sie es übertreiben. Mit dem ReKom-Training belasten Sie sich auf alle Fälle richtig und verbrennen unliebsame Fettpolster.

Die vorgestellten aktiven Erholungsmaßnahmen haben einen wesentlichen Vorteil: Aktivität steigert die Durchblutung und Nährstoffversorgung in den Körpergeweben wesentlich stärker als passive Maßnahmen. Der Stoffwechsel steigt auch in den nicht durchbluteten Körperregionen, in den Gelenken. Diese Effekte erzielen Sie mit passiven Maßnahmen nicht.

Bewegung im Wasser

Ein ReKom-Wohlfühltraining mit Schwimmen und Wassergymnastik hat viele Vorteile: Das Wasser massiert die Muskeln und trägt zur Muskelentspannung bei. Der Auftrieb des Wassers macht Sie leichter und entlastet die Gelenke und Wirbelsäule. Durch den Wasserwiderstand kräftigen Sie zusätzlich Ihre Muskulatur.

Achten Sie allerdings darauf, dass Sie im Wasser einen niedrigeren Puls haben. Ziehen Sie von den empfohlenen Pulsangaben (Tipp Seite 72) also 10 bis 15 Schläge ab, um sich im Wasser nicht zu überfordern.

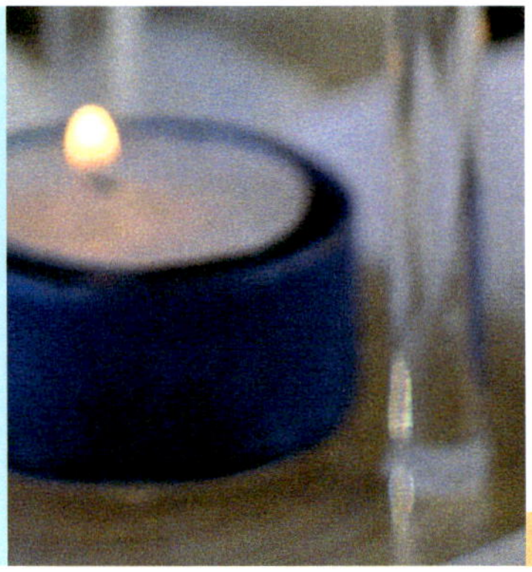

Verwöhnen Sie sich!

Wohlfühlen mit einfachen Mitteln

Steht Ihnen der Sinn mehr nach Entspannen, Abschalten und sich treiben lassen? Sie wollen sich nicht anstrengen und sich stattdessen lieber verwöhnen lassen? Das können Sie am besten mit der Anwendung so genannter passiver Maßnahmen.
Wofür Sie sich auch immer entscheiden, Sie sollten sich dabei gut fühlen.

Verschiedene Massagen
Ob Ihre Wahl nun auf eine klassische Massage, eine Massage im türkischen Hamam oder eine ayurvedische Ölmassage fällt, wird in erster Linie von Ihrem persönlichen Geschmack und der Größe Ihrer Geldbörse abhängen. Nehmen Sie sich aber in jedem Fall genügend Zeit, damit Sie die Anwendung genießen können. Massagen lockern Ihre Muskulatur wunderbar.

Sauna und Dampfbad
Entspannung erreichen Sie auch mit anderen passiven Maßnahmen: In der Sauna und im Dampfbad entspannen sich Ihre Muskeln ebenfalls. Zusätzlich erreichen Sie eine Steigerung der Durchblutung und regen den Stoffwechsel an. Sie entschlacken Ihren Körper und trainieren nebenbei Ihre Blutgefäße. Sogar Ihre Haut profitiert von den Schwitzkuren. Sie wird gereinigt und die Zellneubildung der Haut wird unterstützt. Das Dampfbad und die heute schon in vielen Wohnungen zu findende Dampfdusche belasten den Kreislauf geringer als die Sauna. Und der feuchtheiße Dampf wirkt sich positiv auf die Atmungsorgane und deren Funktion aus. Sie sollten bei beiden Anwendungen auf die richtige Dosierung achten, denn ein zu langes Verweilen in der trockenen bzw. feuchten Wärme belastet das Herz-Kreislauf-System zu stark. Optimal sind ein bis drei Durchgänge von 10 bis 12 Minuten.

Entspannen in der Badewanne
Was halten Sie von der wohltuenden Wirkung eines Vollbades? Für ein Bad in der eigenen Wanne müssen Sie schließlich nicht erst einen langen Weg ins nächste Erlebnisbad auf sich nehmen. Also warum nicht? Tauchen Sie einfach ein und schalten Sie ab!
Mit dem Vollbad regen Sie den Stoffwechsel an, steigern die Durchblutung und Entspannung der Muskulatur. Sie erzielen ähnliche wohltuende Effekte wie in der Sauna oder im Dampfbad.
Menschen mit Bluthochdruck sollten wegen der Kreislaufbelastung beim Baden in der Wanne vorsichtig sein. Baden Sie kürzer als 15 Minuten und nicht wärmer als 37 °C. Diesen Tipp sollten Sie übrigens auch beachten, wenn Sie nach dem Bad noch etwas vorhaben. Bäder ab 37 °C entspannen und machen müde. Deshalb eignen sie sich gut als Einschlafhilfen vor dem zu Bett gehen. 20 bis 25 Minuten reichen, um sich das Schäfchenzählen zu ersparen.
Mit einem Whirlpool in der Badewanne könnten Sie sich zusätzlich noch massieren. Die Entspannung wäre

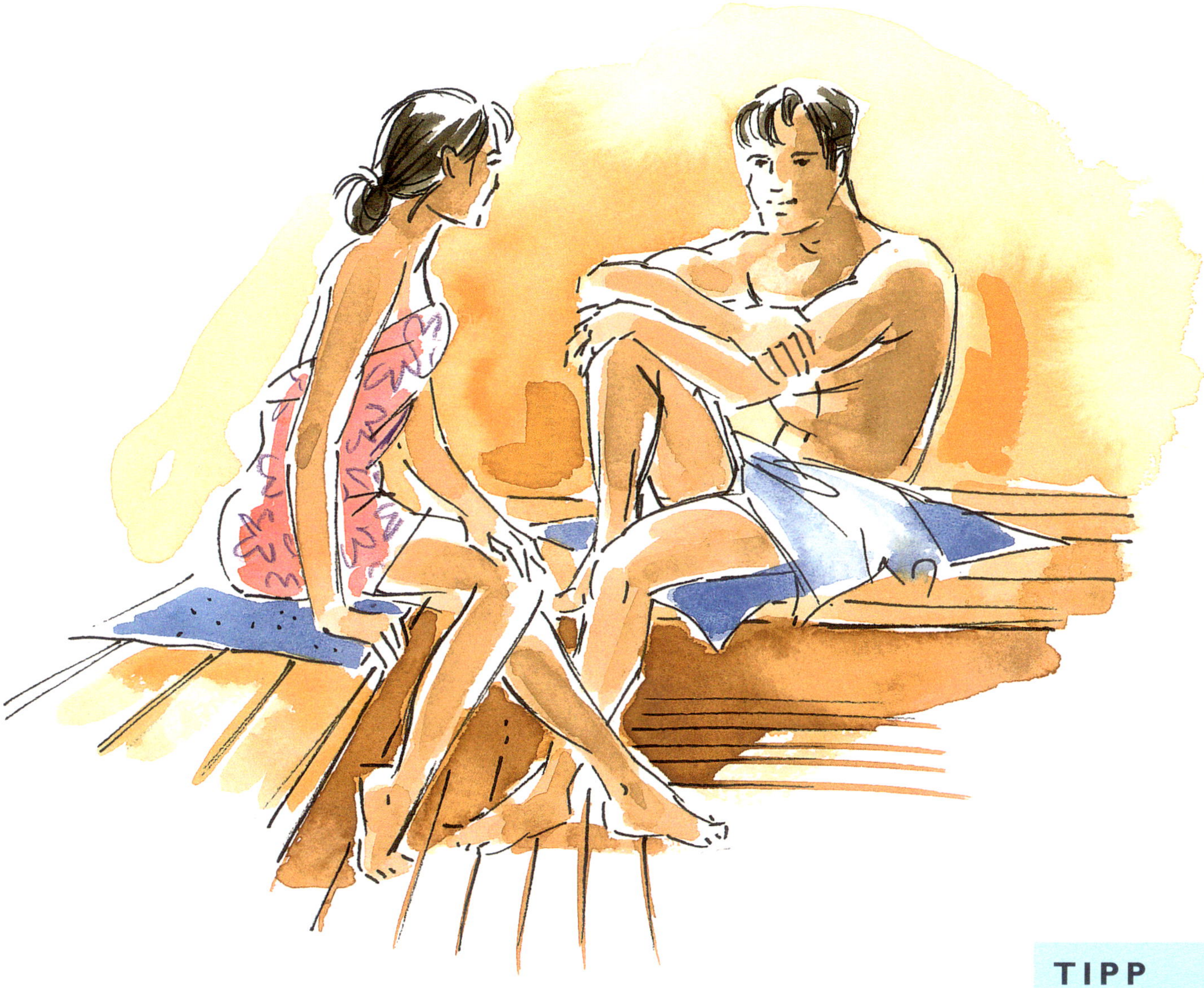

also doppelt gut. Eine alternative Lösung sind Sprudeltabletten, die Sie in verschiedenen Duftrichtungen kaufen können. Bäder mit zugegebenem Salz sind besonders zu empfehlen. Für ein Vollbad nehmen Sie 500 bis 1000 Gramm Meersalz, das entschlackt Ihren Körper und gibt ihm verlorene Mineralstoffe zurück. Bäder mit ätherischen Ölen sollten Sie durch die Zugabe von etwas Milch, Sahne oder Honig aufwerten. Schon Kleopatra badete schließlich in Eselsmilch und das Öl verteilt sich auch besser.

TIPP

Kräuter, Öle oder Salz werten Ihr Bad auf. Sie entsteigen der Wanne wie ein neuer Mensch, duftend und entspannt.

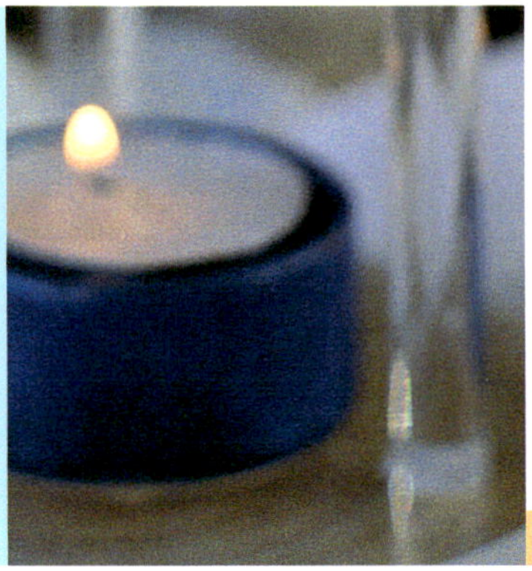

Entstressen durch Essen!

Geben Sie Ihrem Körper, was er braucht!

Essen macht fit und wahre Schönheit kommt von innen. Das haben Sie bestimmt schon einmal gelesen. Aber im Alltagstrott bleibt der fromme Wunsch sich gesund zu ernähren das eine oder andere Mal auf der Strecke. Zu sehr drängen uns die Notwendigkeiten des Berufslebens und des täglichen Einerleis zu den Imbissbuden, Kantinen oder Regalen mit Fertiggerichten.
Finden Sie für sich die notwendige Zeit, in der Sie diesen Zwängen ausweichen und sich konsequent um Ihre Ernährung kümmern können. Schließlich können Sie Gesundheit und Höchstleistung von Ihrem Körper nur dann erwarten, wenn Sie ihm das geben, was er braucht.
Wann immer Sie also etwas Vorbereitungszeit für den Einkauf und das Kochen erübrigen können, sollten Sie ein frisches und schmackhaftes Essen zubereiten, das Ihnen gut tut. Leicht verdaulich sollte es sein und Ihren Magen nicht belasten. Verzichten Sie deshalb auf größere Mengen tierischer Fette aus Fleisch und Milch und setzen Sie nicht auf Quantität, sondern auf Qualität.
Sind Sie berufstätig, können Sie sich wahrscheinlich nur abends oder am Wochenende selbst etwas zubereiten. Aber auch im Restaurant finden Sie immer öfter Gesundheitsessen.
Wie bereits im Abschnitt Ernährung erwähnt, sollten Sie großen Wert auf Obst und Gemüse legen. So versorgen Sie sich immer ausreichend mit Vitaminen, Mineralstoffen und sekundären Pflanzenstoffen. Gesundheitsschädigende Freie Radikale, die vor allem bei Stress entstehen, sind dann keine Gefahr für Sie. Wenn Sie Rohkost mögen, sollten Sie das Gemüse ungekocht essen, dann sind darin noch alle Vitalstoffe enthalten und Sie haben am meisten davon. Grundsätzlich sollten Sie das Gemüse nicht lange kochen, sondern kurz gedünstet oder blanchiert genießen, da andernfalls alle gesunden Inhaltsstoffe quasi ausgewaschen werden.
Gemüse ist reich an Ballast- und Vitalstoffen und kann deshalb als Rohkost-Salat Ihre Gesundheit fördern. Unter anderem werden es Ihnen die Verdauung und der Cholesterinspiegel danken, die positiv beeinflusst werden. Essen Sie vor allem am Abend wenig oder gar kein Fleisch. Sie sparen Fett ein und schlafen besser. Gedünstetes Gemüse mit einem Tropfen Olivenöl ist eine Alternative. Es ist eine wahre Gaumenfreude und eine Entlastung für die Taille.
Schieben Sie hin und wieder einen Obst- und Gemüsetag ein, an dem Sie auf alle sonst üblichen kleinen Genussgifte wie Zucker, Kaffee und schwarzen Tee, Nikotin und fette Wurst- und Fleischwaren verzichten. Die Entschlackung Ihres Körpers unterstützen Sie an einem solchen Tag, indem Sie mindestens 3 Liter Wasser trinken, dem Sie einen Spritzer Zitrone oder einen kleinen Löffel Honig zugeben.
Dinner Cancelling ist eine Maßnahme, die immer mehr in Mode kommt. Sie streichen das Abendessen und nehmen ab 16.00 Uhr außer Wasser nichts mehr zu sich.

TIPP

Dinner Cancelling
Lassen Sie hin und wieder das Abendessen ausfallen. Sie fühlen sich am nächsten Tag viel frischer und leistungsfähiger.

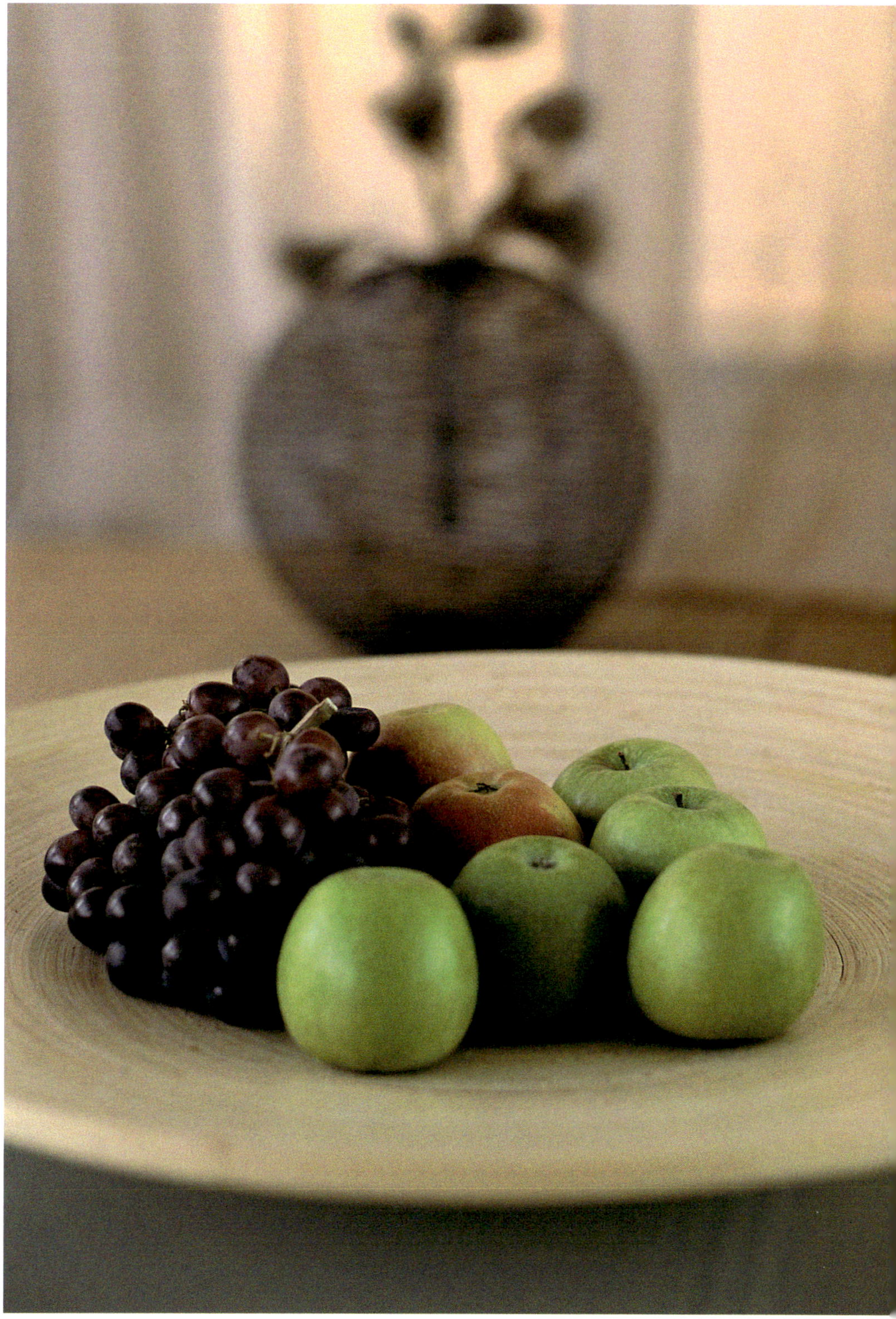

Die folgenden gesunden Snacks enthalten viele Antioxidantien wie die Vitamine A, C und E sowie die Spurenelement Zink und Selen. Außerdem liefern sie viele gesunde sekundäre Pflanzenstoffe:

- Orangen, Pampelmusen, Äpfel, Bananen
- Grünes und vor allem rotes und gelbes Gemüse
- Nüsse und Mandeln

Trinken Sie auch keine energiehaltigen Getränke wie Limonaden oder Alkohol. Gehen Sie an dem Abend des Dinner Cancelling einmal etwas früher zu Bett. So umgehen Sie den eventuell nagenden Hunger. Am nächsten Morgen werden Sie frisch und entspannt aufwachen und auch Ihre Gesichtshaut als deutlich straffer empfinden. Das liegt unter anderem daran, dass Sie ohne Abendessen mehr Wachstumshormon ausschütten und deshalb besser regenerieren. Nicht umsonst sagen die Chinesen: »Das Abendessen gib Deinem Feind!« Verzichten Sie also nach Lust und Laune bis zu zweimal in der Woche auf das Abendessen.
Trinken Sie eine gewisse Zeit keinen Alkohol. Der entspannt zwar und hilft Ihnen nach einem harten Tag schneller abzuschalten. Ihre Nachtruhe wird durch den Alkohol in der Regel aber kürzer, weil Sie weniger gut durchschlafen. Der berauschende Stoff senkt obendrein den körpereigenen Testosteronspiegel, der für eine schnelle Regeneration sorgt.

Catch the Weekend Feeling

Vielseitige Vorschläge für die freien Tage

Verwöhnprogramme für das Wochenende

Müßiggang ist allen Geistes Anfang.
Franz Werfel (1890–1945)

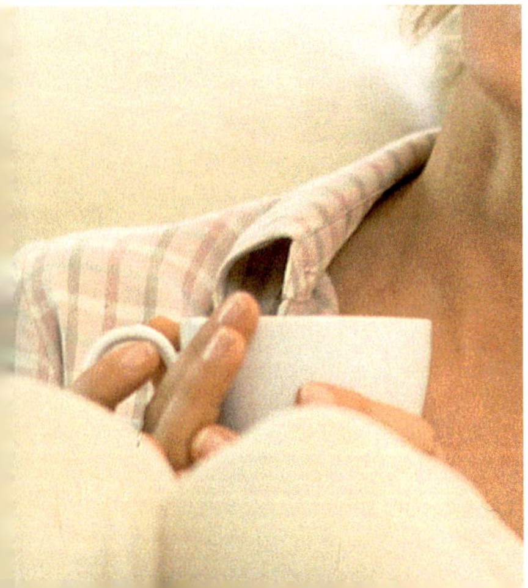

Endlich ist Freitag. Sie haben eine harte Woche überstanden und freuen sich auf das kommende erholsame Wochenende. Sie sind voller Ideen und Erwartungen. Sie planen, was Sie alles mit Ihrer freien Zeit anfangen wollen. Der Mensch benötigt Pausen und Ruhezeiten, um gesund und leistungsfähig zu sein. Das bedeutet allerdings nicht unbedingt süßes Nichtstun. Gönnen Sie sich die richtige Mischung aus Aktivität und Muße. Starten Sie bedacht und mit klaren Plänen in Ihr Wochenende. Bevor es aber so weit ist, sollten Sie bereits ein wenig über die darauf folgende Arbeitswoche nachdenken. Sie wundern sich warum? Ganz einfach. Je besser Sie vor den freien Tagen alles durchdacht haben, desto besser können Sie anschließend abschalten, genießen und neue Frische und Kreativität tanken.
Bei all der freien Zeit, die so ein Wochenende bietet, kommt man leicht auf die Gedanken nur die Beine hochlegen zu müssen und der Rest passiert von selbst. Die Erholung geschieht sozusagen ganz nebenbei. Weit gefehlt. Aus Untersuchungen weiß man, dass bei zu viel Ruhe eher der gegenteilige Effekt zu beobachten ist.
Viele Menschen fühlen sich gerade am Wochenende schlecht. Und das aus gutem Grund. In der Arbeitswoche schüttet der Körper das Stresshormon Adrenalin aus. Das belastet den Körper einerseits, schützt ihn aber auch bis zu einem gewissen Grad vor Erkrankung und fördert die Leistungsfähigkeit. Am Wochenende unternehmen viele Menschen weniger. Der Adrenalinabfall ist eine normale Reaktion. Man fühlt sich matt und kraftlos. Das kennen wir von Leistungssportlern, die dann krank werden, wenn Sie zur Ruhe kommen. Ändern Sie am Wochenende deshalb nicht Ihren gesamten Tagesablauf, vor allem aber nicht Ihren Schlafrhythmus. Sonst müssen Sie mit Reaktionen Ihres Körpers rechnen. Morgens 30 bis 60 Minuten länger zu schlafen oder am Nachmittag einen Mittagsschlaf von 20 bis 30 Minuten zu machen, wird Ihre innere Uhr nicht gleich aus der Bahn werfen. Am Montag werden Sie den Unterschied merken.
Auf den nächsten Seiten finden Sie einige Vorschläge für Ihr Wochenende. Der Ablauf ist bewusst so gewählt. Sie können die einzelnen Anregungen aber auch nach Ihren Wünschen und Ihrem Zeitplan in einer beliebigen Reihenfolge auswählen und kombinieren.
Viel Spaß und gute Erholung! Damit Sie fit sind für die kommende Woche.

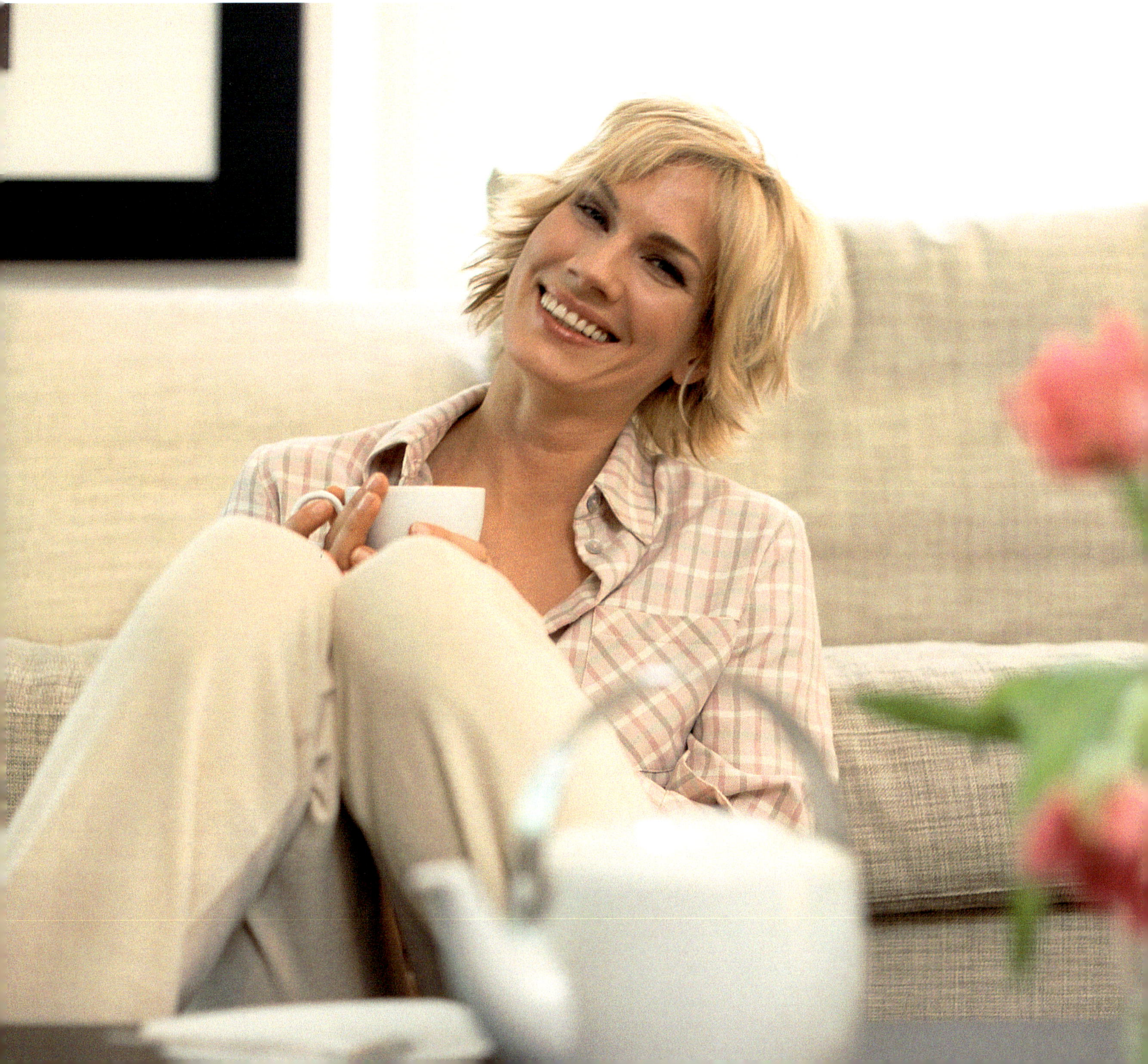

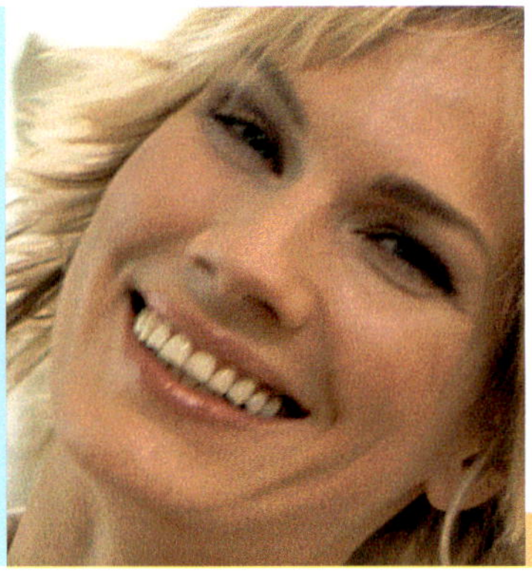

Fitness für die Seele

Den Wochenendtraum erleben

Was das Auge freut,
erfrischt den Geist.
Prentice Mulford

Das Wochenende vorbereiten

Der Freitag eignet sich dafür alle Vorbereitungen zu treffen, die nötig sind, um Ihr Wochenende in vollen Zügen zu genießen. Alle Störfaktoren, die Ihnen das vermiesen könnten, lassen sich mit wenig Aufwand vielleicht jetzt gleich aus der Welt schaffen.

Ordnung muss sein!

Auch wenn Sie am liebsten gleich abschalten und Ihre Beine von sich strecken wollen, schauen Sie sich zuerst einmal um. Wenn Ihre Umgebung ein einziges Durcheinander ist, sollten Sie sich Gedanken darüber machen, ob Sie nicht doch erst Ordnung schaffen wollen. Sonst schieben Sie das notwendige Aufräumen in Gedanken doch nur das ganze Wochenende vor sich her. In der Traditionellen Chinesischen Medizin nimmt die Ordnung eine wichtige Rolle ein. Sie muss sein, weil die Ordnung im persönlichen Umfeld die Ordnung des Geistes und der Psyche beeinflusst. Ein japanischer Zen-Garten ist ein gutes Beispiel dafür, wie entspannend Ordnung sein kann. Sicher, das Aufräumen ist anstrengend, aber schließlich werden Sie für Ihre Mühe belohnt. Haben Sie es einmal geschafft, können Sie das ganze Wochenende in einer schönen Umgebung verbringen. Sie werden sich darüber freuen, wenn Sie mit wenig Aufwand beispielsweise Ihre Wohnung, Ihren Garten oder Ihre Terrasse schöner und entspannungsfreundlicher gestaltet haben. Das ist sicher besser, als die Unordnung zu ertragen und zu wissen, dass man doch irgendwann aufräumen muss. Die cleverste Lösung wäre natürlich die Woche über schon etwas »vorzuarbeiten«.

Schöne Dinge

Selbst wenn Ihre Wohnung schon picobello ist, können Sie noch etwas tun. Sie können sich gar nicht genug mit wirklich schönen Dingen umgeben, das beeinflusst Ihre Stimmung enorm. Besorgen Sie sich doch am Freitagnachmittag einen hübschen Strauß frischer Blumen, sozusagen als Startsignal mit dem Sie ganz bewusst Ihr schönes Wochenende einläuten.

Kino, Konzert und Museum

Schönheit muss aber nicht auf die eigenen vier Wände begrenzt bleiben, auch wenn der Trend eindeutig hin zum »es sich gemütlich machen« im heimische Umfeld geht. Vielleicht haben Sie ja mehr Lust auf Hörgenuss und Augenschmaus und besuchen ein Konzert oder ein Museum. Denkbar wäre auch, dass Sie sich einen interessanten Kinofilm ansehen und dabei Ihre Fantasie auf Reisen schicken. Möglichkeiten gibt es viele.

Mit Freunden verabreden

Treffen Sie sich mit guten Freunden am frühen Freitagabend und genießen Sie einen ausgiebigen Spaziergang

TIPP

Das Wochenende ist die ideale Zeit für Lazy Fitness. Werden Sie jetzt aktiv und gönnen Sie sich die Zeit für sich selbst.

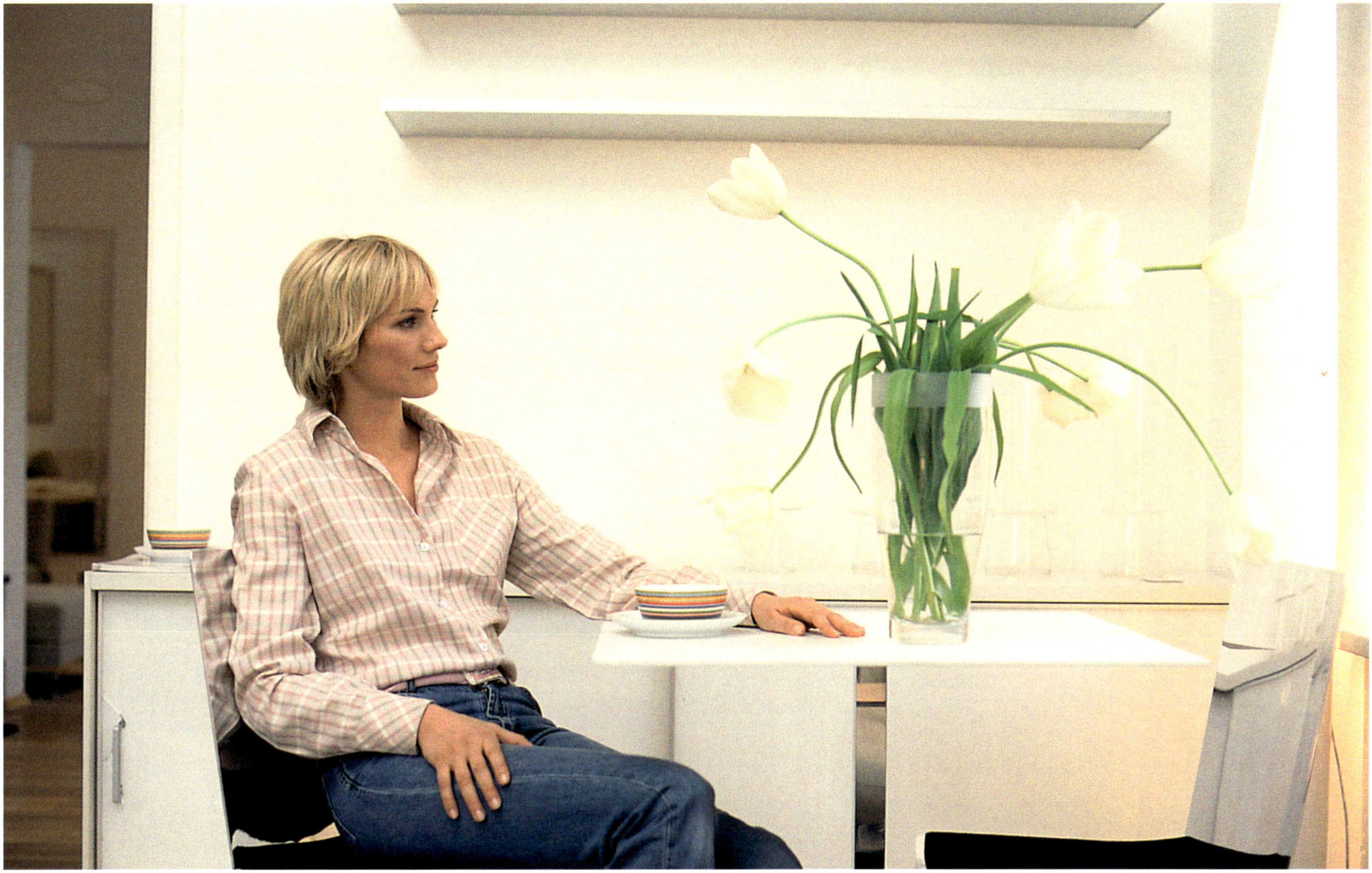

in der Natur. Lazy Fitness lässt grüßen! Und danach gibt es sicher noch Gelegenheit für ein genussvolles leichtes Abendessen. Spätestens jetzt hat das Wochenende begonnen.

Nutzen Sie die freie Zeit!

Je reibungsloser Ihr Wochenende beginnt, desto mehr werden Sie davon haben. Und Sie wollen ja eine ganze Menge. Abschalten, erholen und sich fitmachen für die neue Woche. Das können Sie mit der richtigen Erholung über die freien Tage erreichen. Das Wochenende bietet Ihnen den idealen Freiraum für Bewegung und damit für Lazy Fitness. Wann sonst haben Sie so viel Zeit für sich wie am Wochenende? Jetzt gibt es keine Ausreden. Zumindest keine, die glaubwürdig sind. Nehmen Sie sich die Zeit, etwas für sich selbst zu tun. Die bisherigen Kapitel haben Ihnen dazu viele Anregungen gegeben. Auf den nächsten Seiten stellen wir Ihnen Energieübungen vor. Wenn Sie diese Bewegungsabläufe zwei- bis dreimal am Wochenende durchführen, werden Sie den Energiefluss im Körper anregen und Ihre leeren Batterien auffüllen können. Fühlen Sie sich frei, die Übungen einzeln anzuwenden oder so zusammenzufügen, dass Sie Ihren Wünschen entsprechen.

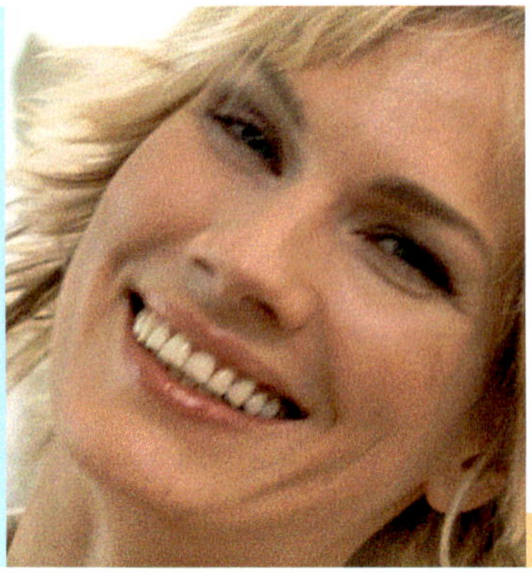

Laden Sie Ihre Batterien auf!

Kraft und Energie für die kommende Woche

1 Open the door

Die Arme und Schultern hängen ganz locker. Heben Sie Ihre Handrücken bis auf Schulterhöhe nach oben, so als würde ein Marionettenspieler diese Bewegung ausführen. Klappen Sie die Hände im oberen Punkt um und bewegen Sie die Hände wieder nach unten, so als würden Sie mit der Handfläche an einer Tür nach unten wischen. Die Ellenbogen sind immer tiefer als die Hände. Atmen Sie sanft ein, wenn Sie nach oben gehen und aus wenn Sie wieder nach unten kommen. Die Bewegung passt sich der Atmung an.

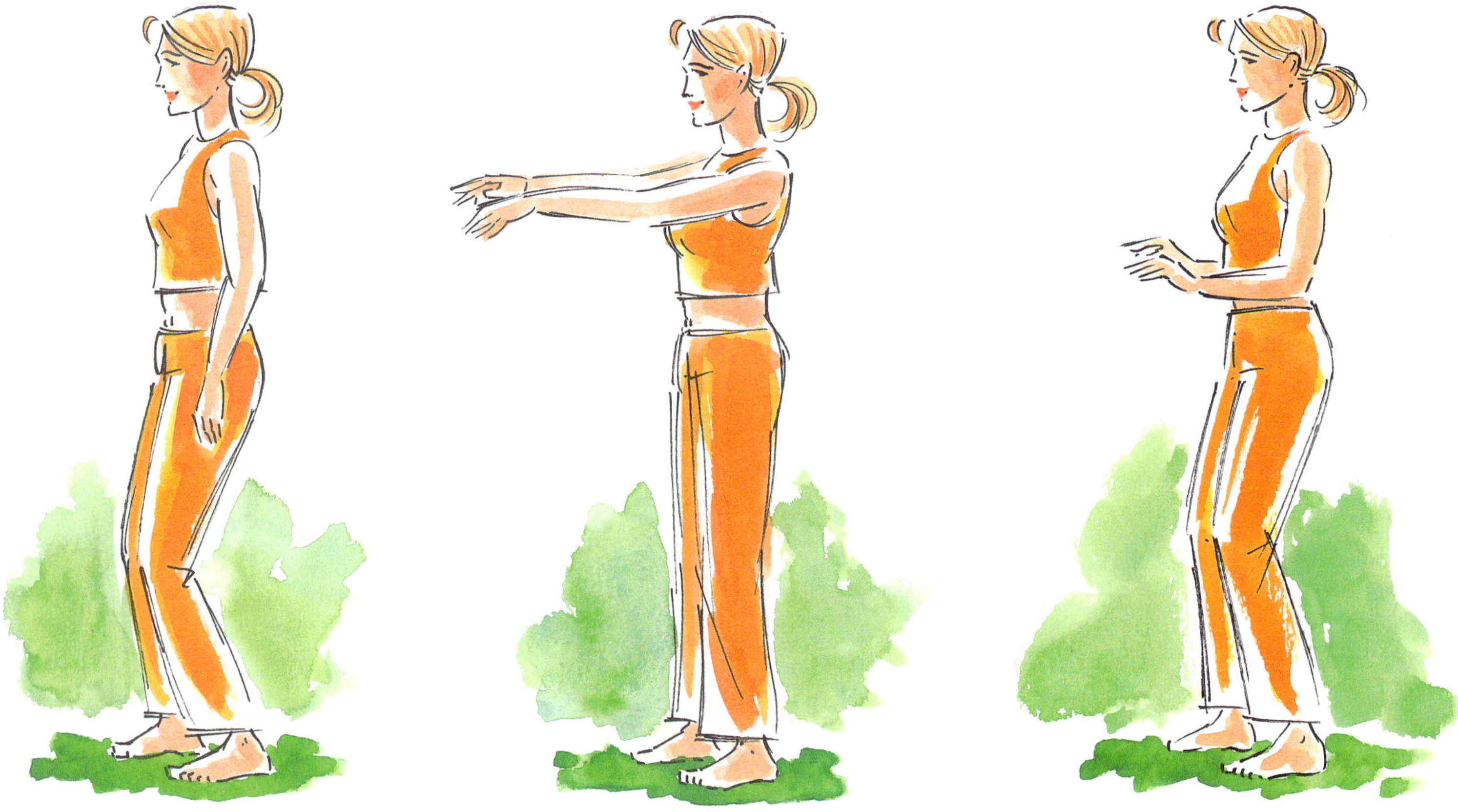

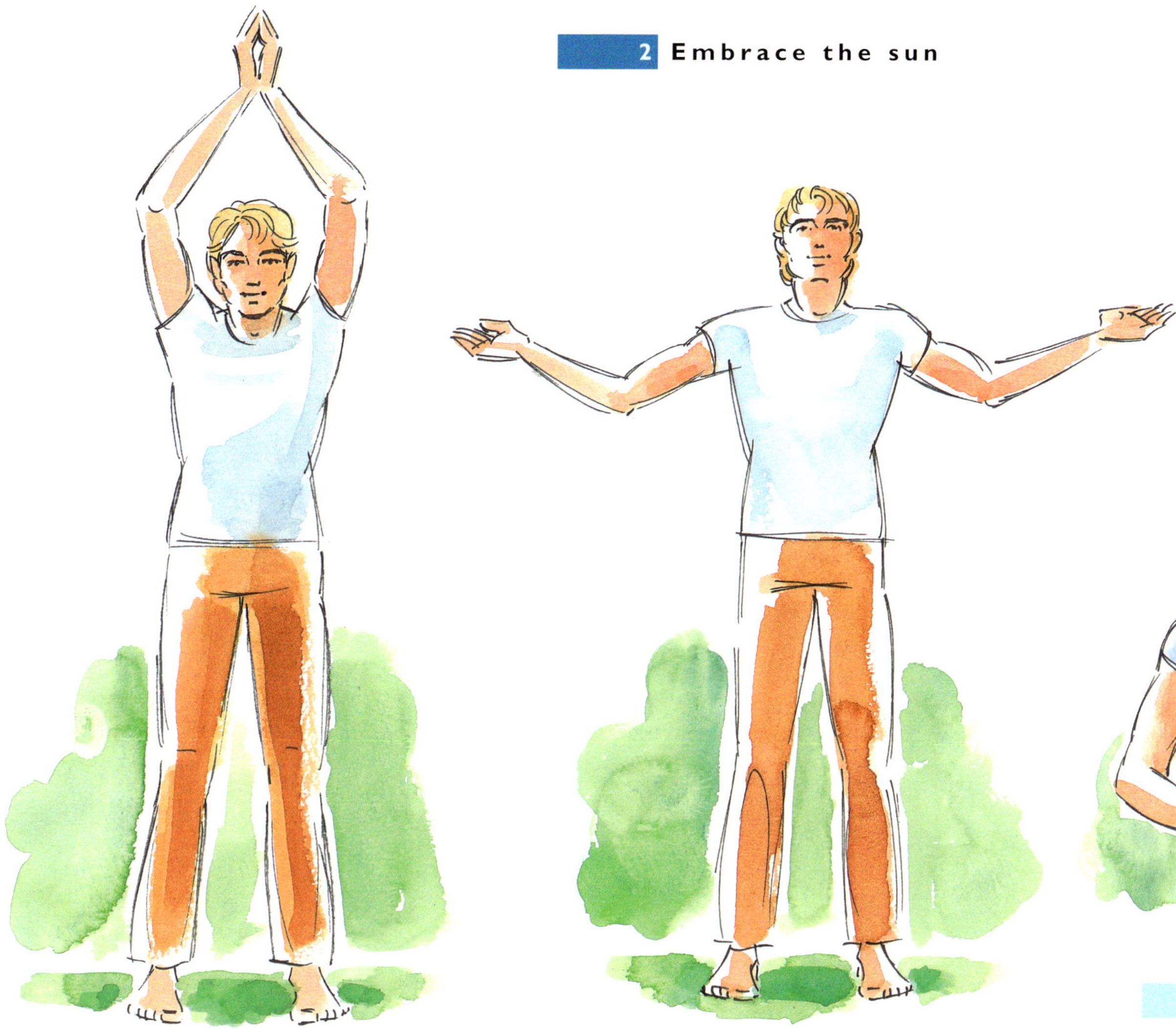

2 Embrace the sun

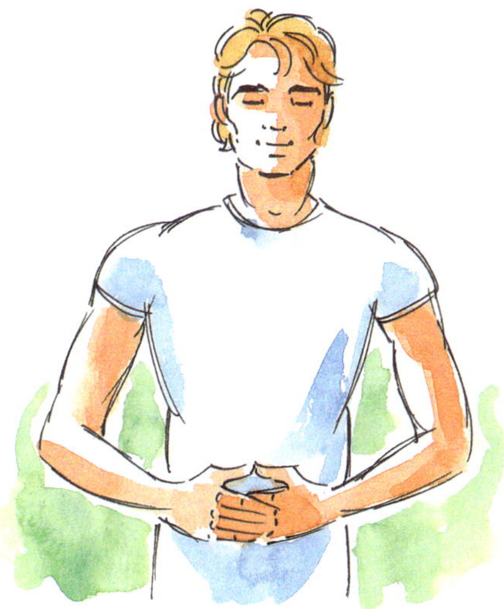

3 Energie zentrieren

2 Embrace the sun

Sie befinden sich in der gleichen Standposition wie bei der Übung »Energie zentrieren« und führen die Arme seitlich nach oben über den Kopf. Die Handflächen und der Blick sind nach oben gerichtet. »Umarmen« Sie die Sonne und legen Sie Ihre Hände aufeinander. Sammeln Sie die Sonnenstrahlen und ziehen Sie deren Energie mit den Handflächen nach unten, bis in Ihr Energiezentrum, den Bauchnabel. Bei der Bewegung nach oben atmen Sie ein. Beim Nach-unten-Gehen aus.

3 Energie zentrieren

Sie stehen bequem und fest mit hüftbreit geöffneten Füßen und geschlossenen Augen. Ihre Knie sind leicht gebeugt. Ihre Hände liegen übereinander auf dem Bauchnabel. Etwas darunter befindet sich nach chinesischem Verständnis das Energiezentrum des Körpers. Spüren Sie, wie sich die Wärme der Hände auf den Bauch überträgt und Ihre Atmung sich entspannt. Beobachten Sie Ihre Atmung und werden Sie eins mit Ihr. Wussten Sie übrigens, dass sich in Ihrem Bauch genauso viele Nervenzellen befinden wie in Ihrem Gehirn?

WIEDERHOLUNGEN

Führen Sie die gezeigten Übungen sechs- bis zwölfmal aus.

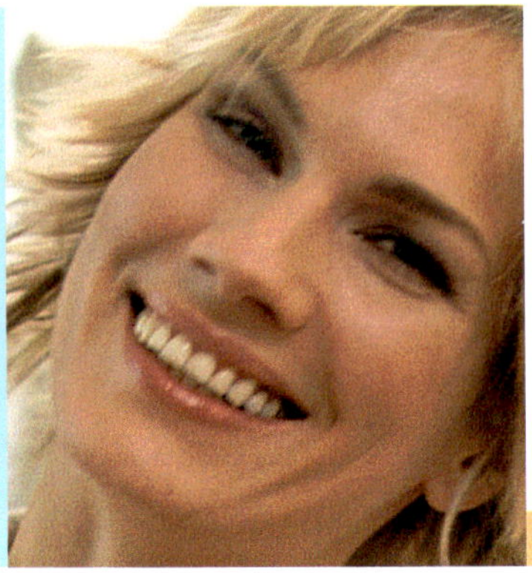

Kurbeln Sie Ihren Stoffwechsel an!

Essen und Trimmen beides muss stimmen!

Take five

Ein gutes Frühstück ist schon fast die Garantie für einen schönen Sonntag. Auf diesen einfachen Nenner könnte man es bringen. Mit den richtigen Nährstoffen bringen Sie sich in Schwung und vermeiden Durchhänger. Statt eines süßen, weißmehlhaltigen und fettreichen Frühstücks, das den Blutzuckerspiegel und damit den Energielevel in den Keller sinken lässt, sollten Sie lieber auf die Kraft der folgenden fünf Zutaten setzen. Mit einem frisch gepressten Saft aus Orange, Banane, Ananas, Möhre und Apfel bekommen Sie alles, was Ihr Körper braucht, um in den Sonntag durchzustarten. Wenn Sie wollen, können Sie zusätzlich einige Löffel Haferflocken in den Drink geben. Denn Hafer ist ein Energiegetreide. Nicht von ungefähr kommt der Spruch: »Den sticht der Hafer.« Fügen Sie dem Getränk auch ein bisschen Fruchtfleisch zu, denn darin verbergen sich die wertvollsten Inhaltsstoffe. Der obligatorische Kaffee oder Espresso lässt sich danach immer noch trinken und auch das Essen von einem Frühstücksei ist kein Problem. Denken Sie aber daran: Ein voller Bauch macht träge. Um Ihr Lazy-Fitness-Programm optimal zu unterstützen, sollten Sie so langsam frühstücken, dass Sie rechtzeitig merken, wann Sie satt sind.

Aktiv werden

Als Nächstes sollten Sie den Stoffwechsel ankurbeln. Dazu ist Aktivität von Nöten und zwar am besten mit einem Ausdauertraining. Das lässt nicht nur Ihre Fettdepots schmelzen, sondern fördert auch die Gesundheit der Gefäße und des Herzens. Skaten, Radfahren und andere Aktivitäten, die im Kapitel »Cardiofit« vorgestellt wurden, kommen jetzt in die nähere Wahl. Wenn Sie alleine keine große Lust haben, rufen Sie doch einige Freunde an. Sie werden die Anstrengung kaum merken, wenn Sie mit anderen Sport treiben und sich dabei unterhalten können.

Das gemeinsame Miteinander und die Bewegung helfen Ihnen auch über die eventuell auftretende Sonntag-Nachmittags-Depression hinweg. Diese ist heutzutage weiter verbreitet, als manche glauben. Sie sehen also, mit Lazy Fitness bewegen Sie sich einerseits mehr und andererseits verbringen Sie Ihre Zeit sinnvoller. Wenn Sie am Wochenende ein interessantes Fernsehprogramm auf Ihrem Wohnzimmer-Sessel fesselt, ist das immer noch kein Beinbruch. Die Kapitel »Sofa-Gymnastik« und »Lazy Partner« bieten Ihnen die passenden Hilfen, um dennoch körperliche Aktivität und Dynamik in Ihren Fernsehtag zu bringen.

Machen Sie den Sonntag zu einem besonderen Tag.

INFO

Der Chinesischen Petersilie werden wahre Wundereigenschaften nachgesagt. Sie ist sehr Vitamin-C-haltig.

ANANAS

- Entlastet die Bauchspeicheldrüse, entwässert und hilft wirksam bei Darmstörungen.
- Das Ananas-Enzym Bromelain hemmt die Blutgerinnung und verbessert die Durchblutung.
- Senkt den Blutdruck und beugt Arteriosklerose vor, vor allem aber spaltet Ananas Eiweiß.
- Enthält abgesehen von Biotin, Vitamin B12 und Vitamin E sämtliche Vitamine sowie 16 verschiedene Mineralstoffe und Spurenelemente.

APFEL

- Senkt den Blutdruck, stabilisiert den Blutzuckerspiegel.
- Reinigt den Darm und kräftigt das Immunsystem.
- Besteht bis zu 30 Prozent seines Gewichtes aus Pektin (einem gesundmachenden Ballaststoff).
- Der ausgereifte Apfel enthält viele Nährstoffe. Sein Kaliumreichtum unterstützt Wasserhaushalt, Nierenfunktion, Nervenreizübertragung und Muskeltätigkeit.

BANANE

- Beugt dem hohen Blutdruck vor, beruhigt die Nerven und unterstützt das Immunsystem und den Cholesterinspiegel.
- Wirkt wohltuend für entzündete Magenschleimhäute.
- Reich an Vitaminen A und C sowie an B-Vitaminen. Ihr Kaliumgehalt wirkt ähnlich wie der Apfel.
- Bananen sind die ideale Zwischenmahlzeit in der Bioverpackung.

MÖHRE

- Aktiviert den Zellstoffwechsel und wehrt freie Radikale ab, kräftigt alle Schleimhäute des Körpers und auch Haut, Nägel und Haare.
- Karotten sind gute Lieferanten von Selen (Zellschutz) und Beta Carotin, der Vorstufe des Vitamin A.
- Einen Tropfen Öl brauchen Sie, um das fettlösliche Vitamin A aufschließen zu können.

ORANGE

- Vitalisiert und kurbelt die Körperdrüsen und den Stoffwechsel an.
- Das Immunsystem und die Fettverbrennung profitieren davon.
- Vitamin C macht Sie frisch und munter, das Kalium entwässert und setzt kleine Fettpolster frei.

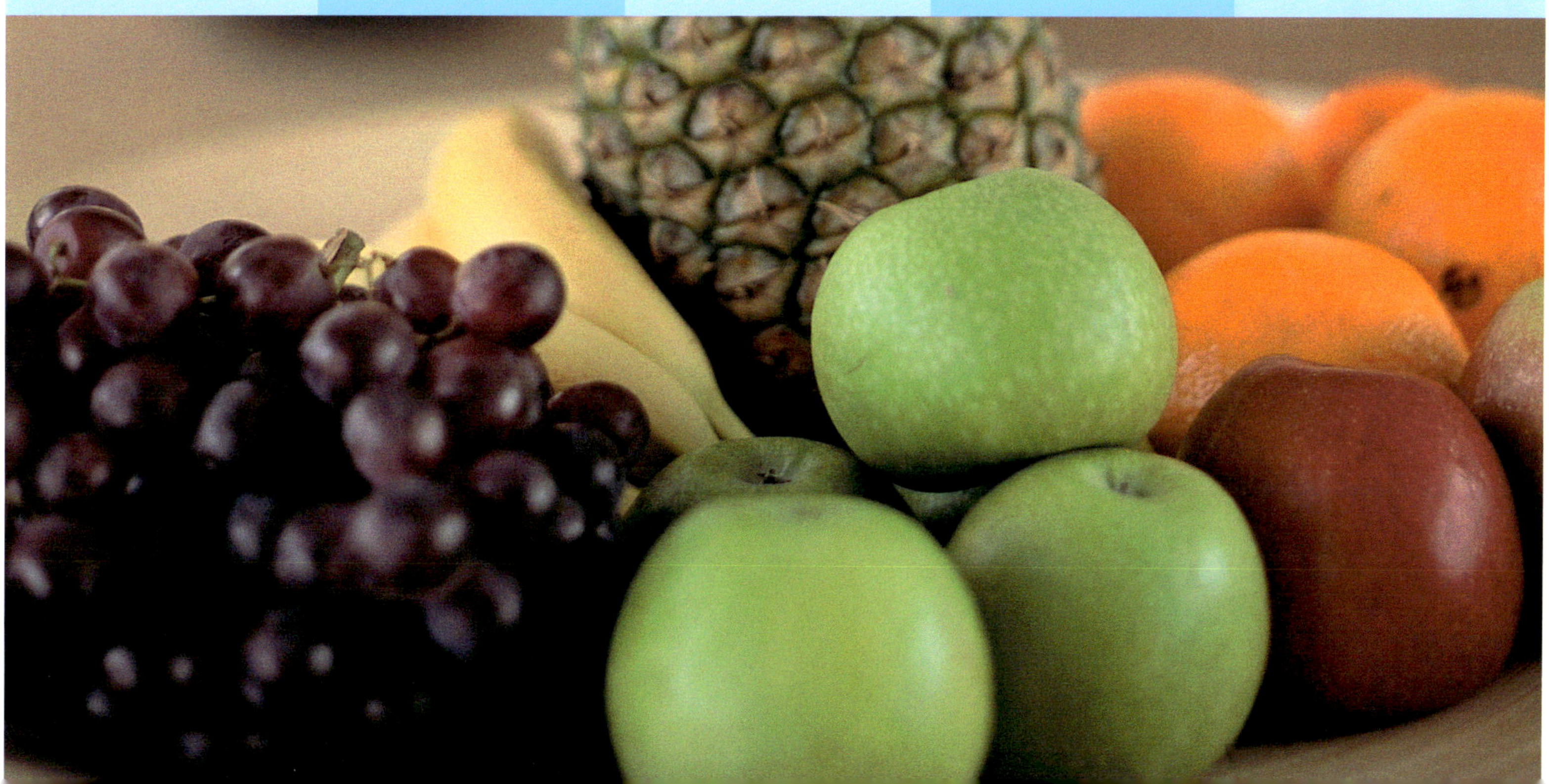

Urlaubsfitness

Trimm-Ideen fürs Reisegepäck

Pack die Badehose ein...

Endlich steht der Urlaub vor der Tür. Abschalten, entspannen, Sonne tanken, viel schlafen, gut essen und das Leben genießen. Was gibt es Schöneres? Den Alltag vergessen, andere Länder kennen lernen, für den Partner oder die Familie Zeit haben, ein Buch lesen, die Natur bewusst erleben oder in den Tag hinein leben. Im Urlaub wollen wir all das tun, wozu wir im Alltagsleben keine Zeit haben. Der Geist soll sich von allen Belastungen entspannen, unser Körper soll sich erholen und wir wollen uns wohl fühlen. Die »Speicher« sollen aufgefüllt werden.

Natürlich können Sie versuchen dieses Ziel durch vollkommene Passivität zu erreichen. Der Tagesablauf im Urlaub besteht dann aus Schlafen, Essen, Sonnenbaden und vielleicht hin und wieder einer kleinen Sightseeingtour.

Sie können aber darüber hinaus die idealen Bedingungen des Urlaubs nutzen und zusätzlich aktiv etwas für Ihre Erholung tun. Wenn Sie Ihre Ferien zum Beispiel in warmen Gefilden verbringen, können Sie die ersten und die letzten Sonnenstunden des Tages nutzen! Gehen Sie zu diesen Zeiten in die Natur und nehmen Sie die Stimmung der aufgehenden und untergehenden Sonne ganz bewusst wahr. Richten Sie sich zur Sonne aus, schließen Sie Ihre Augen und lassen Sie die Sonnenstrahlen Körper, Geist und Seele erwärmen. Konzentrieren Sie sich auf Geräusche und Gerüche, die Sie umgeben. Spüren Sie die Luft, die Ihren Körper umfließt und Ihre Lungen mit jedem Atemzug durchströmt. Halten Sie dann alle Eindrücke, die Sie wahrnehmen, in Ihrer Erinnerung fest. Sie ergeben Ihr persönliches »Ruhebild«. Nach dem Urlaub können Sie im Alltag immer wieder auf dieses »Ruhebild« zurückgreifen und sich damit in eine angenehme Stimmung versetzen.

Planen Sie auch im Urlaub den Tagesablauf, umso mehr können Sie den Tag genießen. Beginnen Sie am Morgen mit einer leichten Aktivität an der frischen Luft oder im Wasser. Genießen Sie danach ein gesundes, vitaminreiches Frühstück und gehen Sie anschließend einer Ihrer Lieblingsbeschäftigungen nach. Das kann zum Beispiel das Lesen eines interessanten Buches sein, eine Sightseeingtour, Sonnenbaden, Sport oder auch das Zusammensein mit dem Partner oder der Familie. Sie wissen am besten, was Ihnen gut tut! Den Abend sollten Sie ganz bewusst ausklingen lassen. Lesen Sie unsere Vorschläge auf den nächsten Seiten und finden Sie die für Sie passenden!

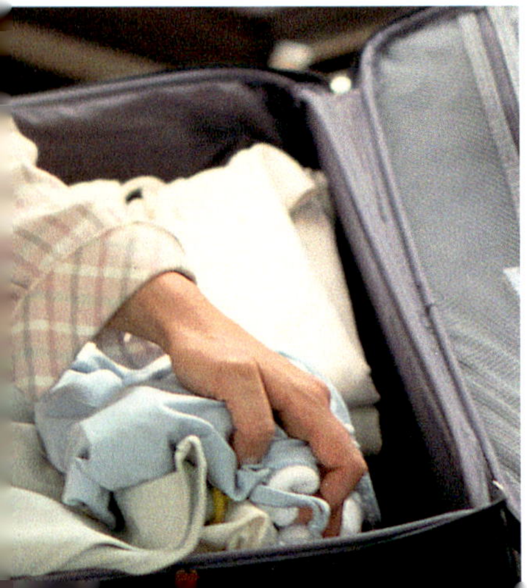

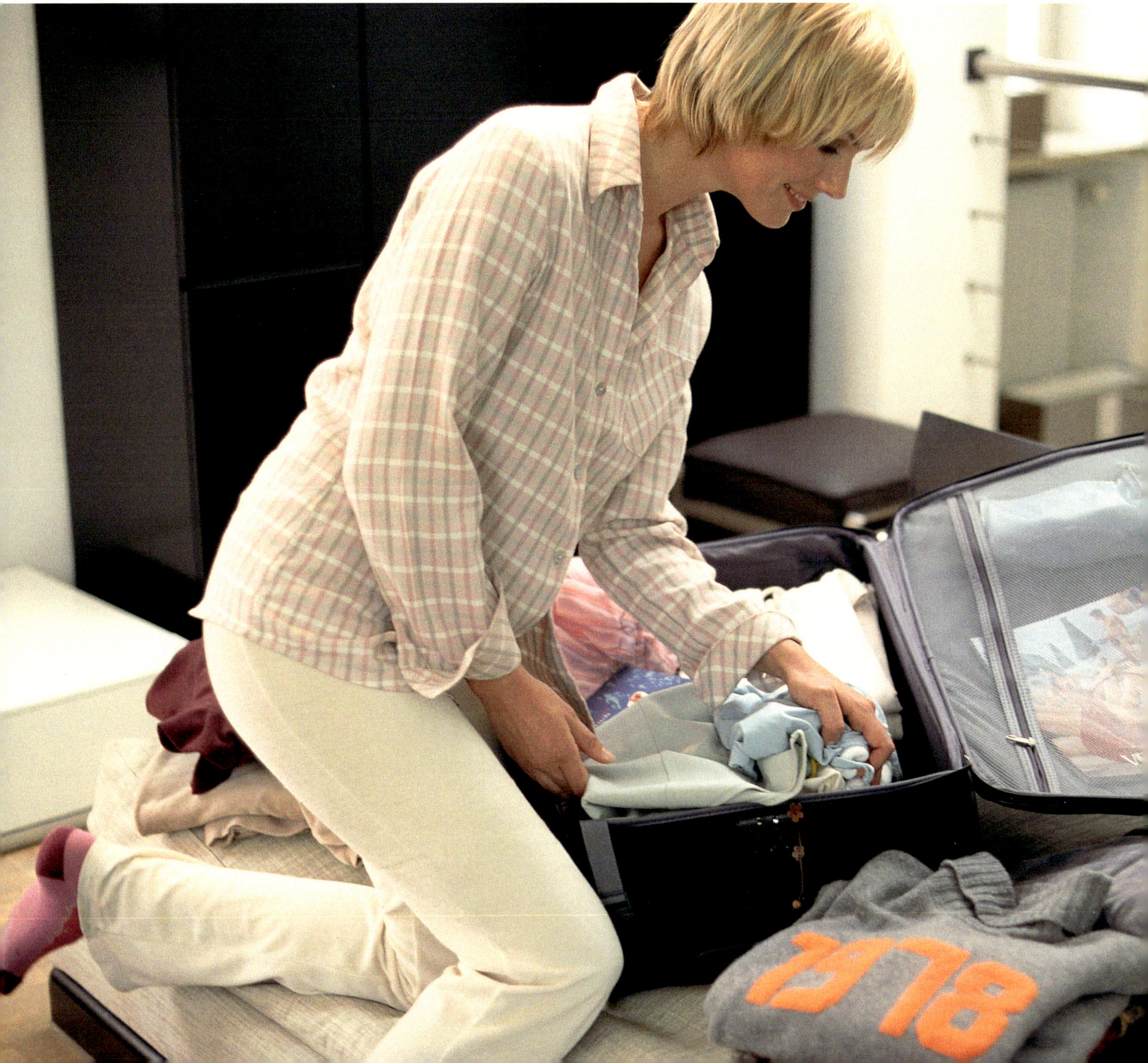

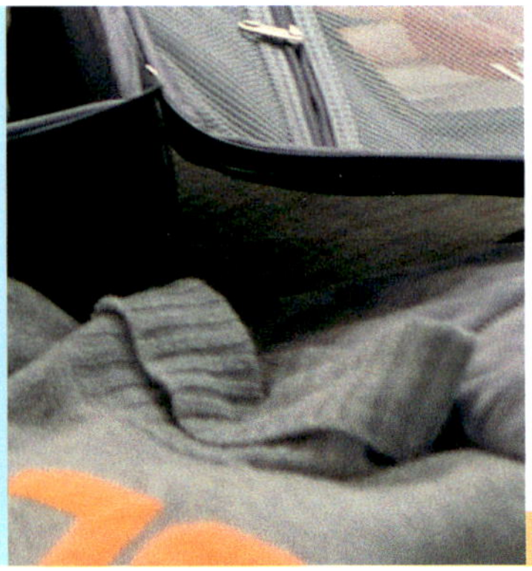

Lassen Sie die Muskeln spielen!

Auf dem Liegestuhl in Form kommen

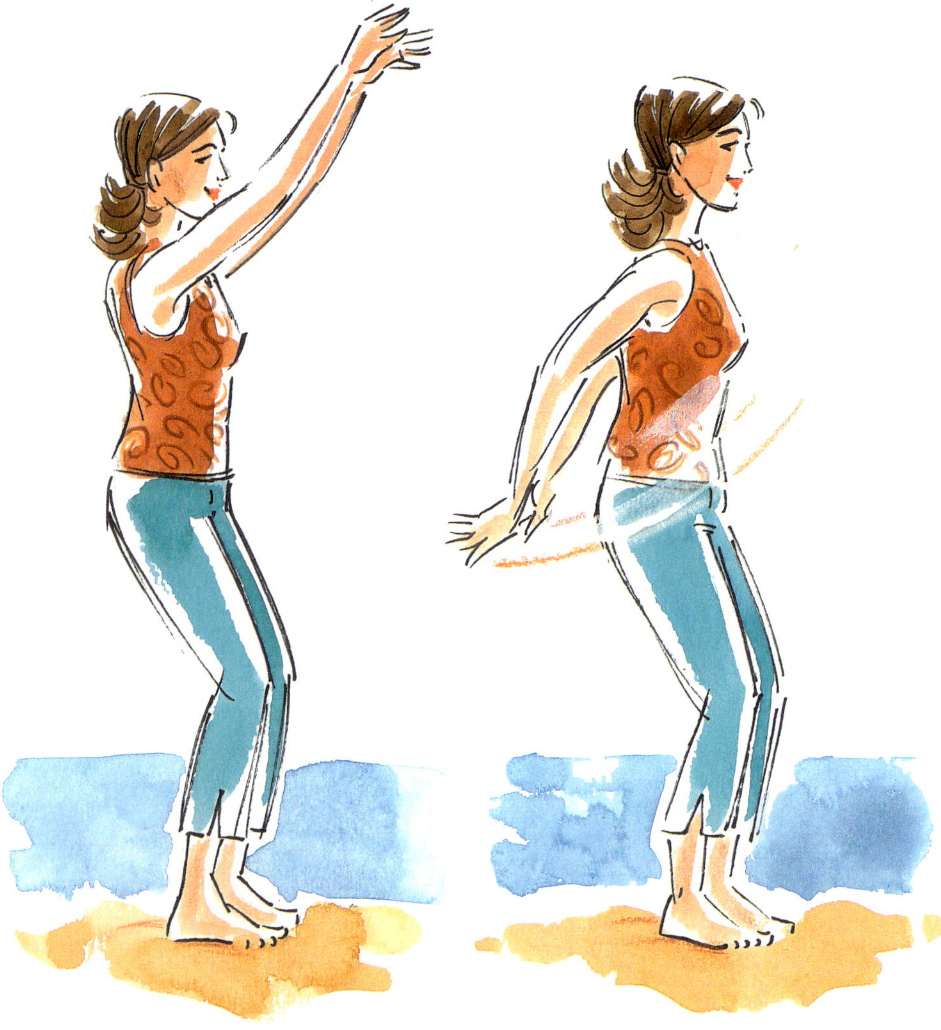

1 **Schwungübung**

Viele Menschen fühlen sich während des Urlaubs im Zwiespalt zwischen dem Wunsch nach dem Nichtstun und der ihnen bewussten Notwendigkeit von Bewegung. Kennen Sie diese Gedanken? Mit den nächsten Übungen wollen wir Ihnen zeigen, dass beides möglich ist.

1 Schwungübung

Suchen Sie sich einen angenehmen, ruhigen Ort in der Natur. Einen Platz, an dem Sie sich wohl fühlen. Stellen Sie sich aufrecht hin. Die Füße sind hüftbreit geöffnet. Bei der nächsten Einatmung heben Sie beide Arme nach oben. Strecken Sie sich dem Himmel entgegen und schwingen Sie mit einer kräftigen Ausatmung durch den Mund die Arme wieder nach unten. Die Beine werden bei der Abwärtsbewegung leicht gebeugt. Schwingen Sie die Arme mehrmals hintereinander auf und ab. Atmen Sie intensiv ein und aus und lockern Sie Ihren Körper!

2 »Leseübung«

Diese Übung können Sie ganz unauffällig auf dem Liegestuhl oder einer Liege beim Lesen oder dem Durchblättern einer Zeitung ausführen. Senken Sie die Rückenlehne des Liegestuhls so weit ab, dass Sie flach auf Ihrem Rücken liegen. Strecken Sie die Beine aus und bauen Sie im ganzen Körper Spannung auf:

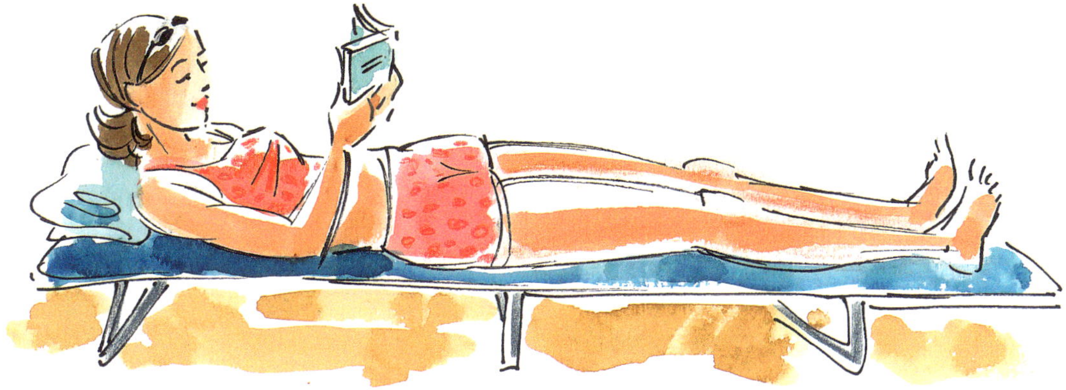

2 »Leseübung«

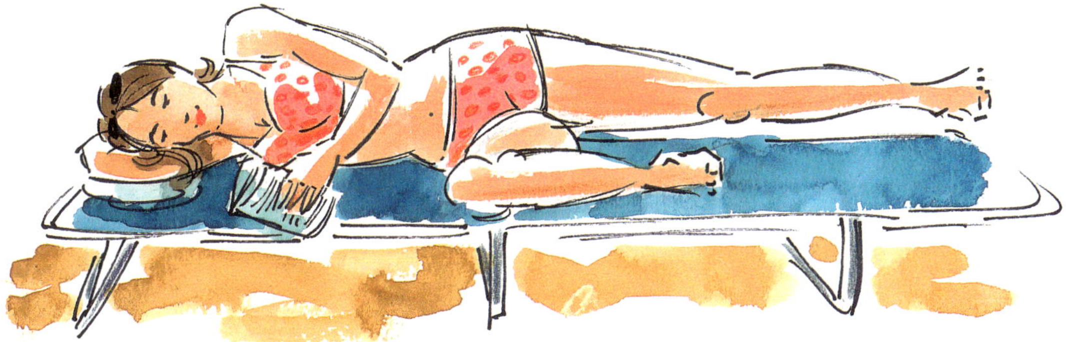

3 Flankenspannung

- Fußspitzen anziehen
- Beininnenseiten aneinander drücken
- Gesäß anspannen und zusammenkneifen
- Bauchnabel nach innen in Richtung Wirbelsäule ziehen
- Schulterblätter nach hinten zur Wirbelsäule spannen

Mit der nächsten Ausatmung heben Sie den Kopf leicht an und richten den Blick zum Buch bzw. zur Zeitung. Halten Sie diese Position für einige gleichmäßige und ruhige Atemzüge!

3 Flankenspannung

Auch diese Übung können Sie ohne großes Aufsehen durchführen. Die Einstellung des Liegestuhls bzw. der Liege bleibt wie bei der vorherigen Übung. Drehen Sie sich nun auf die Seite. Das untere Bein liegt mit 90° gebeugtem Knie vor dem Körper. Das obere Bein wird lang ausgestreckt. Sie können so auch während der Übungsausführung weiterlesen. Bauen Sie langsam wieder eine Ganzkörperspannung auf:

- Das obere Bein anheben, wobei das Bein, die Hüfte und die Flanke eine Linie bilden. Die Fußspitze zeigt nach vorn oder noch besser, etwas nach unten.
- Der Bauch ist flach, das heißt, ziehen Sie den Bauchnabel nach innen zur Wirbelsäule.

Mit der nächsten Ausatmung heben Sie Ihren Kopf leicht an und bringen ihn in die Verlängerung der Wirbelsäule. Verweilen Sie in dieser Position für mehrere Atemzüge und führen Sie die Übung dann auf der anderen Seite durch!

TIPP

Tagesprogramm:

- *Vor dem Frühstück Yoga am Strand oder einem anderen Platz in der Natur*
- *Ausgiebiges Frühstück*
- *Spaziergang*
- *Ruhephase mit Lesen, Sonnenbaden etc.*
- *1 bis 2 Übungen im Zimmer*
- *Ausgiebige Schönheitspflege*
- *Abendessen*
- *Sonnenuntergang bewundern und Abendspaziergang*

WIEDERHOLUNGEN

Schwungübung
5 bis 10 Schwünge

Leseübung
drei- bis fünfmal, die Position 10 Sekunden halten

Flankenspannung
drei- bis fünfmal, 10 Sekunden halten

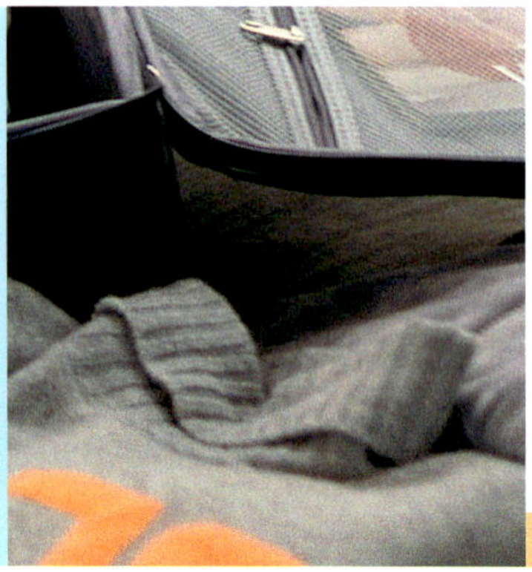

Bleiben Sie aktiv!

Das Hotelzimmer – Ihr eigenes Fitness-Studio

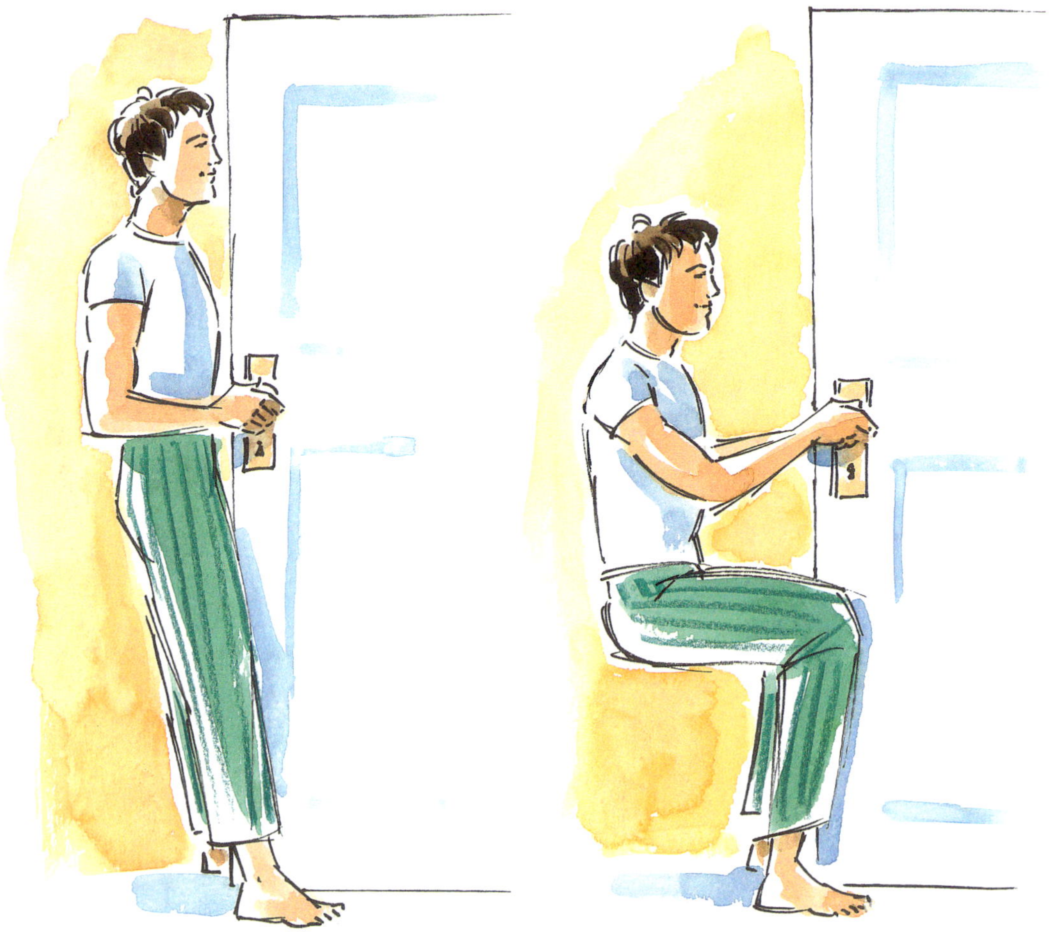

Ganz unauffällig können Sie in Ihrem Hotelzimmer einige Übungen durchführen. Eine Tür reicht aus, um Ihrem Rücken etwas Gutes zu tun und die Problemzonen ein wenig zu trainieren.

4 Türkniebeuge

Stellen Sie sich an eine geöffnete Tür und fassen Sie beide Türgriffe mit je einer Hand. Die Füße berühren rechts und links die untere Türkante. Spannen Sie Ihren Körper fest an und lehnen Sie sich leicht nach hinten. Nun beugen Sie Ihre Beine und setzen sich in Gedanken mit geradem Rücken auf einen Stuhl. Sie richten den Blick zur Tür und ziehen die Schultern aktiv nach unten. Dann spannen Sie Ihr Gesäß fest an und strecken sich wieder nach oben. Die Arme helfen mit.

TIPP

Rückenschmerzen können Sie lindern, indem Sie mit dem Aushängen die Wirbelsäule entlasten.

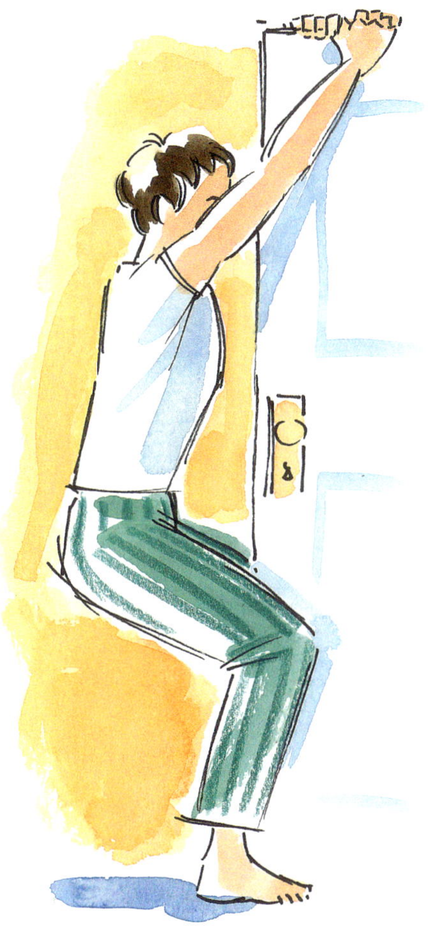

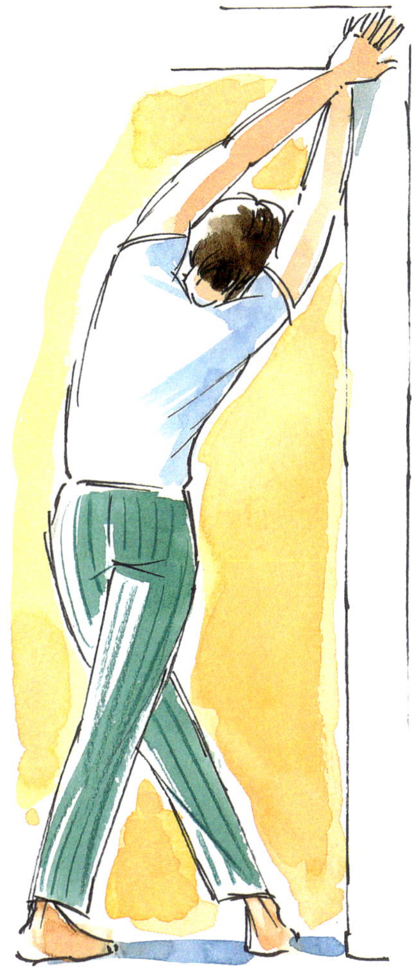

5 Aushängen

Stellen Sie sich an eine geöffnete Tür und umfassen Sie mit beiden Händen die Oberkante der Tür. Wenn Sie dafür zu klein sind, kann Ihnen ein Handtuch helfen Ihre Arme zu »verlängern«. Die Füße platzieren Sie rechts und links neben der Tür. Nun beugen Sie Ihre Beine und lassen sich nach unten hängen. Atmen Sie dabei gleichmäßig weiter.

6 Halbmond

Für den Halbmond stellen Sie sich in die geöffnete Tür. Der linke Fuß ist vor dem rechten Fuß gekreuzt. Heben Sie nun beide Arme über den Kopf und legen Sie die Hände am rechten Türrahmen ab. Neigen Sie den Oberkörper leicht nach rechts, so dass Sie einen Halbmond imitieren. Ziehen Sie Ihre Flanken lang und atmen Sie ganz bewusst in den Brustkorb.

WIEDERHOLUNGEN

Türkniebeuge
fünf- bis zehnmal,
1 bis 2 Serien

Aushängen
ein- bis zweimal, jeweils 30 bis 40 Sekunden hängen

Halbmond
je Seite 30 bis 40 Sekunden dehnen

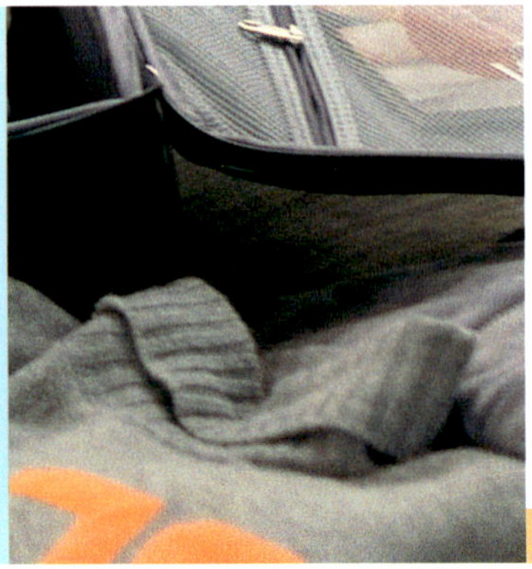

Entspannen Sie fernöstlich!

Yoga für jeden

Sicher haben Sie schon einmal etwas von den positiven Auswirkungen des regelmäßigen Yoga-Trainings gehört:

- Yoga stärkt den Kreislauf und die Atmung.
- Yoga verbessert die Verdauungsfunktion.
- Yoga festigt das Immunsystem.
- Yoga unterstützt die Gedächtnisleistung und die Konzentration.
- Yoga wirkt sich positiv auf die Stimmungslage aus.
- Yoga lässt Ihren Körper und Geist strahlen.
- Yoga kann jeder – das ist für alle, die noch keine

Erfahrung mit Yoga gesammelt haben, sehr wichtig! Probieren Sie die Übung »Kleiner Sonnengruß« aus! Gehen Sie behutsam an die Übungen heran und führen Sie diese mit voller Aufmerksamkeit aus. Achten Sie während der gesamten Übungsausführung auf eine gleichmäßige Atmung!

WIEDERHOLUNGEN

Führen Sie zu Beginn die Übung »Kleiner Sonnengruß« drei- bis fünfmal hintereinander durch und steigern Sie dann die Durchgänge nach Belieben.

7 »Kleiner Sonnengruß«

Suchen Sie sich einen schönen Platz in der Natur und richten Sie sich nach der Sonne aus. Wenn das Wetter zu schlecht ist oder Sie keine Möglichkeit haben im Freien zu trainieren, stellen Sie sich vor ein geöffnetes Fenster.

Phase 1 Sie stehen mit geschlossenen Beinen und aufgerichteter Wirbelsäule. Die Hände werden vor dem Brustbein gehalten. Der Blick ist nach vorn gerichtet.

Phase 2 Mit der nächsten Einatmung beugen Sie leicht Ihre Knie und strecken die Arme lang über den Kopf, bis sie neben den Ohren sind. Der obere Teil des Rückens wird sanft nach hinten gebeugt, wobei der Kopf nicht nach hinten abknicken darf. Richten Sie Ihren Blick schräg nach oben zu den Händen.

Phase 3 Beim Ausatmen beugen Sie die Beine, öffnen die Arme zur Seite und führen den Oberkörper mit geradem Rücken in die Waagerechte.

Phase 4 Arme, Kopf und Oberkörper hängen in dieser Phase ganz locker. Dann richten Sie sich mit dem Einatmen wieder auf und enden mit der Ausatmung in der Anfangsposition.

7 »Kleiner Sonnengruß«

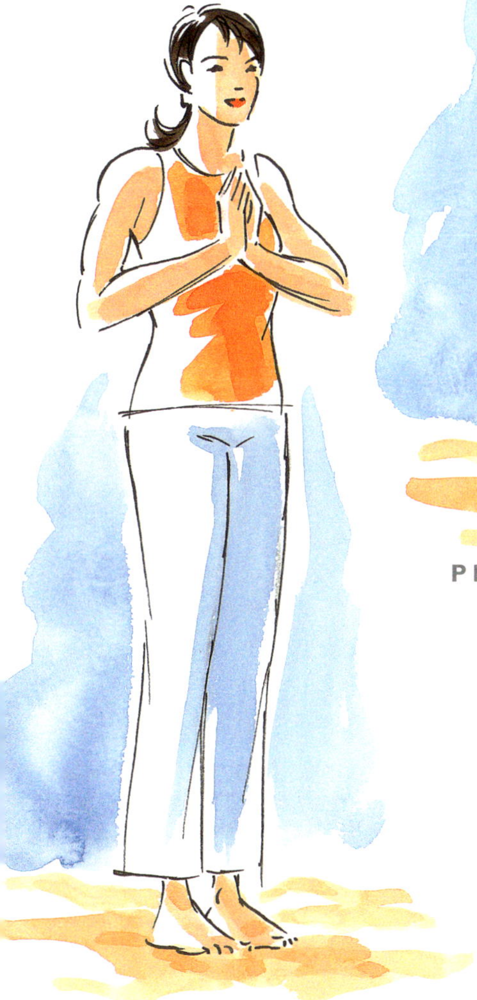

Phase 1

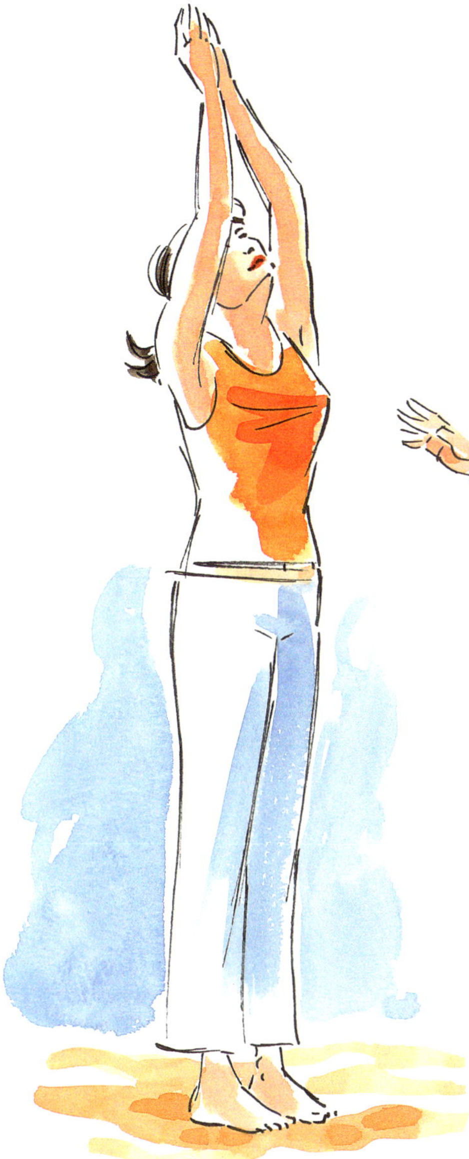

Phase 2

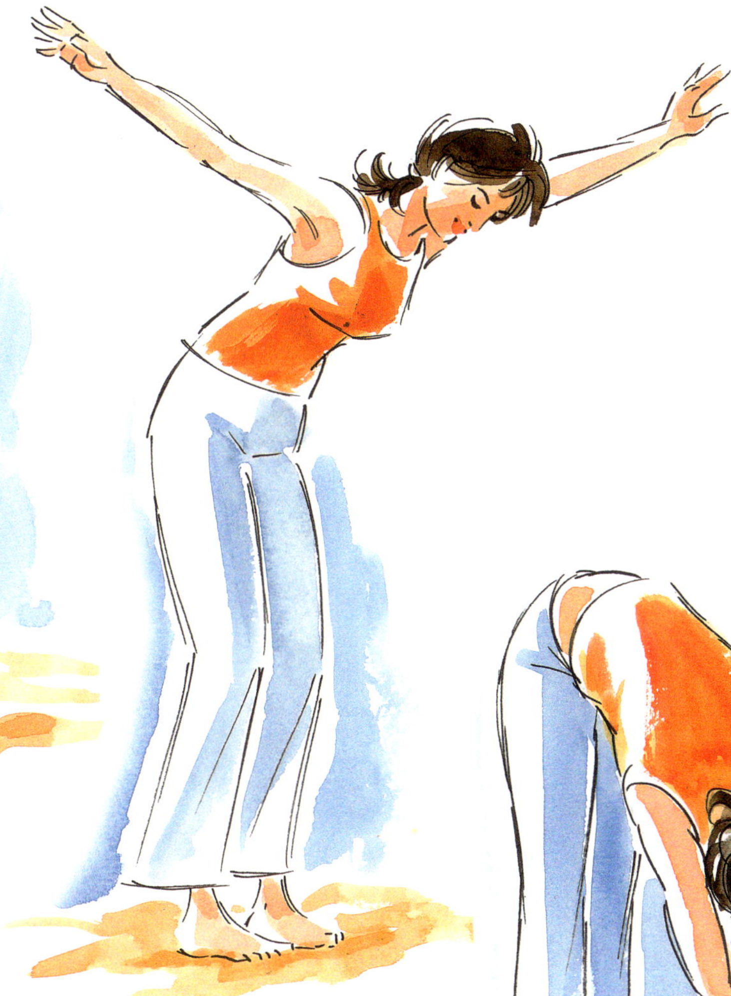

Phase 3

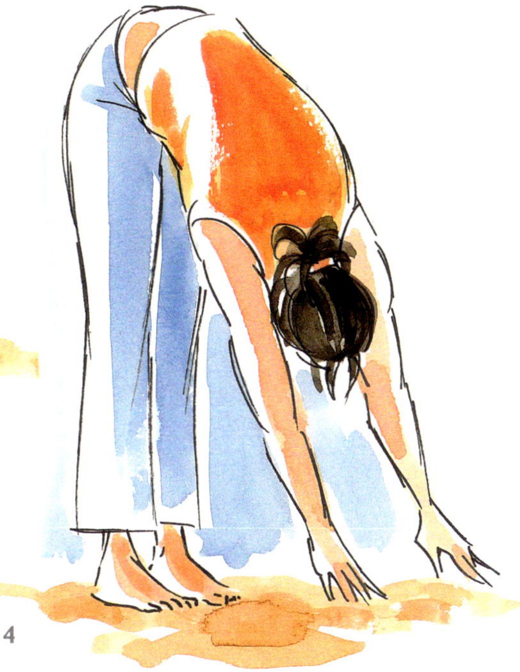

Phase 4

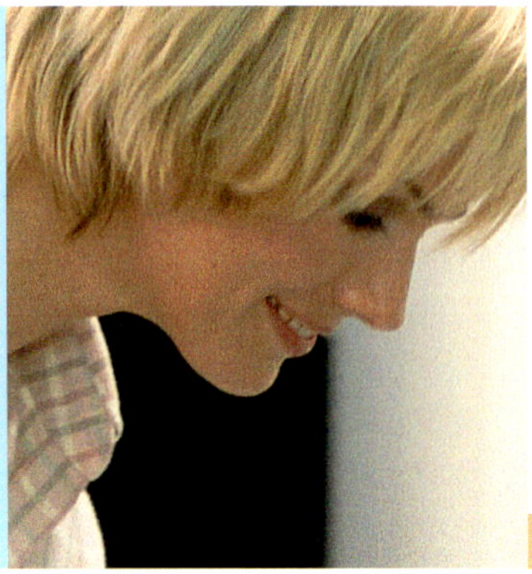

Das Lazy-Fitness-Tagebuch

Vertrauen ist gut – Kontrolle ist besser

Wie steht es mit Ihren Ergebnissen? Haben Sie die Ziele erreicht, die Sie sich selbst gesteckt haben? Um das erste kleine Ziel jeder Woche zu erreichen, sollten Sie die freien Zeiten für Lazy Fitness in Ihrem Wochenplan im Voraus festlegen. Zusammen mit dem Lazy-Fitness-Tagebuch können Sie dann jede Woche die Vorausplanung mit dem tatsächlich durchgeführten Training vergleichen. Sie werden die ersten Male zwar ein wenig Mühe mit dieser Arbeit haben, aber allmählich geht Ihnen dieses hilfreiche Vorgehen in Fleisch und Blut über. Das Überprüfen dient Ihnen nicht nur zur Kontrolle, ob Sie tatsächlich trainiert haben. Es hilft Ihnen sich erheblich mehr zu motivieren und auch nach Monaten noch Ihre eigenen Verbesserungen nachzuvollziehen. Am Ende jeder Woche können Sie mit dem Trainingstagebuch überprüfen, welche Ihrer eigenen Vorgaben Sie erreicht haben und welche nicht. Wenn Sie erfolgreich waren, machen Sie weiter so. Wenn nicht, analysieren Sie Ihre Hindernisse und erarbeiten Sie eine Strategie, mit der Sie diese Schwierigkeiten beseitigen können.

Das Trainingstagebuch ist als Kopiervorlage gestaltet, die Sie für mehrere Trainingswochen vervielfältigen können. Vermerken Sie die Kennziffern der Übungen aus der Übersicht Seite 122 bis 124 in der Spalte »geschafft habe ich« oder notieren Sie einfach das Kapitel, wenn Sie alle Lazy-Fitness-Übungen eines Kapitels durchgeführt haben. Wie fühlen Sie sich bei dem Lazy-Fitness-Training oder danach? Waren Sie zufrieden mit sich? Fühlten Sie sich verausgabt oder gerade richtig beansprucht? Ihre persönlichen Eindrücke können Sie in der Spalte »dabei habe ich mich gefühlt« eintragen. Erinnern Sie sich noch daran, dass Freude die beste Motivation sein kann?

Selbst nach Wochen und Monaten können Sie so einschätzen, wie anstrengend Sie bestimmte Übungen einmal empfunden haben und wie weit sich Ihr Leistungsniveau inzwischen entwickelt hat.

Wenn Sie Schwierigkeiten hatten und eventuell gar nicht trainieren konnten, notieren Sie derartige Dinge in der Spalte »Hindernisse«. Überlegen Sie aber unbedingt auch, wie Sie diese Schwierigkeiten beim nächsten Mal überwinden können. Neue Ziele oder Veränderungen sollten Sie in die Spalte »verbessern will ich noch« schreiben.

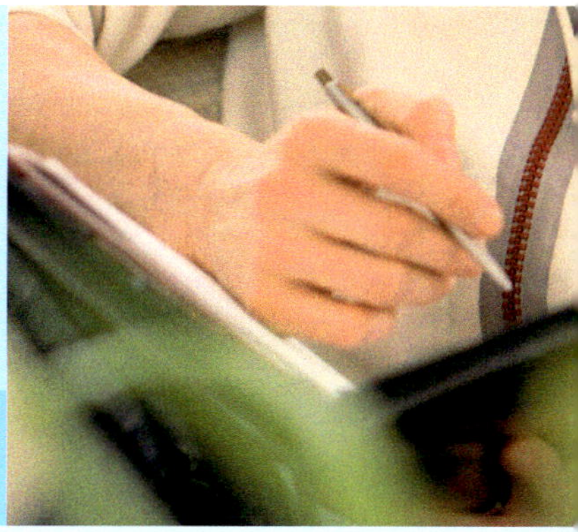

Woche vom bis

	geschafft habe ich	dabei habe ich mich gefühlt	Hindernisse	verbessern will ich noch
Montag				
Dienstag				
Mittwoch				
Donnerstag				
Freitag				
Samstag				
Sonntag				

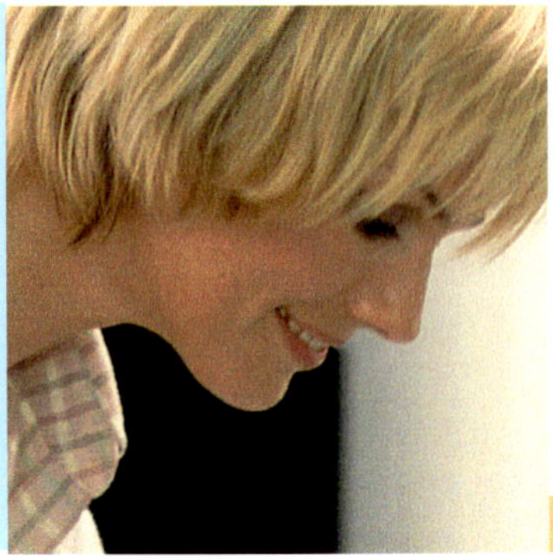

Lazy Fitness auf einen Blick

1 Wake up

Seite 32 bis 37

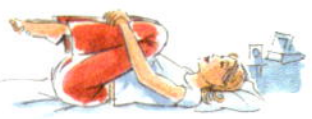

1 Rückenschaukel

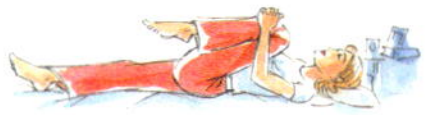

2 Hüftdehnung

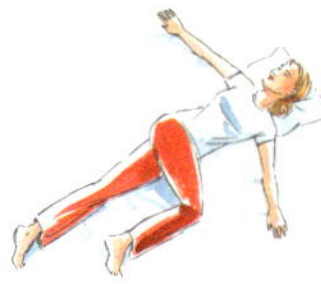

3 Verwringung

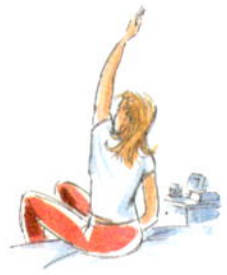

4 Strecken und Recken

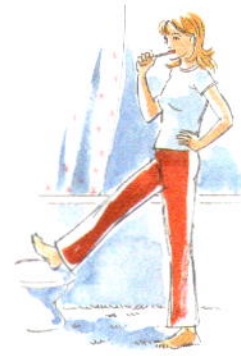

5 Beindehnung

2 Die Atmung

Seite 38 bis 43

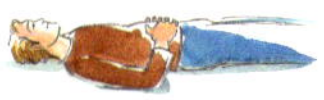

1 Vollständige Atmung

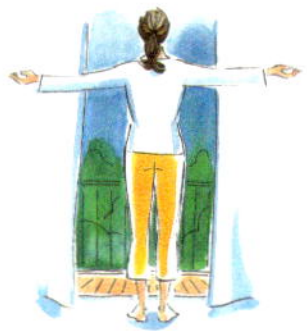

2 Fensteratmung

3 On the Road again

Seite 44 bis 49

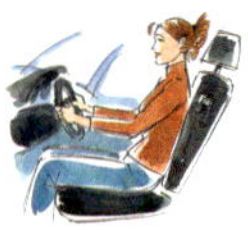

1 Lenkradübung

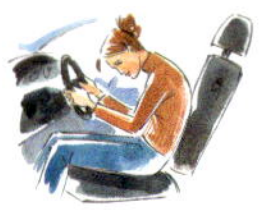

2 Katzenbuckel

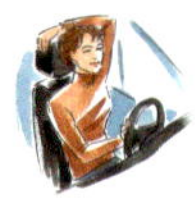

3 Kopfstütze

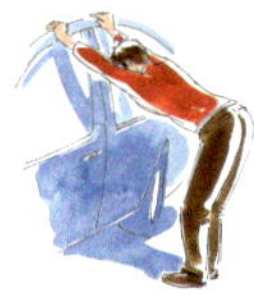

4 »Lang machen«

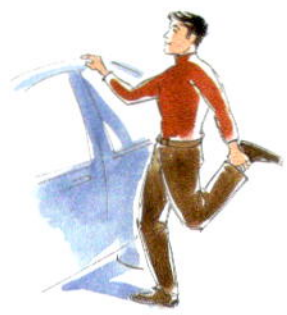

5 Fuß-Po-Stellung

4 Undercover

Seite 50 bis 55

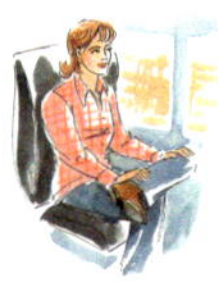

1 Sitzdehnung

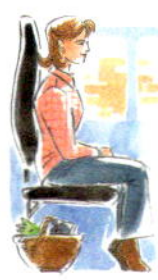

2 Venengymnastik

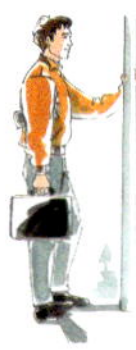

3 Wadendehnung

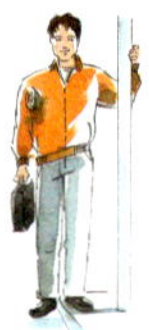

4 Hüftschaukel

5 Für zwischendurch
Seite 56 bis 61

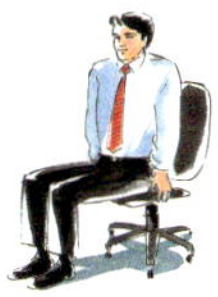
1 Schultermobilisation

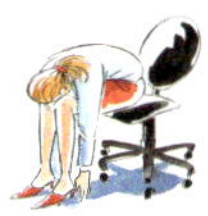
2 »Rund und Gerade«

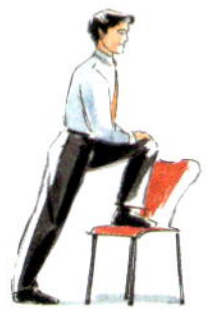
3 Tischübung

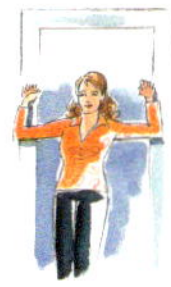
4 Türübung 1

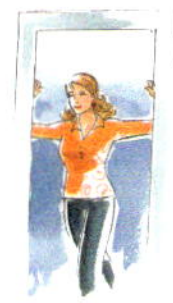
5 Türübung 2

6 Spannungen lösen
Seite 62 bis 67

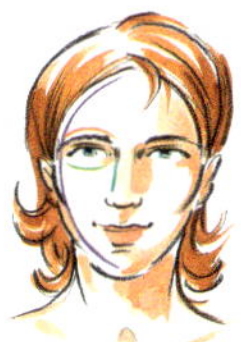
1 Gesichtsmassage

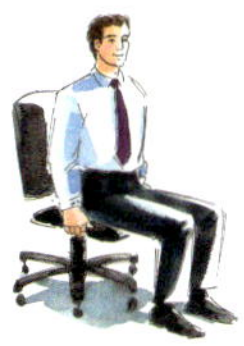
2 Enstpannung von Nacken & Schultern

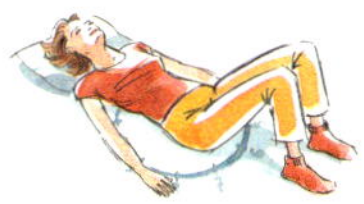
3 Feldenkraisuhr

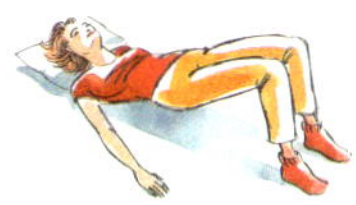
4 Brücke

7 Cardiofit
Seite 68 bis 73

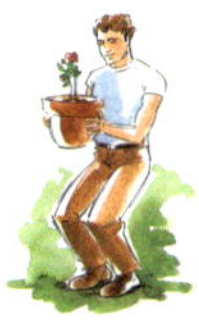
1 ADL

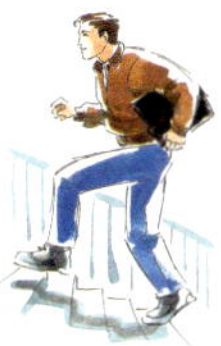
2 Treppensteigen

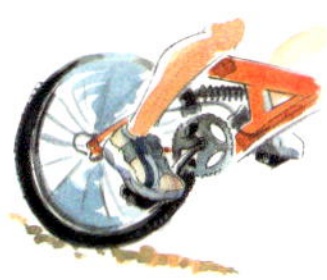
3 Radfahren

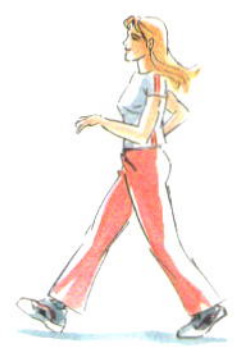
4 Walking

8 Sofa-Gymnastik
Seite 74 bis 79

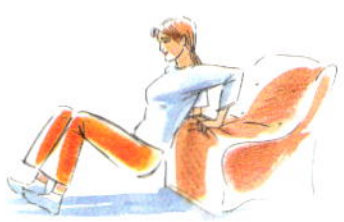
1 Sofaliegestütz

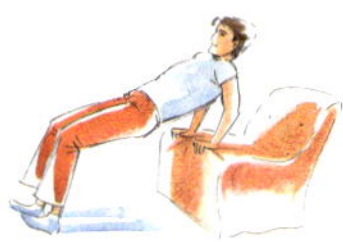
2 Sofabrücke

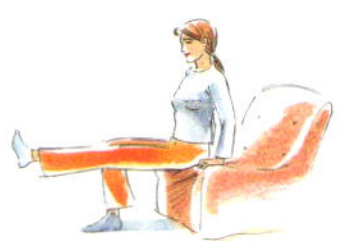
3 »Zeig her Deine Füße«

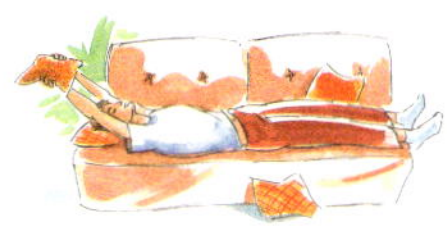
4 »Zeig her Deine Kissen«

9 Lazy Partner
Seite 80 bis 85

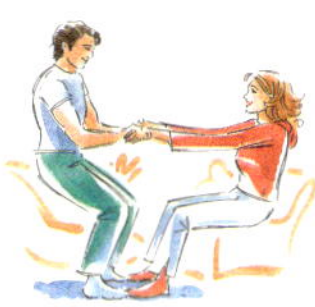
1 Partnerkniebeuge

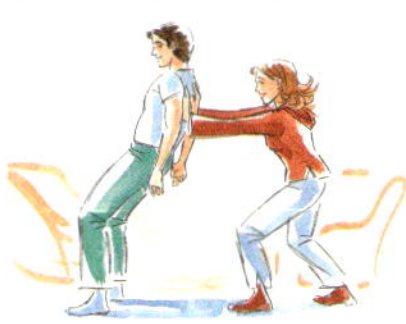
2 Der Baum

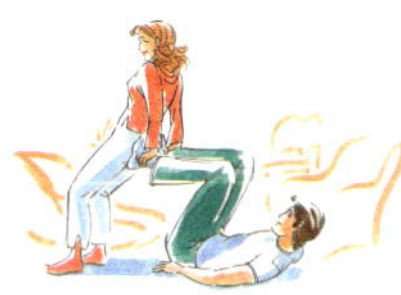
3 Kraftprobe

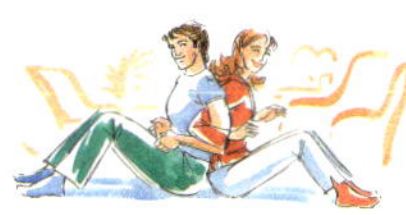
4 Sanfter Sitzkampf

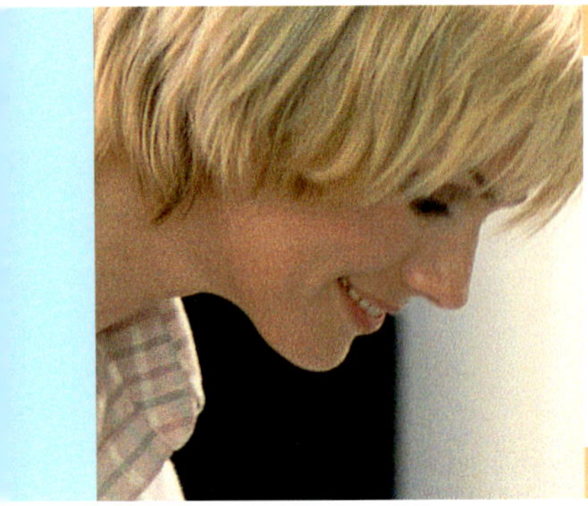

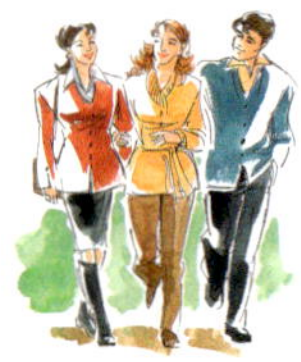

Spazierengehen

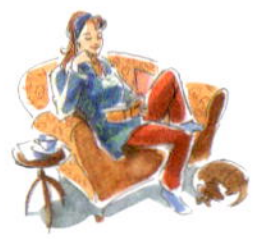

Sessel

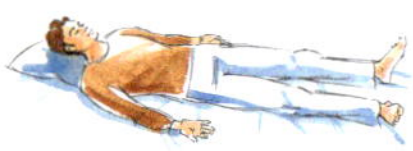

1 Progressive Muskelrelaxation

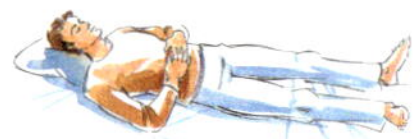

2 »Den Bauchnabel streicheln«

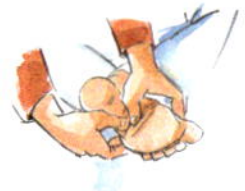

3 Fußmassage

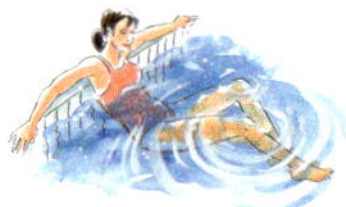

Bewegung im Wasser

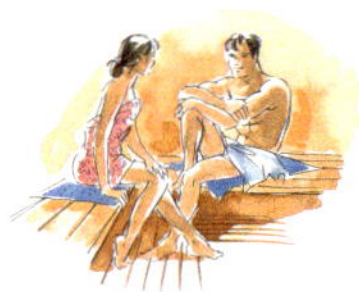

Sauna

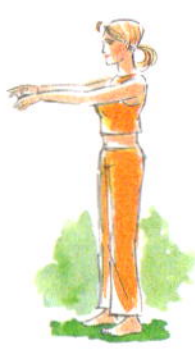

1 Open the door

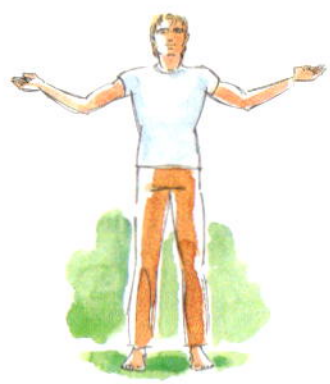

2 Embrace the sun

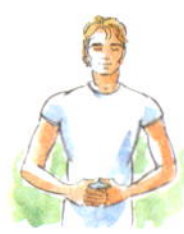

3 Energie zentrieren

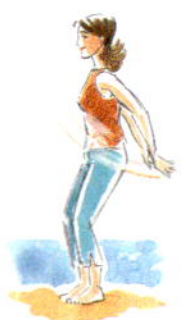

1 Schwungübung

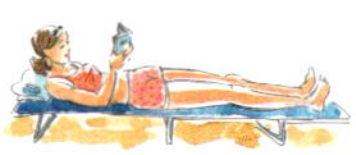

2 Leseübung

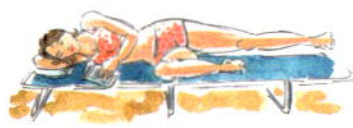

3 Flankenspannung

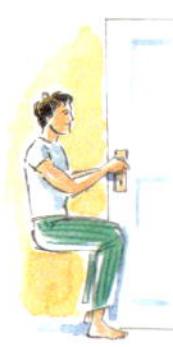

4 Türkniebeuge

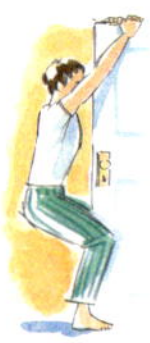

5 Aushängen

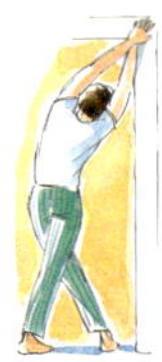

6 Halbmond

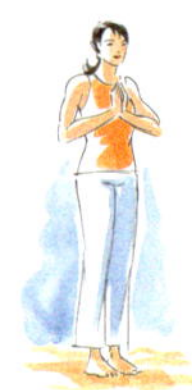

7 Yoga

Register

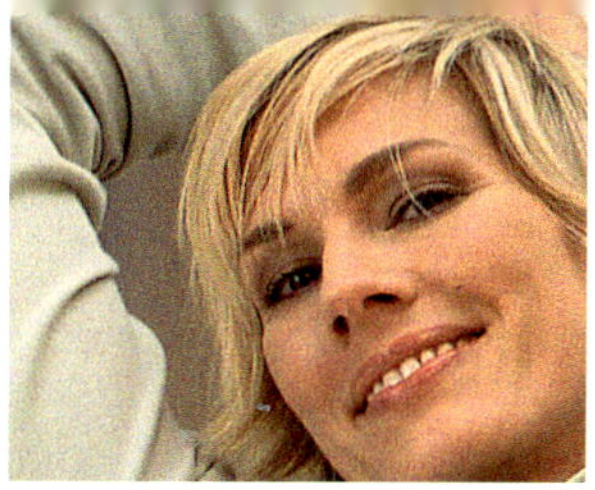

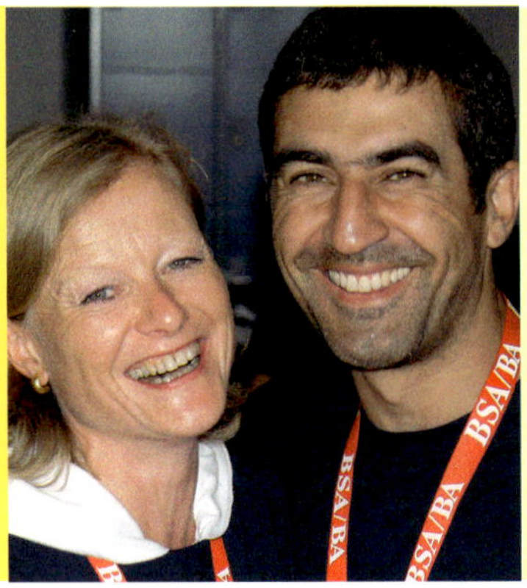

Die Autoren

Die Diplomsportlehrer Uschi und Ronny Moriabadi sind seit Jahren tätig als Dozenten der BSA-Akademie und bilden Fitness- und Gesundheitstrainer aus und fort. **Uschi Moriabadi** ist Ausbildungsleiterin der BSA und BA-Akademie für den Bereich group fitness. Sie hat eine über 20-jährige Erfahrung mit Bewegungsprogrammen für Jung und Alt im Leistungs-, Breiten- und Fitnesssport sowie im Personal Training.

Ronny Moriabadi arbeitet seit 15 Jahren im Gesundheitssport und in der medizinischen Trainingstherapie. Er betreut vom Kranken bis zum Freizeit- und Spitzensportler verschiedene Personengruppen und legt besonderen Wert auf die Benutzerfreundlichkeit und die leichte Durchführbarkeit eines Trainingsprogramms.

Literatur

Albers, T.: Wellnessberater. BSA-Akademie. Mandelbachtal 2002.

Bergmann, F., Hrsg.: Heute das Leben genießen. Herder Freiburg im Breisgau 2001.

Bergmann, F., Hrsg.: Heute glücklich sein. Herder Freiburg im Breisgau 1999.

Delavier, F.: Muskel Guide. BLV München 2001.

Endres, E.: Zur Freude des Tages. Ebner Ulm 1984.

Huang, A. C.: Tao Sport, denkender Körper, tanzender Geist. Bauer Freiburg im Breisgau 1995.

Jackson, S, Csikszentmihalyi, M.: Flow im Sport. Der Schlüssel zur optimalen Erfahrung und Leistung. BLV München, Wien, Zürich 2000.

Küstenmacher, T., Seiwert, L. J.: Simplify your life. Campus Frankfurt 2002.

Lauster, P.: Mentale Fitness für Beruferfolg und Karriere. Econ Düsseldorf 1996.

Lichtenauer, A. Hrsg.: Gönn dir einen Stern. Herder Freiburg im Breisgau 2000.

Miketta, G.: Netzwerk Mensch. Trias 1992.

Oberbeil, K., Lentz, C.: Obst und Gemüse als Medizin. Südwest München 1996.

Seiwert, L. J.: Wenn du es eilig hast, gehe langsam. Campus Frankfurt 2000.

Strack, A., Albers, T.: Studienbrief Gesundheit I des Studienfaches Diplom-Gesundheitsökonom der BSA-privaten Berufsakademie. Mandelbachtal 2003.

Temilie, B.: Ernährung nach den fünf Elementen. Joy Verlag Sulzberg 1992.

Tempelhof, S: Gesunde Gelenke – schmerzfrei und beweglich. Gräfe und Unzer München 2003.

Wessinghage, T.: Laufen. BLV München 2002.

www.zitate.de
www.aphorismen.de

Hinweis
Das vorliegende Buch wurde sorgfältig erarbeitet. Dennoch erfolgen alle Angaben ohne Gewähr. Weder Autoren noch Verlag können für eventuelle Nachteile oder Schäden, die aus den im Buch vorgestellten Informationen resultieren, eine Haftung übernehmen.

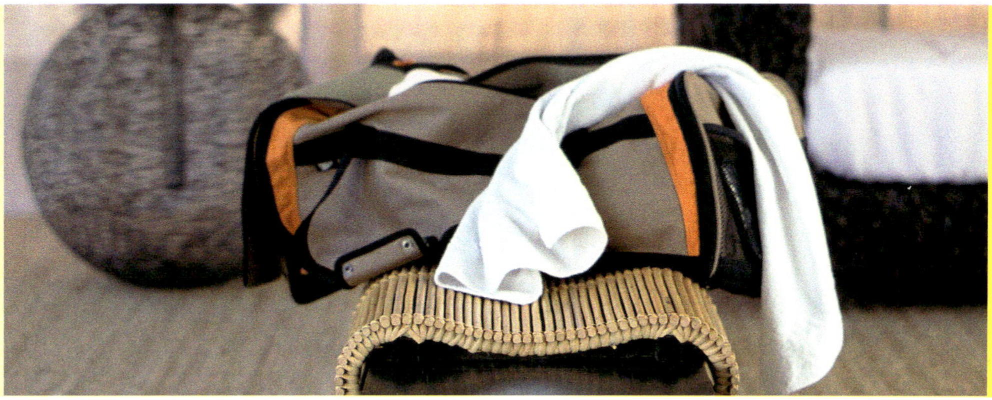

Bibliographische Information der Deutschen Bibliothek

Die Deutsche Bibliothek verzeichnet diese Publikation in der Deutschen Nationalbibliographie; detaillierte bibliographische Daten sind im Internet über http://dnb.ddb.de abrufbar.

BLV Verlagsgesellschaft mbH
München Wien Zürich
80797 München

Umschlaggestaltung: Joko Sander Werbeagentur, München
Umschlagfotos: Vorderseite: ZEFA/Hein van den Heuvel
Rückseite: Sammy Hart, München

Fotos: Sammy Hart, München
Illustrationen: Joanna Hegemann, Hamburg
Lektorat: Manuela Stern
Herstellung: Ruth Bost
Layoutkonzept Innenteil: Sabine Fuchs, Riemerling
Satz und Layout: Buch & Konzept Anne Wehland, München

Gedruckt auf chlorfrei gebleichtem Papier

Printed and bound in Germany
ISBN 3-405-16725-6

Damit Sie in Bestform kommen!

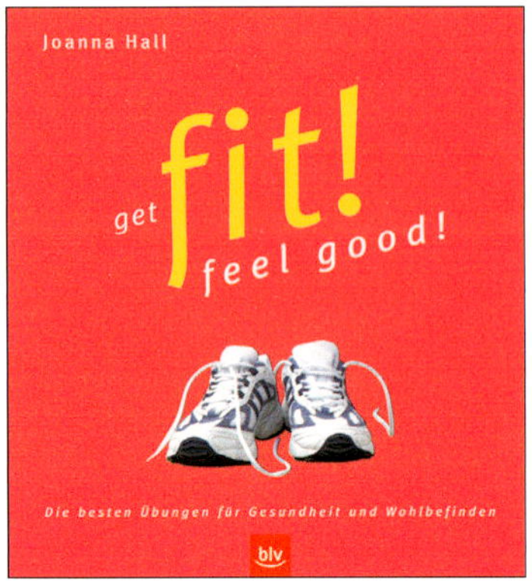

Joanna Hall
Get fit! Feel good!
Gesundheit und Wohlbefinden für Körper, Geist und Seele: effektive Übungen für jeden Fitness-Level und Tipps für mehr Bewegung im Alltag; mit Rezepten für Menüs und Snacks.

Carolin Schricker / Dr. med. Walter Eichinger / Prof. Dr. med. Rüdiger Lange
Walking
Walking für verschiedene Zielgruppen, sportmedizinische Grundlagen, Training, Technik; Variationen – z. B. Nordic-, Aqua- und Power-Walking; Ausrüstung und Ernährung.

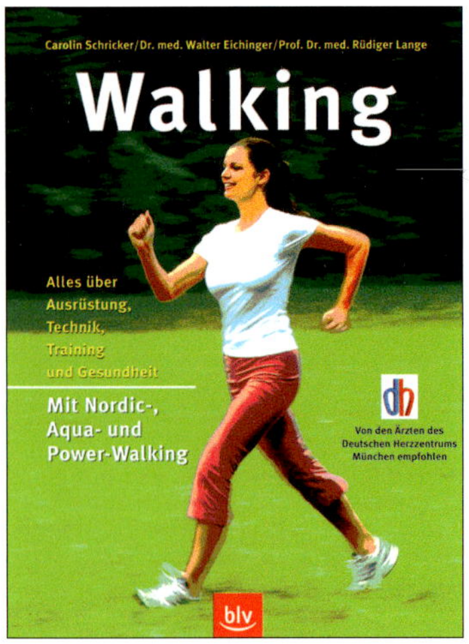

BLV aktiv + gesund
Lothar Schwarz / Markus Schwarz
Herz-Kreislauf-Training
Zur Vorbeugung und Rehabilitation: Tipps für Ausdauersportarten, Dehn- und Kräftigungsprogramme mit Hinweisen für Herzpatienten.

Uschi Moriabadi
Pilates – Das Übungsbuch
Der aktuelle Fitness-Trend mit Übungen für jedes Alter und jede Leistungsstufe; die »Magischen Fünf«: ausgewählte Übungen für den Rücken, das Training am Morgen und am Abend, für Einsteiger und für Fortgeschrittene.

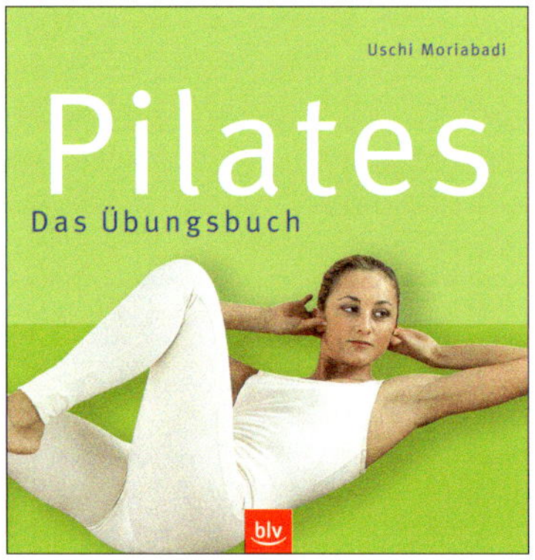

BLV Sportpraxis Top
Dagmar Sternad
Richtig Stretching
Mehr Körperbewusstsein, bessere Atmung und Entspannung mit Stretching: Anatomie, Physiologie, Training, Übungen für alle Muskelgruppen.

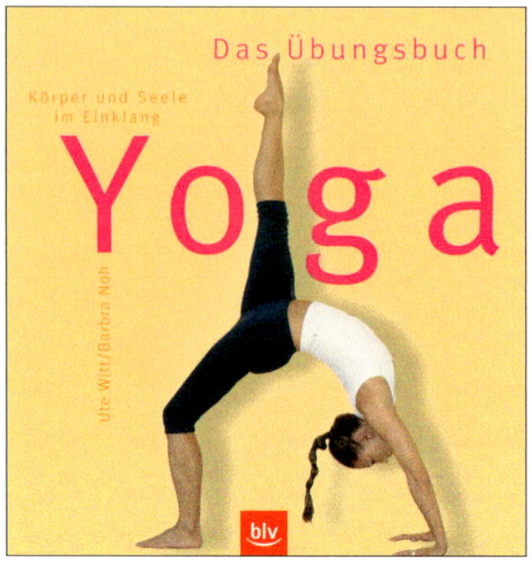

Ute Witt / Barbra Noh
Yoga – Das Übungsbuch
Die besten Übungen der verschiedenen Yoga-Ausrichtungen – undogmatisch vermittelt und in attraktiver Optik präsentiert: Grundlagen, Geschichte, Atmung, Meditation; rund 70 Asanas (Körperhaltungen) mit Anleitung und Wirkung; mit vier Übungsprogrammen.

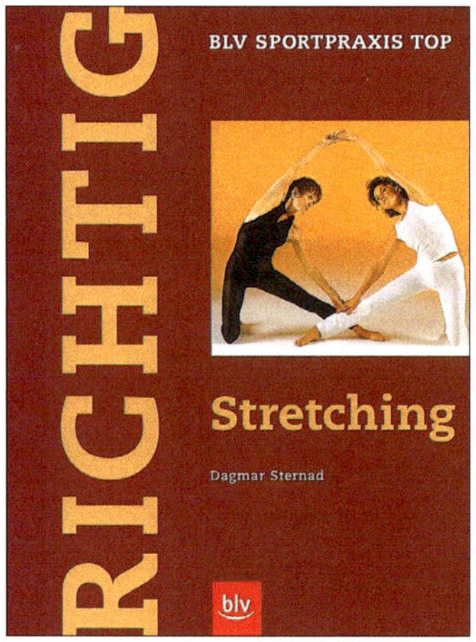

Dr. med. Thomas Wessinghage
Laufen
Der Lauf-Klassiker – komplett überarbeitet; neue Erkenntnisse zu Lauftechnik, Ausrüstung, Training; Laufen und Gesundheit mit aktuellen Forschungsergebnissen der Sportmedizin; Termine von Marathonläufen weltweit.

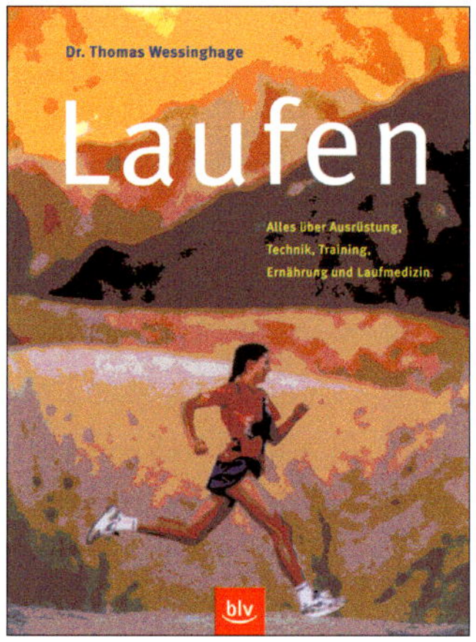

BLV Sportpraxis Top
Wolfgang Mießner
Richtig Trainieren mit der Pulsuhr
Herzfrequenz-kontrolliertes Training mit der Pulsuhr; sportbiologische und sportmedizinische Grundlagen.

BLV Sportpraxis Top
Wolfgang Mießner
Richtig Body-Styling
Den Körper formen durch Muskel- und Cardiotraining: Grundlagen, Trainingspraxis, Regeneration.

Im BLV Verlag finden Sie Bücher zu den Themen: Garten und Zimmerpflanzen • Natur • Heimtiere • Jagd und Angeln • Pferde und Reiten • Sport und Fitness • Wandern und Alpinismus • Essen und Trinken

blv

Ausführliche Informationen erhalten Sie bei:

BLV Verlagsgesellschaft mbH • Postfach 40 03 20 • 80703 München
Tel. 089/12705-0 • Fax 089/12705-543 • http://www.blv.de